1日1回!

子どもの目がどんどんよくなるすごいゲーム

決定版

Wakasaki Ken
若桜木虔

青春出版社

はじめに

「目がよくなるすごいゲーム」で、楽しく手軽に視力回復！

視力回復にかかわる本を出すようになってから、35年以上が経ちました。

さまざまな本を出してきましたが、中でも、この本のベースとなった既刊『1日1回！ 子どもの目がどんどんよくなるすごいゲーム』はおかげさまで好評を博し、何度も版を重ねています。

それだけ、子どもの視力低下に悩む方が多いのだと思います。

実際、**近視の子どもは増え続けています。**文部科学省の調査では、裸眼視力1・0未満の小中高生の割合が過去最高を更新したこともわかっており、子どもの視力低下は社会問題の一つといっても過言ではありません。

視力低下は、転倒リスクを高め、黒板の文字が見えず、授業に集中できなくなるなど、子どもの日常生活に影響を与えます。さらに、視力低下を放置すると、将来、失明に至る目の病気にかかるリスクまで大きくなるのです。だからこそ、**子どもの視力低下には、できるだけ早く対応すべき。**

そういわれても、どうしたらいいの……？ と思われた方におすすめなのが**「眼筋トレーニング」**です。

視力低下の原因の一つに「長時間、近距離にあるもの（スマホ・タブレット・ゲーム機など）を見続けること」があります。詳しくは本書でお伝えしますが、目を動かさないことで、眼球についている筋肉（眼筋）が衰え、視力低下が進むのです。

　つまり、これらの眼筋を動かし鍛えるトレーニングができれば、視力を回復することは可能です。とはいえ、子どもに「眼筋トレーニング」をするようにいっても、なかなかやる気にならない子が多いでしょう。

　そこで本書では、めいろや、まちがいさがしなど、子どもが楽しめるゲームに「眼筋を動かし、鍛えるトレーニング・メソッド」を落とし込みました。ゲームを楽しんでいるうちに、自然と眼筋を鍛えられるようになっています。

　本書は、２０１７年に出版した『1日1回！ 子どもの目がどんどんよくなるすごいゲーム』に、私がこれまで刊行した、目がどんどんよくなるシリーズ（『子どもの目がどんどんよくなるすごい「めいろ」』『目がどんどんよくなるまちがい探し』など）から、特に人気があったゲームだけを選りすぐって追加した「決定版」です。もっと楽しんでいただけるように、新しいゲームも考案し加えています。かなりボリュームアップしているので、飽きずに続けられるはず。

　１人でやっても、親子で一緒にやってもよし。肩の力を抜いて、楽しんでみてください。毎日、続けることで、きっと効果を実感していただけるはずです。

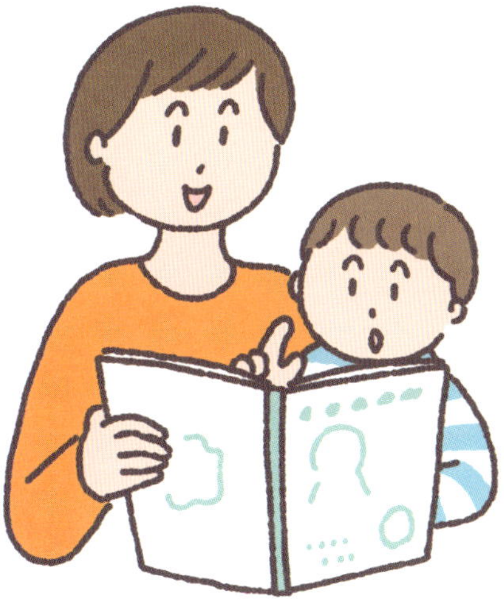

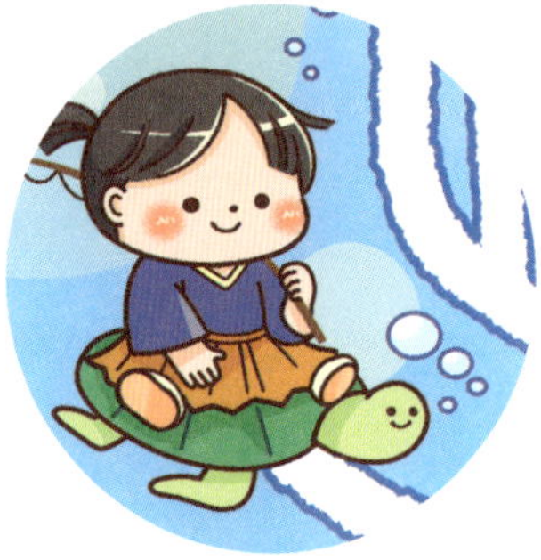

1日1回！ 子どもの目がどんどんよくなるすごいゲーム 決定版

目次

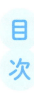

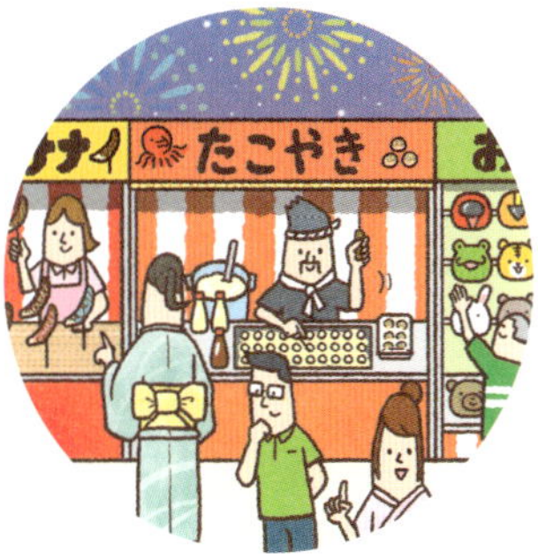

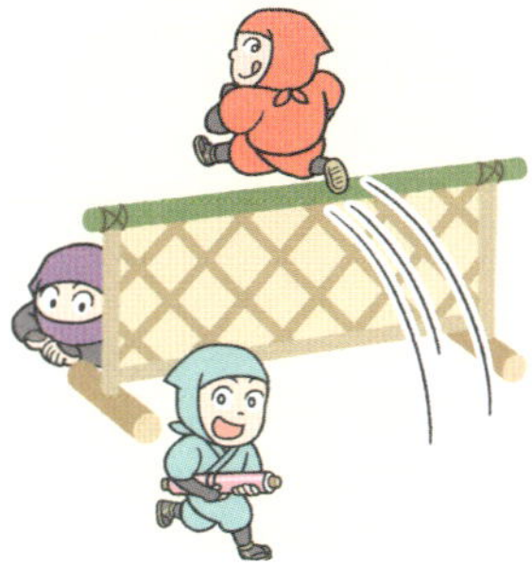

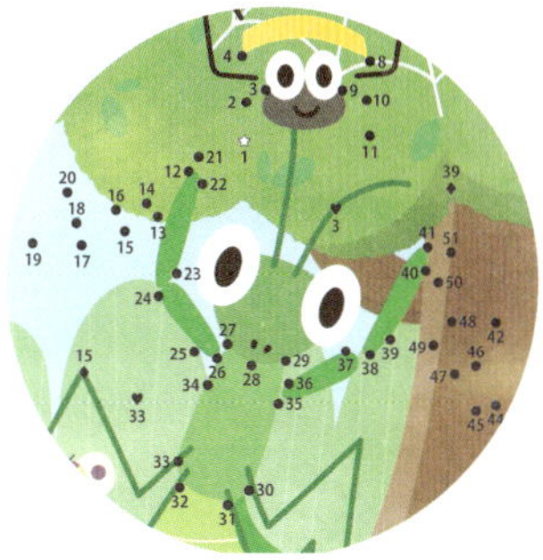

ゲームはここから！

子どもの目がよくなるすごいゲーム

なぜ、目が悪くなってしまうのか

眼球を動かす6つの筋肉

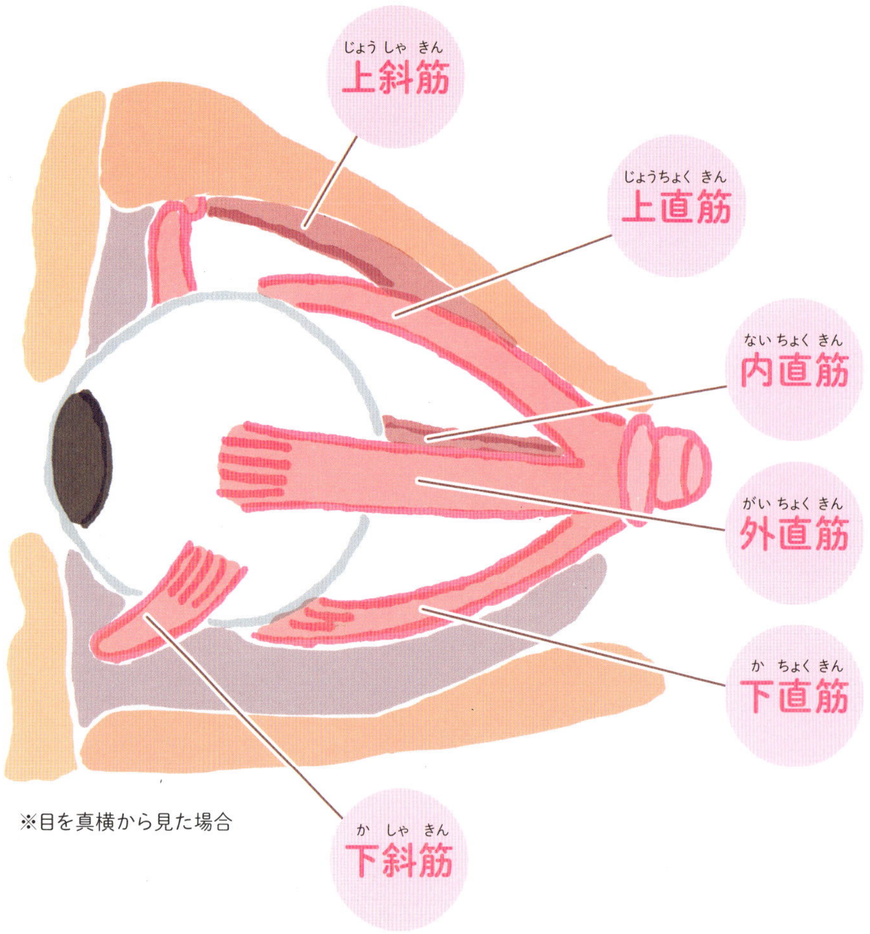

※目を真横から見た場合

小学生の3人に1人が「裸眼視力1・0未満」という調査結果が示すように、子どもの近視が年々増えています。なぜ、目が悪くなってしまうのでしょうか。

その原因を「目のしくみ」に基づいて説明していきましょう。

目は、カメラに似た構造をしています。レンズに相当するのが「水晶体」。水晶体の厚みを調節するのが「毛様体筋」です。毛様体筋が動いて水晶体の厚みを変え、フィルムである「網膜」で焦点が合うと、そこに、はっきりとした絵が映ります。これが電気信号として脳に届くことで、私たちは「物が見える」のです。

しかし、いくらピントが合っていても眼球が動かなければ、上下左右にあるものをスムーズに見ることができません。眼球を動か

視力回復のしくみ

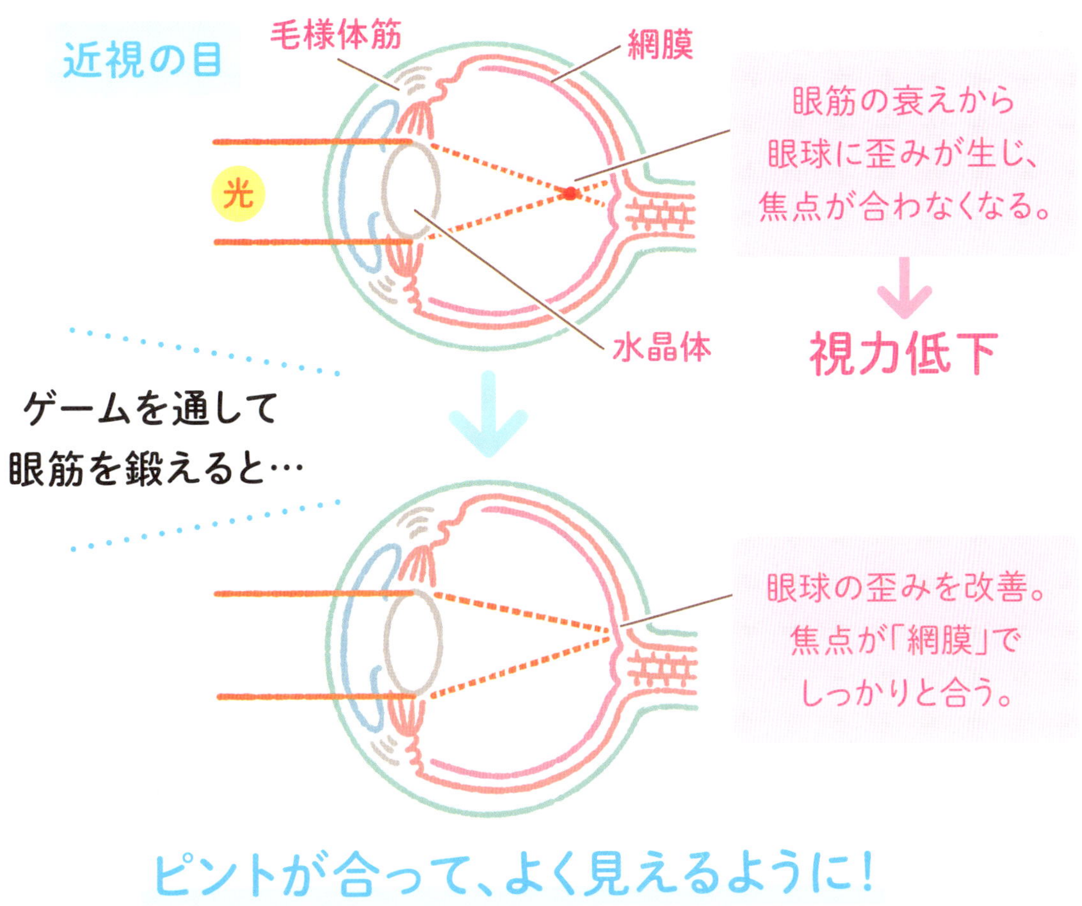

す役割をしているのが、眼球にくっついている６つの眼筋（内直筋、外直筋、上直筋、下直筋、上斜筋、下斜筋）です。これらの眼筋の働きによって、私たちは目を上下左右に動かし、物を見ることができます。

ただ、この眼筋は、手足の筋肉と同様に、使われないと、どんどん衰えていきます。

眼筋が衰えると、眼球に歪みが生じ、眼軸（眼球の奥行）に異常が起きます。すると、網膜で焦点が、うまく合わなくなり、近視や乱視になってしまうのです。

スマホやタブレットなどを同じ距離で長時間、見続けることは、眼筋を使わないことにつながります。眼筋は使われなければ、どんどん衰える——。それは育ち盛りの子どもであっても、変わりません。

スマホなどを見る機会が多い現代の子どもたちの視力がどんどん低下しているのは、当然のことといえるかもしれません。

子どもの視力低下を放置してはいけない！

現代は目が悪くなりやすい

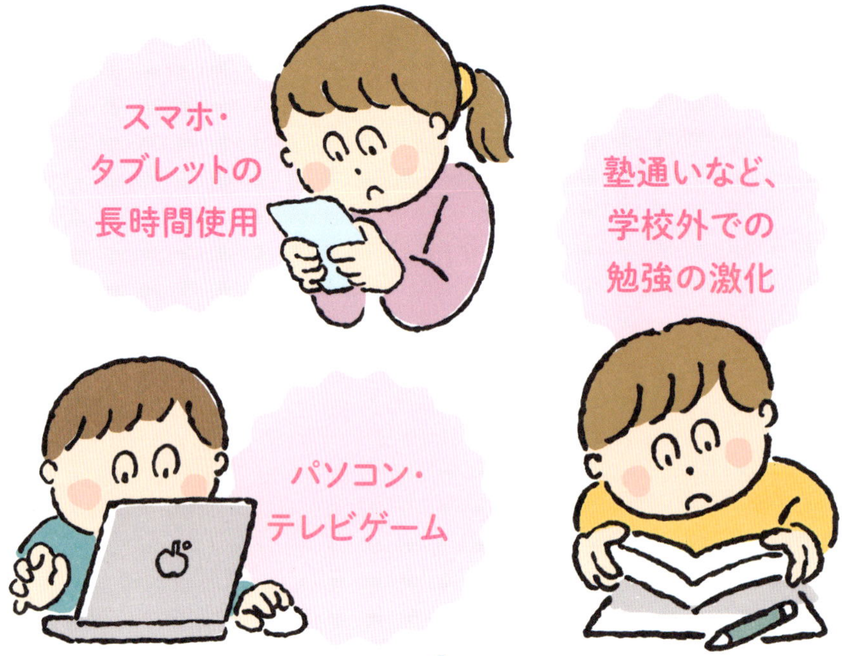
スマホ・
タブレットの
長時間使用
塾通いなど、
学校外での
勉強の激化
パソコン・
テレビゲーム

**目の筋肉が衰え、
早い時期から近視になることも**

子どもの視力低下に気づいたら、できるだけ早く対策をとりましょう。

なぜなら、子どもの近視には「仮性近視」も多いからです。

仮性近視とは、近くばかりを見続けることで、毛様体筋などの眼筋が緊張して、動きが悪くなり、一時的に遠くがはっきり見えなくなることを指します。

ただ、あくまでも「仮性」ですので、この段階で早めに対策をとれば、大幅な視力回復が見込めます。

しかし、この状態を放置すると、視力低下が進み「真性近視」になってしまう可能性があるのです。

真性近視になると、視力回復まで、時間も労力もかかりますし、大幅な視力回復も、のぞめません。

子どもの視力低下は「仮性近視」の可能性大！

子どもの視力低下の中には仮性近視と呼ばれる一時的なものも多い。これは、近くを長く見続けることで毛様体筋などが緊張し、遠くが一時的に見えにくくなる状態。この場合、眼筋も運動不足レベルで衰弱しきっていない。

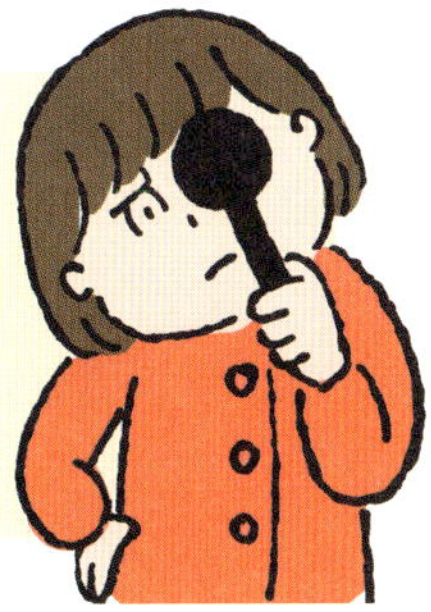

放置すると

眼筋の衰えが進み、そのまま近視になってしまうことが多い

眼筋を鍛えれば

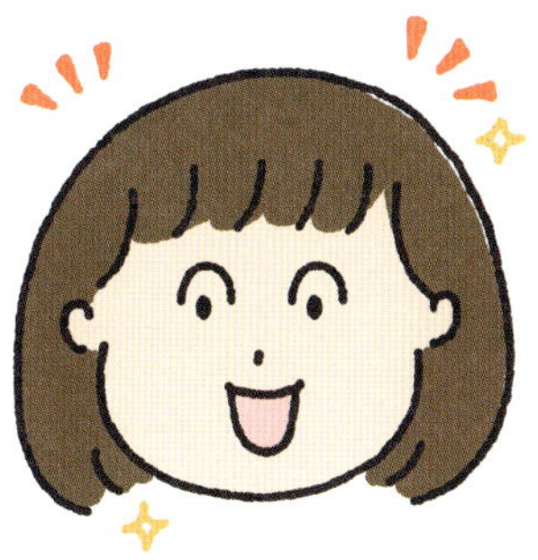

視力が回復し、眼鏡がいらなくなることも！

また、幼い頃に近視になった人ほど、将来より「強い近視」になることを示している調査もあります。

近視が進みすぎると、失明につながる目の病気にかかる危険性も高まります。

子どもの将来を考える上でも、早いうちから「目の健康・見え方」に注意して、近視を少しでも進ませないことが重要なのです。

「よく見えない」ことは、生活に大きな影響を及ぼします。

授業中に黒板の文字がよく見えなければ、授業内容は頭に入ってきませんし、横から飛んでくるボールが見えなければ、ケガをする可能性もありますよね。

スマホやタブレットなど電子機器が普及し、その使用が当たり前になった今だからこそ、子どもの視力低下に気を配り、できるだけ早い段階で食い止めるのが重要なのです。

急増している「急性内斜視」を防ごう！

急性内斜視とは

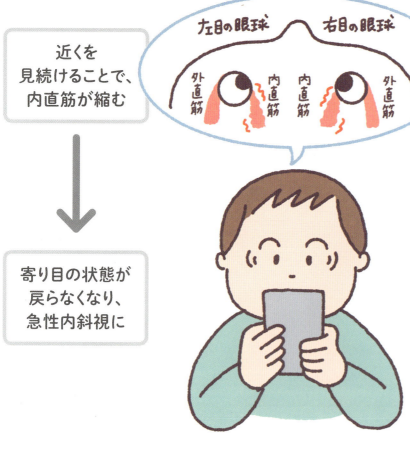

近くを
見続けることで、
内直筋が縮む

↓

寄り目の状態が
戻らなくなり、
急性内斜視に

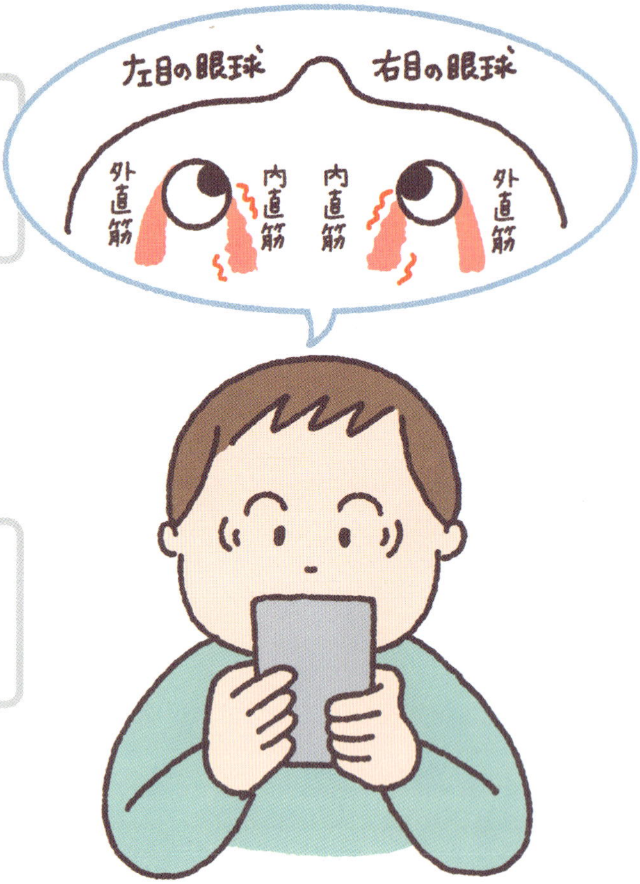

ここ最近増えている目のトラブルが「急性内斜視」です。

急性内斜視とは、突然、黒目が内側に寄った状態になること。

進行すると、左右の視線のズレが大きくなり、物が二重に見えるようになってしまいます。

子どもの間で増えている急性内斜視の理由として注目されているのが、「スマホの長時間利用」です。

近距離にあるスマホを見るとき、目はぐっと内側に寄ります。

この状態が長時間、続くと、目を動かす眼筋（特に目を内転させる・内直筋）が緊張し、縮んで動かなくなり、黒目が内側に寄った状態になってしまうのです。

これが、急性内斜視が起こる1つのメカニ

視力チェックをしてみよう

❶ 急性内斜視チェック

スマホで写真を撮って チェックしてみよう

50センチ〜1メートル離れた場所、真正面から子どもの顔写真をフラッシュをたいて撮る。

急性内斜視の可能性あり

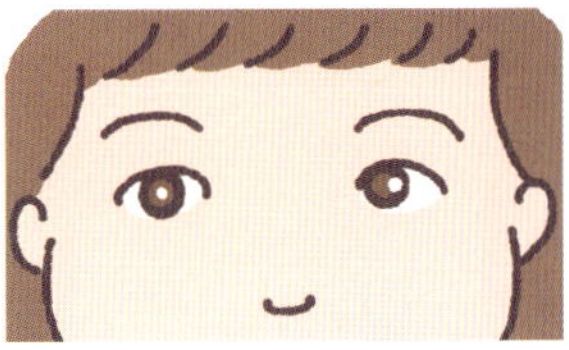

光の反射が真ん中になければ斜視の可能性あり

正常

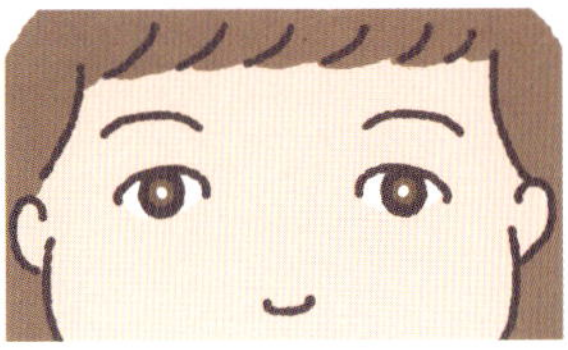

光の反射の白い点が黒目の真ん中にあれば、正常

❷ 眼筋の衰えチェック

縦と横に、実際に視線を動かしてみる

縦と横にそれぞれまっすぐな線がある「目標（窓枠など）」を探し、その縦のライン、横のラインを、回数を決めて視線だけで、子どもになぞってもらう。縦か横、どちらかなぞりにくいほうがあるといってきた場合は、眼筋がアンバランスに衰えている可能性あり。子ども自身が「見えにくい」と思っていなくても、視力が低下している恐れも。

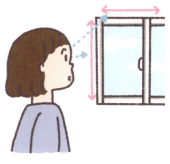

ズムだといわれています。

症状が進行すると、手術で眼筋の長さを調整して治すしか道がなくなります。

そのため、早めに症状に気づいて対策をとること、そして何より、急性内斜視を予防することが重要なのです。

本書のゲームでは、6つの眼筋をバランスよく動かせるので、急性内斜視の予防ができます。ぜひ、毎日の日課として取り入れてみてください。

ただ、子どもの視力低下や急性内斜視は、なかなか気づけないもの。

そこで、家庭でできる簡単な視力チェック法を上にまとめました。急性内斜視のチェック、眼筋の衰えチェックができるようになっています。

定期的に子どもの目の状態をチェックし、毎日眼筋トレーニングをすることで、子どもの健康な目を守りましょう。

視野を広げることは、子どもを守ること

多くの子どもの視野

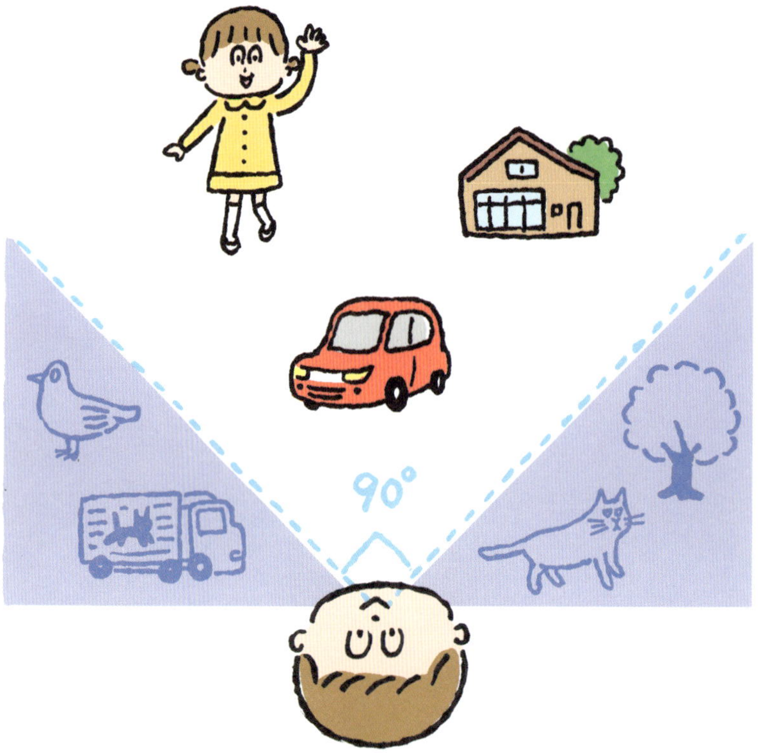

映像として目に取り込んでいても、意識的に見ていない状態。
見えていて前方90度くらいの狭い領域。

スマホやタブレットの連続使用や、長時間学習などで起こるのは、視力低下だけではありません。

近い距離にある狭い範囲のものを長時間、見続けることで、狭い範囲しか見えなくなる「視野狭窄《きょうさく》」が起こる可能性があるのです。

これは見えていないのではなく、網膜に映っている情報を脳で認識できなくなっている状態。

こうして視野が狭くなると、横から突然、飛び出す車などに気づけなくなったり、スポーツでよい結果を残せなかったりと、子どもにとってよいことがありません。

また、一般的に子どもの視野は比較的大人より狭いといわれていますし、一つのことやものに集中すると周りが見えなくなってしまうこともよくあります。

視野拡大トレーニングをしている子どもの視野

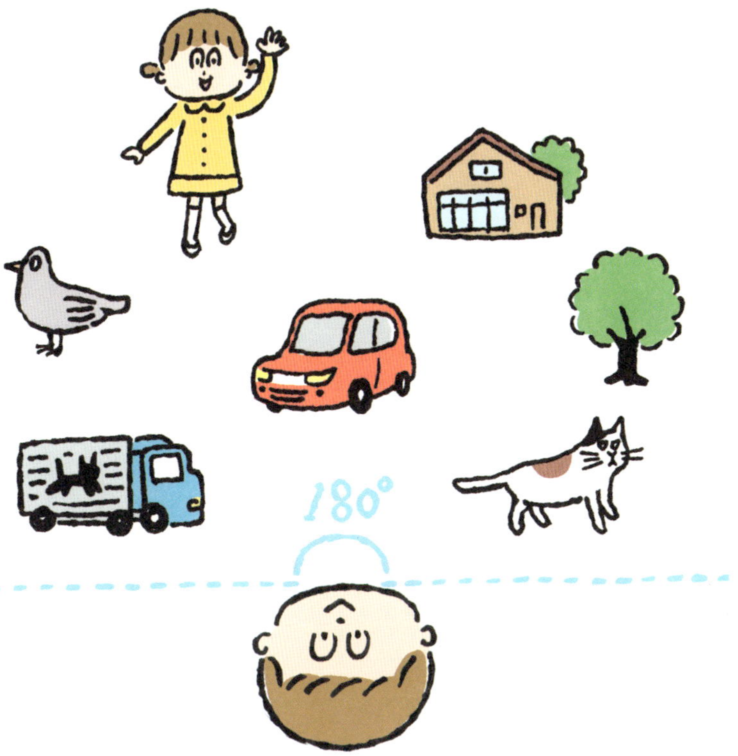

映像として目に取り込んだものが、すべて見えている状態。
180度の視野を見ることもできる。

そういった意味でも、子どもが視野を広げるトレーニングをすることには意味があるのです。

本書では、視野を広げるゲームも紹介しますが、「目が見ているものを、そのとおり脳も見ている」状態に持っていくことに、主たる意図があります。

普段、スマホなどを見ている見方とは異なるので、慣れないうちは少し難しく感じるものもあるかもしれませんが、根気強く続けてみてください。

少しずつ視野を広げることができるはずです。

遠くが見えない近視は、眼鏡などで矯正ができますが、視野の狭まりは眼鏡では矯正できません。

視野を狭める機会が多い現代の子どもたちだからこそ、本書のゲームを通して、視野拡大トレーニングをしていただきたいと思います。

ゲームを始める前に

ゲームの種類は5つ！　遊びながら目をよくしよう

本書のゲームでは、視力回復に重要な「①眼筋を動かすトレーニング」「②狭まりがちな視野を広げるトレーニング」が自然にできるようになっています。

ゲームの種類は次の5つ。

- **めいろ**（20ページ～）
- **点つなぎ**（56ページ～）
- **見っけ！**（72ページ～）
- **まちがいさがし**（82ページ～）
- **漢字クイズ**（126ページ～）

各ゲームごとに「かんたん」「ふつう」などのレベルがありますが、どのレベルから始めてもOK。また、どのゲームから始めても構いません。お子さんが好きなゲームから挑戦してもらいましょう。

眼鏡やコンタクトレンズは…

眼鏡はかけたままでOK。目を動かすので、コンタクトレンズは外して行いましょう。

こんなときにやると効果的！

こまめにやるのが効果的です。20分動画を見たら本書のゲームを1つ行うなど、それぞれの家庭の状況に合ったルールで、行ってください。

隙間時間を利用してもいいですよ！

本を顔に近づけない

視野が狭くなってしまうので、ゲーム中は本を顔に近づけないでください。本から顔を30センチほど離して行うのが、ベスト。

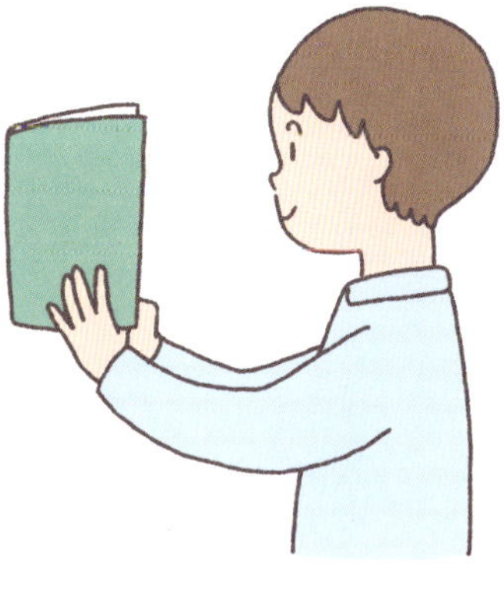

目をよくする遊び方のポイント

①めいろ

視線だけでルートをたどり、ゴールを目指しましょう

指や鉛筆を使わずに、視線だけでゴールまでのルートを素早くたどりましょう。

それぞれのめいろで、制限時間内にゴールにたどり着けるように。制限時間内にゴールまでいけるようになったら、どれだけ短い時間でゴールできるか、タイムを縮める挑戦をしましょう。

目を素早く動かすことで、眼筋を鍛えられます。

1度通った道は通らない

眼筋のさまざまな動きを促すため、本書のめいろはすべて同じ道は1度しか通れないルールになっています。

※できたら、四隅のPを見ながら！

めいろがある程度できるようになったお子さんは、視野を広げるため、めいろのまわりにある「4つのイラスト」を視界に入れながら(なんとなく見えている状態で)、めいろを行いましょう。

それぞれのめいろで見るべきイラストには「P」の目印がついています。うまくできない場合は、ページの中央(★のマークがあるところ)を見つつ、その少し手前で焦点を合わせるよう意識させてみましょう。実際のページには★マークはないので、ここで大体の感覚をつかめるといいですね。

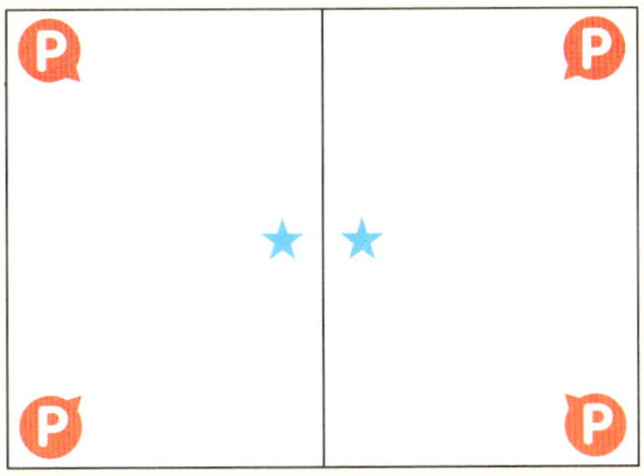

②点つなぎ

フリーハンドで素早く線を描きましょう

定規などは使わずに線を描きます。

点をつなぐために、イラストや他の点の上を線で横切ってもOK。また、順路上に別の点があり、同じ点の上を2回以上通ったり、線が二重になったりしても問題ありません。

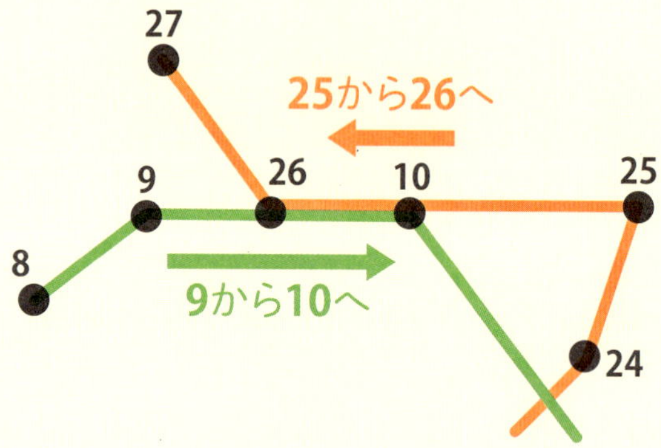

※できたら、四隅のPを見ながら！

視野を広げるため、点つなぎのまわりにある「P」マークを視界に入れながら（なんとなく見えている状態で）、点つなぎを行いましょう。点つなぎをしていると、手や鉛筆などで「P」マークが見えなくなることがありますが、その場合は「P」マークがあるあたりを視野に入れ、ページ全体を見ながら点つなぎを続けられると、視野拡大に役立ちます。

③見っけ！

指定されたモチーフを、指をつかわず視線だけで探しましょう

まず、1種類のモチーフ（例：黒猫）を探します。黒猫を見つけられたら、もう1種類のモチーフ（例：白猫）を目だけで探し、見つけます。

交互に、黒猫、白猫、黒猫、白猫……と探していって、できるだけ早く対象のモチーフをすべて見つけるゲームです。

「交互に探す」のがカギ！

「交互に探す」ことで目がよく動き、眼筋のトレーニングになるので、お子さんが交互にモチーフ探しができていない場合は、「順番に見つけるんだよ」などの声かけで、モチーフを交互に探せるよう、促してあげてください。

④まちがいさがし

指定された数のまちがいを素早く見つけましょう

指や鉛筆などを使わず、視線だけでまちがいを見つけないと眼筋のトレーニングにならないので注意。

四方八方にあるまちがいを見つけることで、眼筋が鍛えられます。

見つけたまちがいを一度に見ましょう

まちがいを見つけることができたら、次に見つけたまちがいを一度に全部見ます。慣れないとなかなか難しいかもしれませんが、ページの中央（★のマークがあるところ）をなんとなく見つつ、その少し手前で焦点を合わせるよう意識すると、絵全体を、ほぼ均等に視野に入れられます。

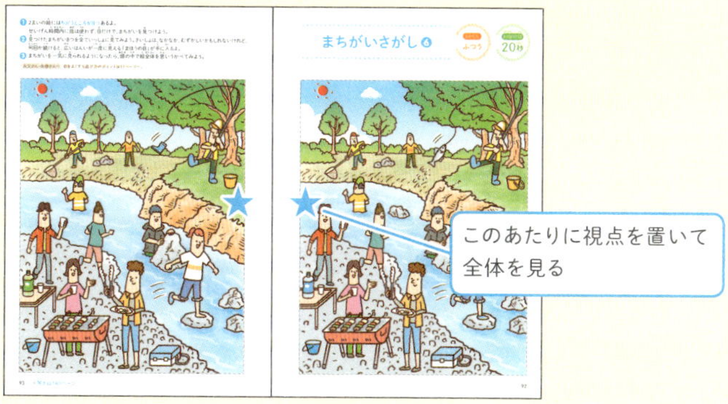
まちがいさがし④
このあたりに視点を置いて全体を見る

※本に顔を近づけて、細部を見てしまうときは…

本に顔を近づけてまちがいを探したり、細部をじーっと見たりするのは、逆効果。視野が狭くなり、目線も動きません。

もし、お子さんが細部をじーっと見るようなかたちでまちがいさがしをしていたら、「イラストを4ブロックに分けて見る」方法を提案してみましょう。

下の図のように、イラストを4ブロックに区切り、Aブロックを見たらもう1枚のイラストのA′ブロック、Bブロックを見たらB′ブロック……というように、視線をできるだけ高速で移動させて、まちがいを探すのです。見る場所を指定することで視線が動き、眼筋トレーニングを効果的に行えるでしょう。

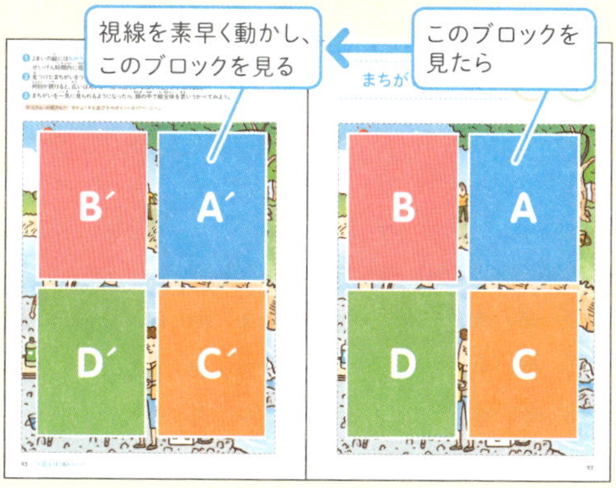

⑤ 漢字クイズ

並んだ漢字の中から「ちがうもの」を10個、素早く見つけ出しましょう

指を使わずに目線だけで「ちがうかたちの漢字」を10個見つけます。

四方八方を見ることで視線が動き、眼筋のトレーニングになるので、本を顔に近づけたり、1カ所をじっと見たりしないよう、注意してあげてください。なんとなく見ている、でよいのです。

「ちがうかたちのもの」を見つければいいので、漢字が読めないお子さんでもスムーズにできるはず。

「ちがう漢字」10個を一度に見ましょう

ちがう漢字を見つけることができたら、次に見つけた10個の漢字を一度に全部見ます。

慣れないとなかなか難しいかもしれませんが、ページの中央を見つつ、その少し手前で焦点を合わせるよう意識すると、本全体をほぼ均等に視野に入れられるでしょう。

コラム　目をよくする習慣

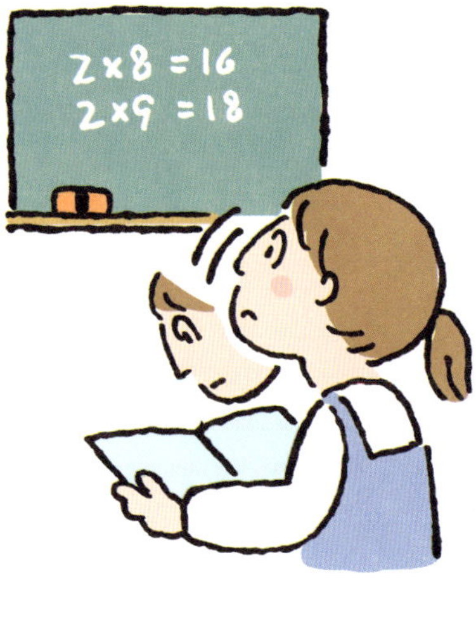

遠くと近くを交互にくり返し見ることが、毛様体筋のトレーニングになります。

普段から「近くのものと遠くのものを交互に見る習慣」をつけましょう。例えば、手元の教科書と遠くにある黒板、手元にあるペンと遠くにある花瓶など。対象は、なんでも構いません。

隙間時間に行うことで、毛様体筋を鍛えられ、目のピント調節機能が上がります。

ゲームは
ここから！

子《こ》どもの目《め》が
よくなる
すごいゲーム

めいろ❶

レベル

かんたん

制限《せいげん》時《じ》間《かん》

15秒《びょう》

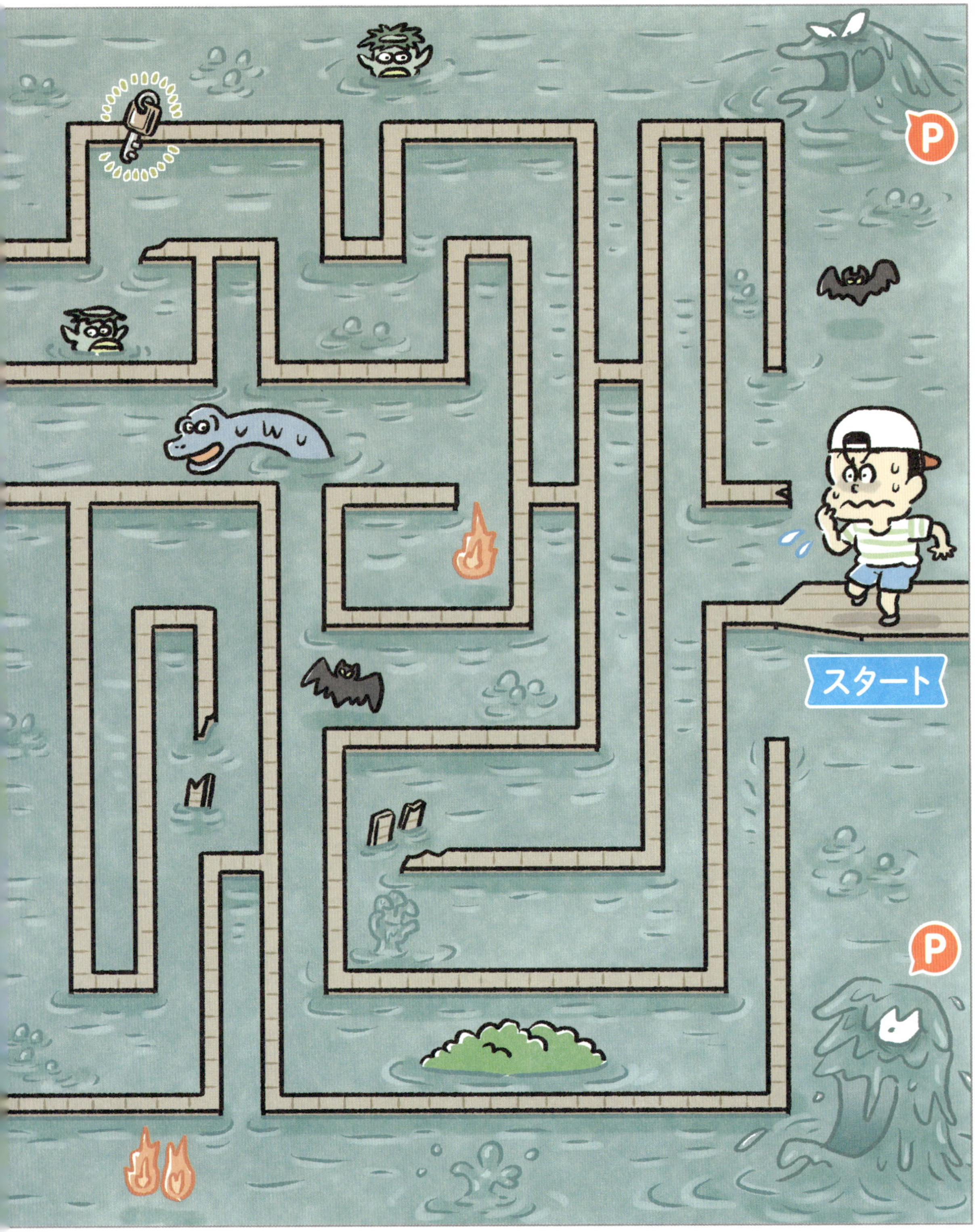

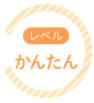

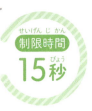

おばけから、にげながら、ゴールの小屋《こや》までたどり着《つ》こう！　とちゅうでカギを拾《ひろ》うのを忘《わす》れずに。
ゾンビのいるところは絶対《ぜったい》に通《とお》ってはいけないよ。
指《ゆび》は使《つか》わず、目《め》だけでできるだけ早《はや》くルートをたどってね。
［めいろがらくらくできるようになったら…］ぬまを囲《かこ》む4ひきのおばけ（Pの印《しるし》がついているよ）を視界《しかい》に入《い》れながら、やってみよう。

お父さん・お母さんへ　目をよくする遊び方のポイントは15ページへ。

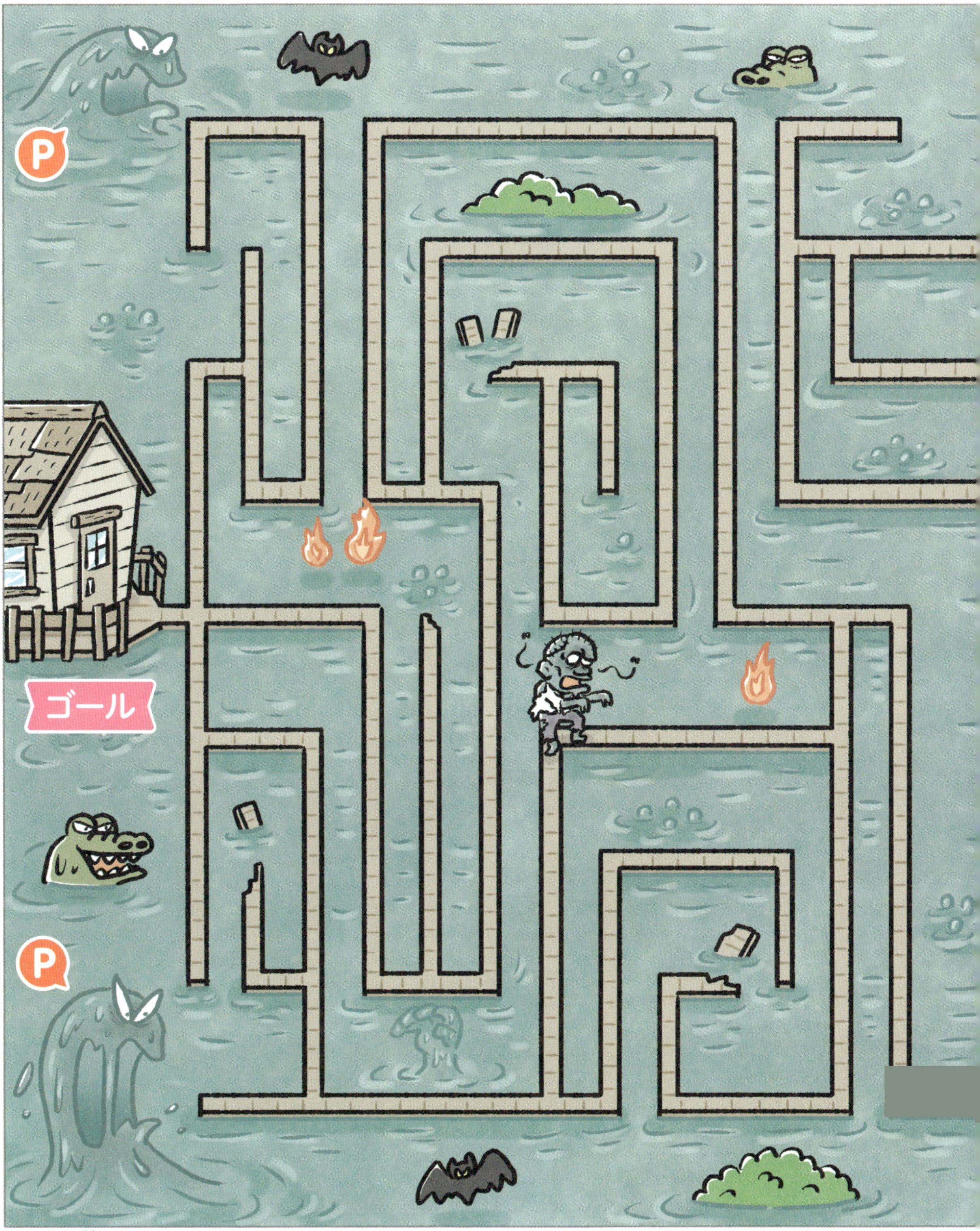

答《こた》えは134ページ

めいろ❷

レベル
かんたん

制限《せいげん》時《じ》間《かん》
15秒《びょう》

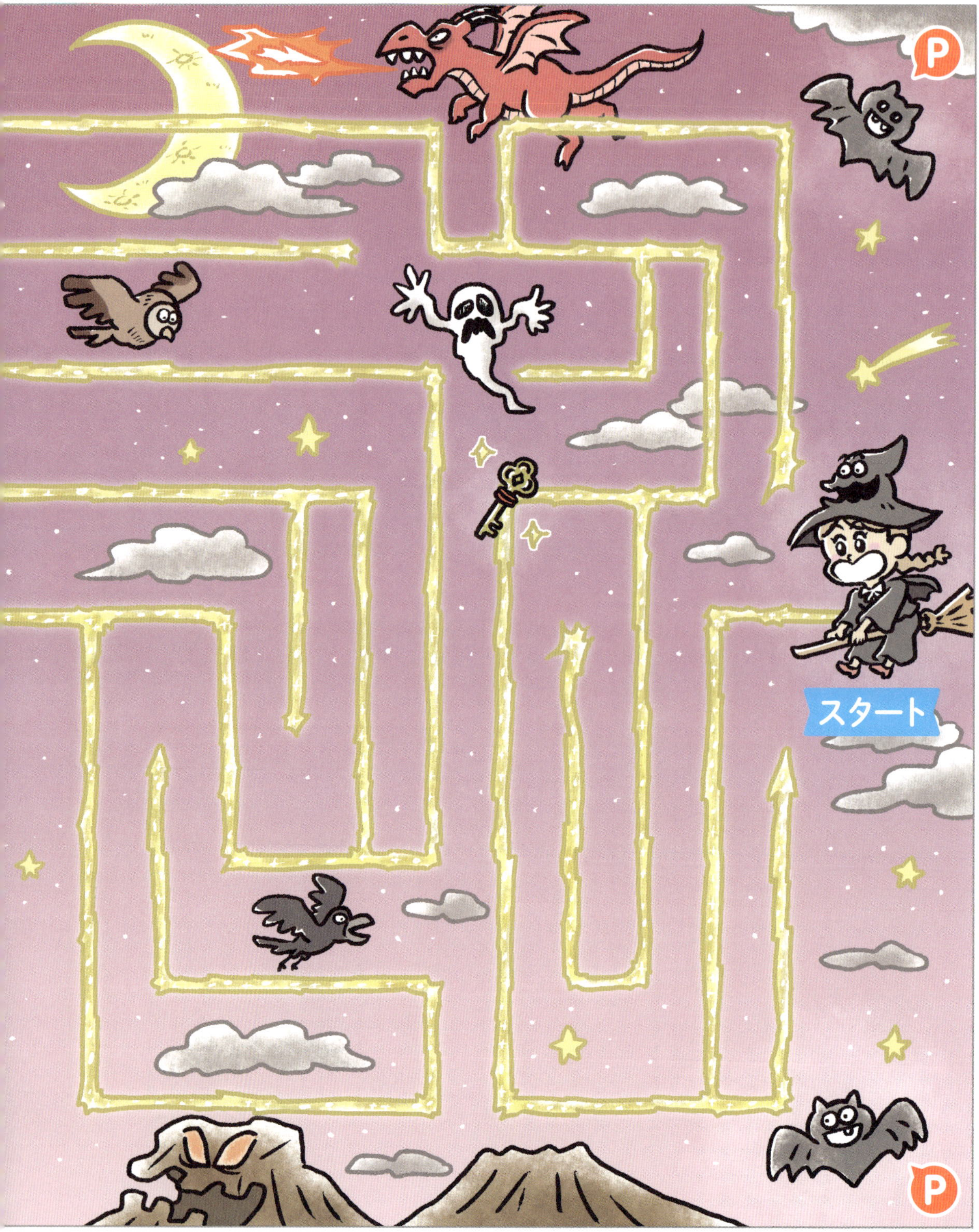

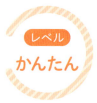

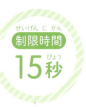

光《ひかり》の道《みち》を目印《めじるし》に、ゴールの、まほうのお城《しろ》まで飛《と》んでいこう！

❶カギ  →❷すいしょう  →❸まほうのつえ 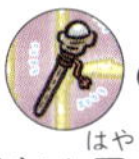 のじゅんばんにアイテムを拾《ひろ》って、お城《しろ》に向《む》かってね。道《みち》は指《ゆび》を使《つか》わず、目《め》だけで、できるだけ早《はや》くたどるのも、お忘《わす》れなく！

［めいろがらくらくできるようになったら…］ P がついた、おとものコウモリ4ひきを視界《しかい》に入《い》れながら、やってみよう。

お父さん・お母さんへ　目をよくする遊び方のポイントは15ページへ。

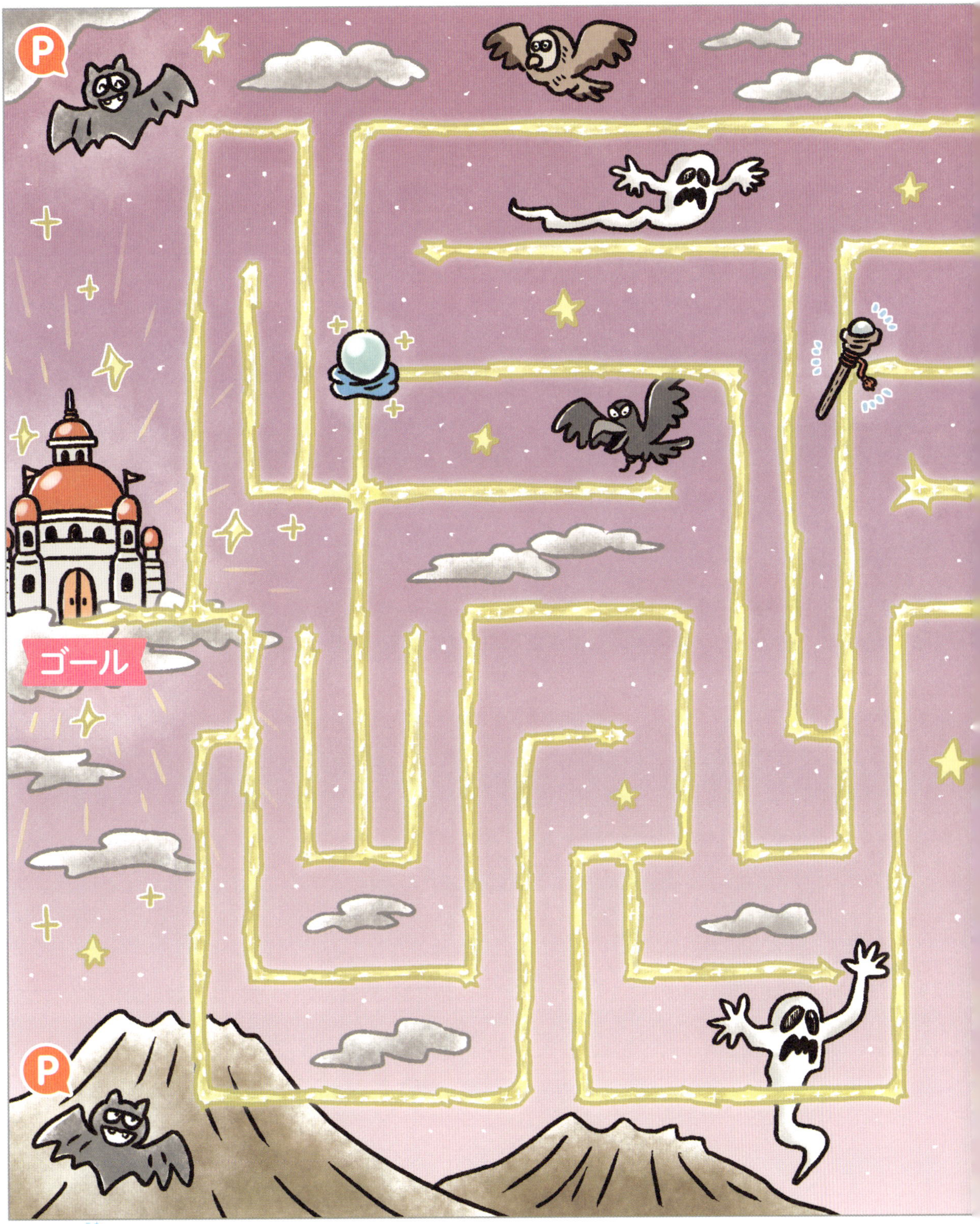

答《こた》えは134ページ

めいろ③

レベル
かんたん

制限時間《せいげんじかん》
15秒《びょう》

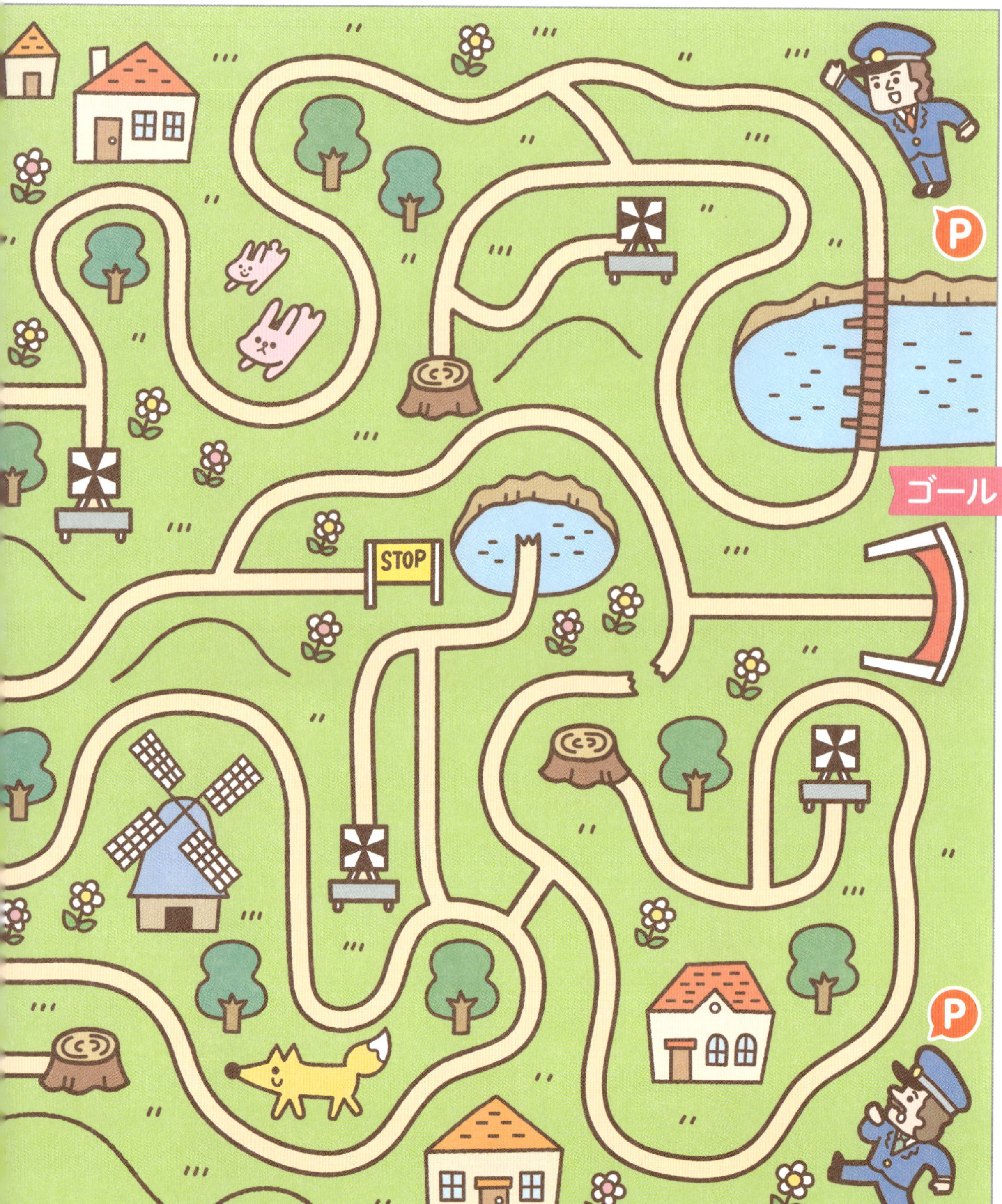

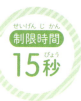

ゴールまで行《い》ける機関車《きかんしゃ》は1つだけ！　一体《いったい》どれかな？
指《ゆび》は使《つか》わず、目《め》だけでルートを、できるだけ早《はや》くたどって探《さが》してみてね。

［めいろがらくらくできるようになったら…］

こちらをおうえんしている駅員《えきいん》さん4人《にん》（Pの印《しるし》がついているよ）も視界《しかい》に入《い》れながら、ちょうせんだ！

お父さん・お母さんへ　目をよくする遊び方のポイントは15ページへ。

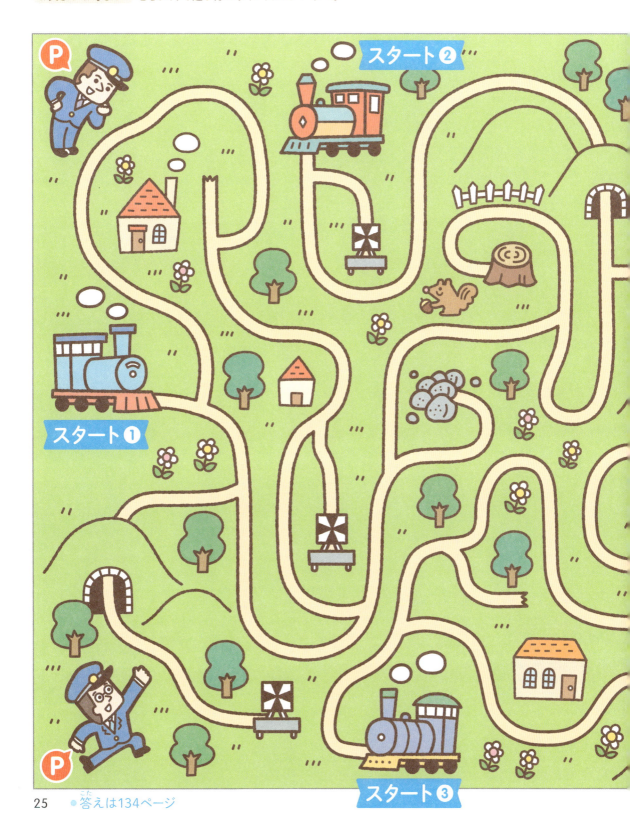

答《こた》えは134ページ

めいろ④

レベル
かんたん

制限《せいげん》時《じ》間《かん》
15秒《びょう》

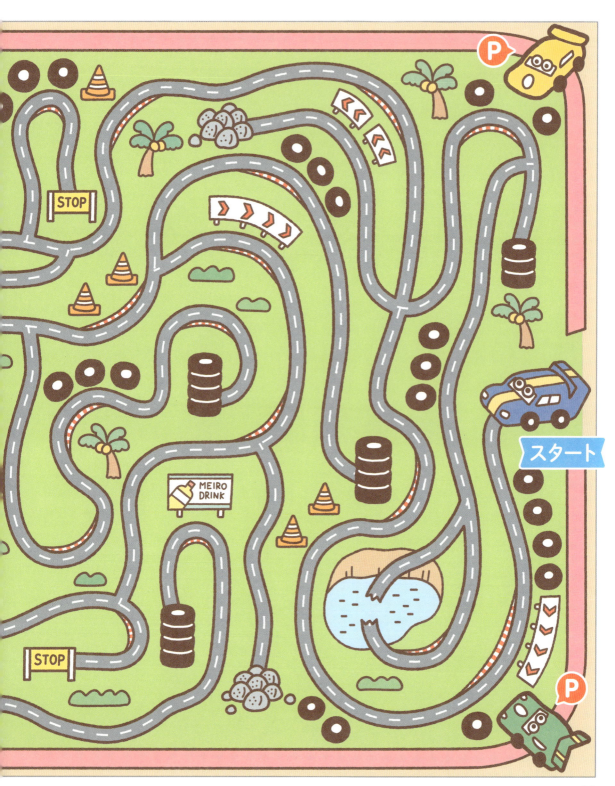

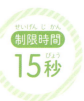

とちゅうで旗《はた》を拾《ひろ》って、ゴールまで向《む》かおう！
指《ゆび》は使《つか》わず、目《め》だけで、できるだけ早《はや》くゴールを目指《めざ》して。
［めいろがらくらくできるようになったら…］ルートを囲《かこ》むように、こちらをおうえんしている仲間《なかま》の車《くるま》たち（Pの印《しるし》がついているよ）を視界《しかい》に入《い》れながら、やってみてね。

お父さん・お母さんへ　目をよくする遊び方のポイントは15ページへ。

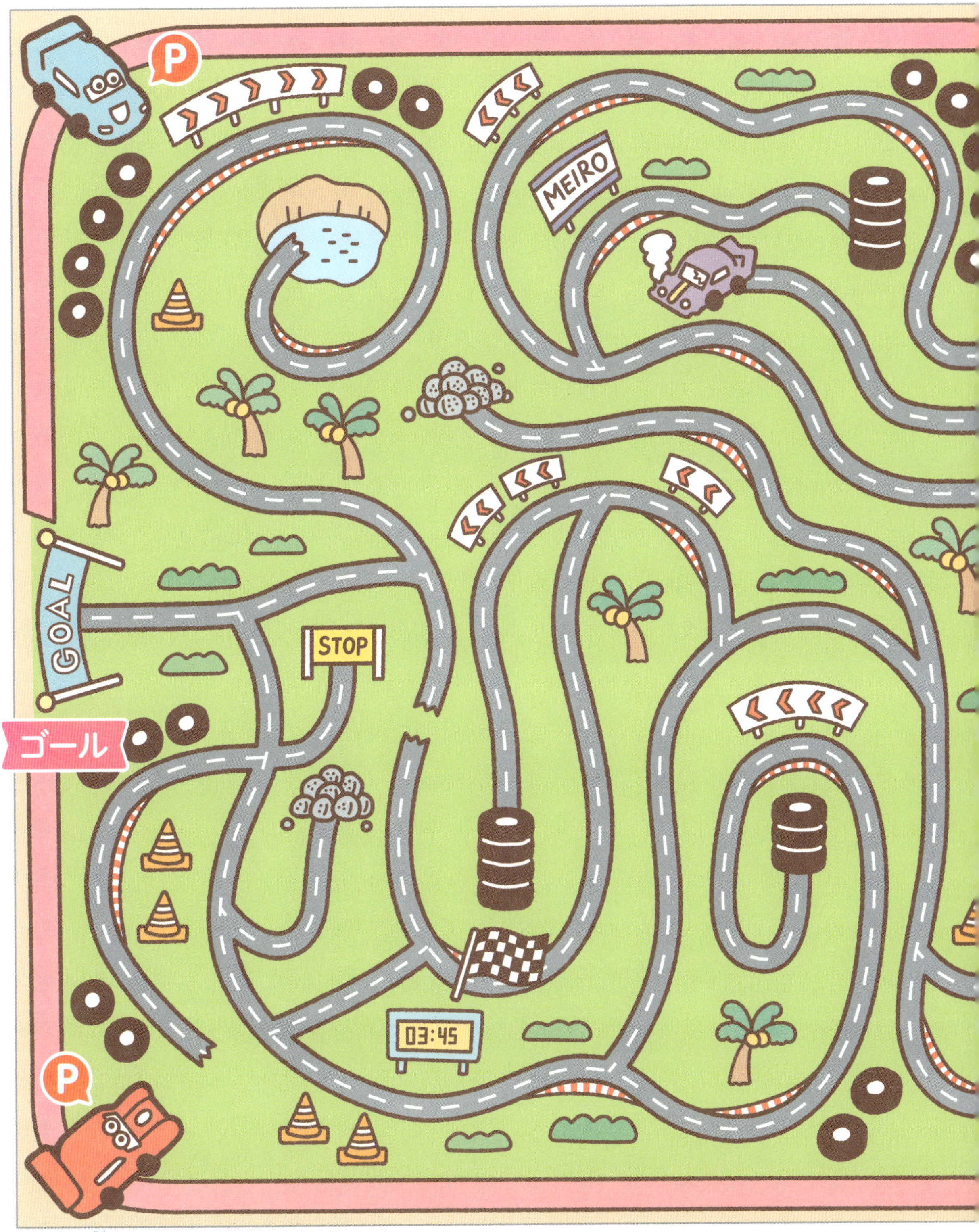

答《こた》えは134ページ

めいろ❺

レベル
かんたん

制限《せいげん》時《じ》間《かん》
15秒《びょう》

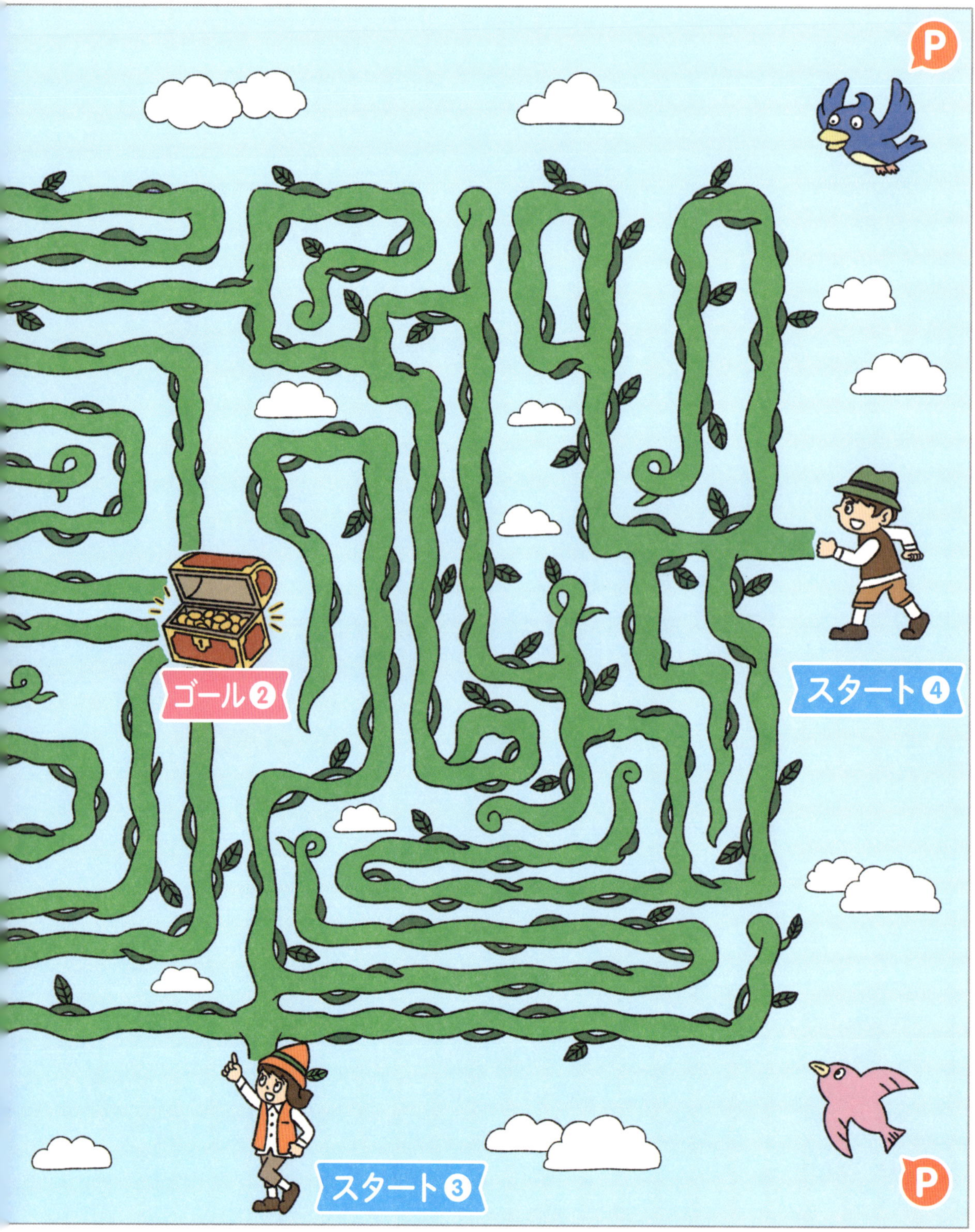

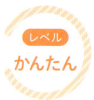

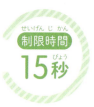

豆《まめ》の木《き》の上《うえ》にある宝物《たからもの》まであと少《すこ》し！　宝物《たからもの》にたどり着《つ》ける幸運《こううん》なふたりは、だれかな？
道《みち》は指《ゆび》を使《つか》わず、目《め》だけで、できるだけ早《はや》くたどってね。

［めいろがらくらくできるようになったら…］木《き》を囲《かこ》むようにして、見《み》守《まも》っている鳥《とり》たち（Pの印《しるし》がついているよ）を視《し》界《かい》に入《い》れながら、ゴールまでたどり着《つ》こう！

お父さん・お母さんへ　目をよくする遊び方のポイントは15ページへ。

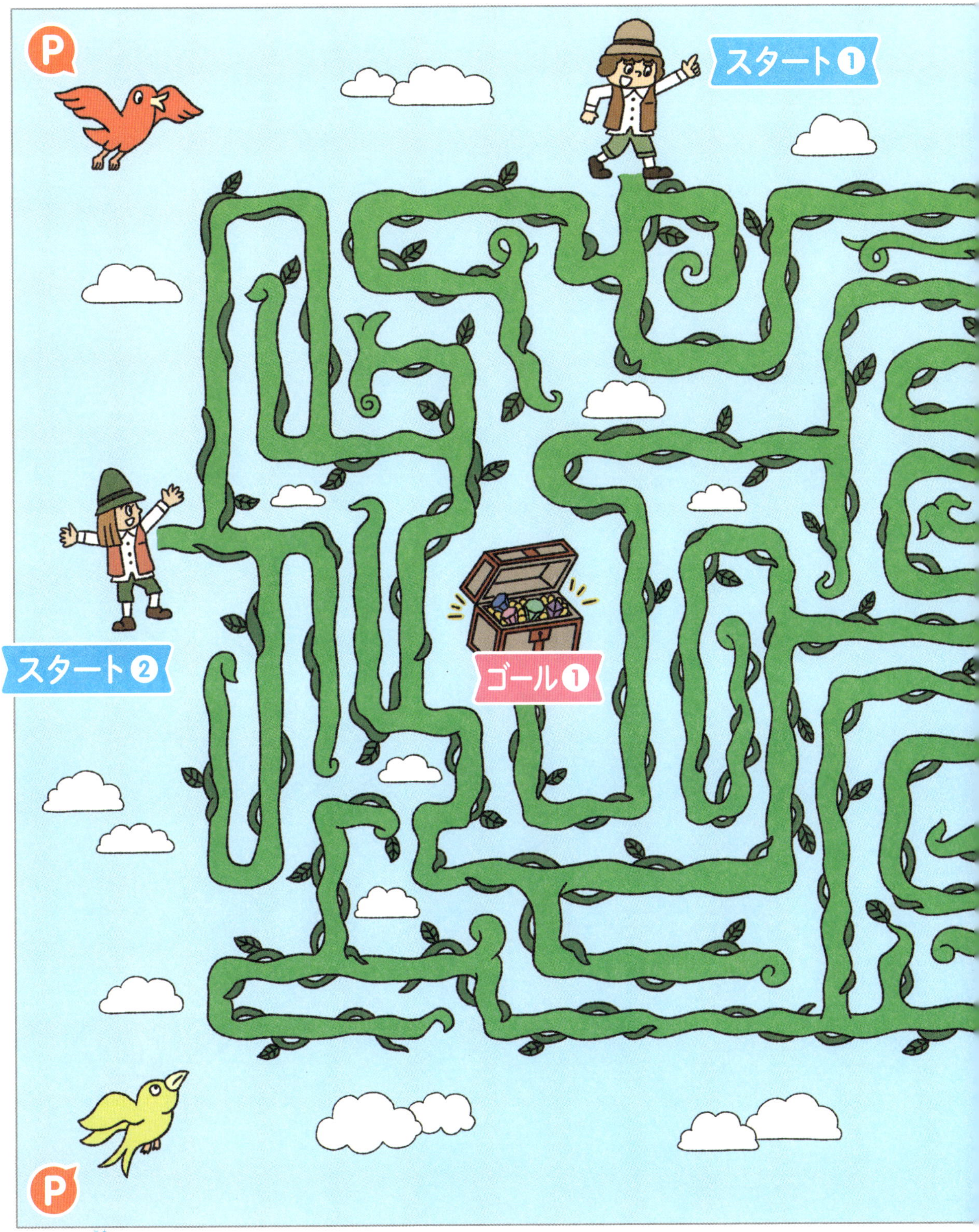

答《こた》えは134ページ

めいろ❻

レベル
ふつう

制限《せいげん》時《じ》間《かん》
30秒《びょう》

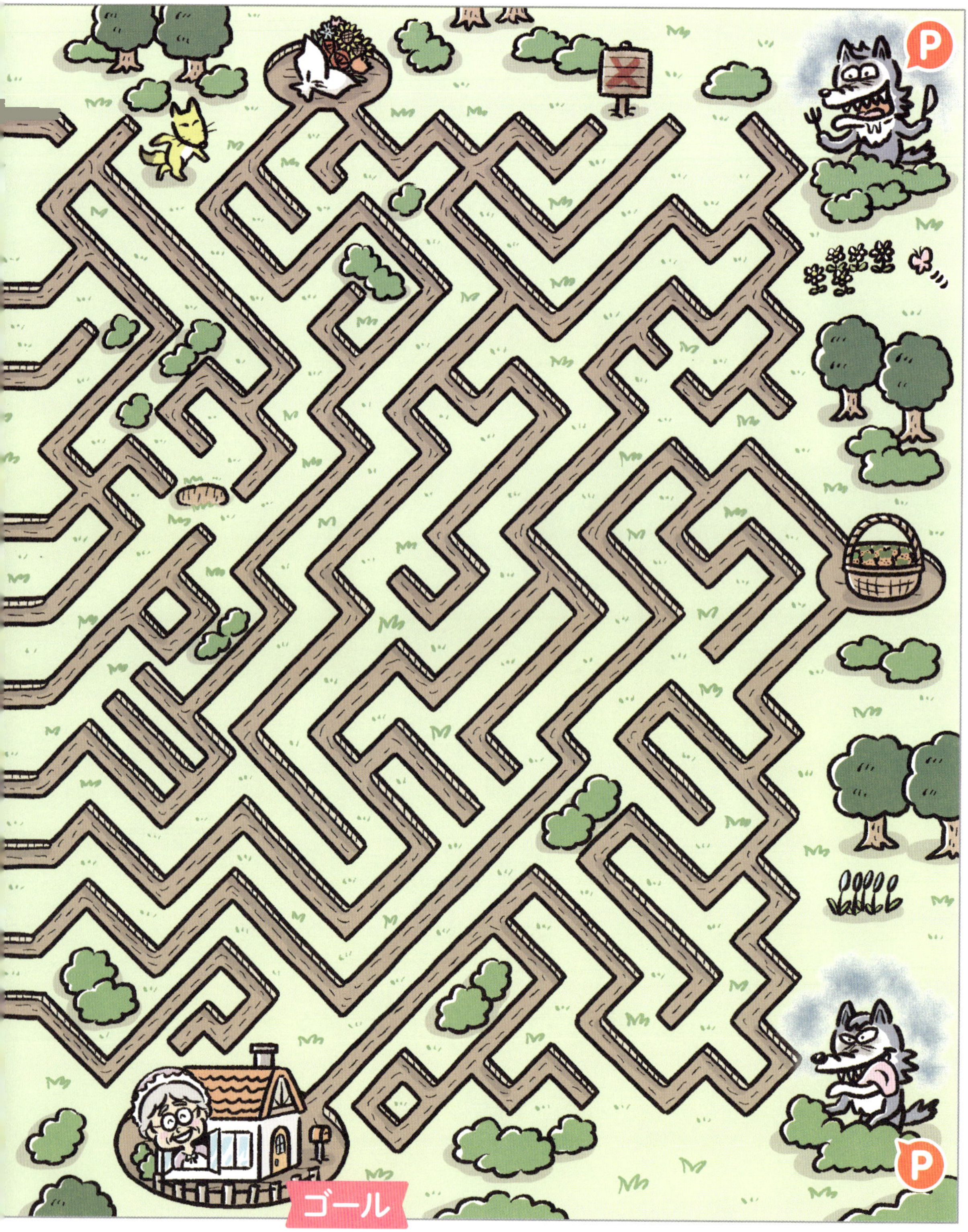

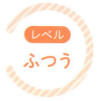

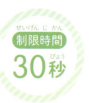

赤《あか》ずきんちゃんがゴールのおばあさんのところへ、おみまいに行《い》くよ。

おばあさんのところに行《い》く前《まえ》に、❶花束《はなたば》 ❷木《き》いちご がある場所《ばしょ》に❶→❷のじゅんばんで立《た》ち寄《よ》ろう。道《みち》は目《め》だけで、できるだけ早《はや》くたどってね。

［めいろがらくらくできるようになったら…］赤《あか》ずきんちゃんを見《み》ているおおかみたち（Pの印《しるし》がついているよ）のことを視界《しかい》に入《い》れながら、おばあさんのところまで、たどり着《つ》こう。

お父さん・お母さんへ　目をよくする遊び方のポイントは15ページへ。

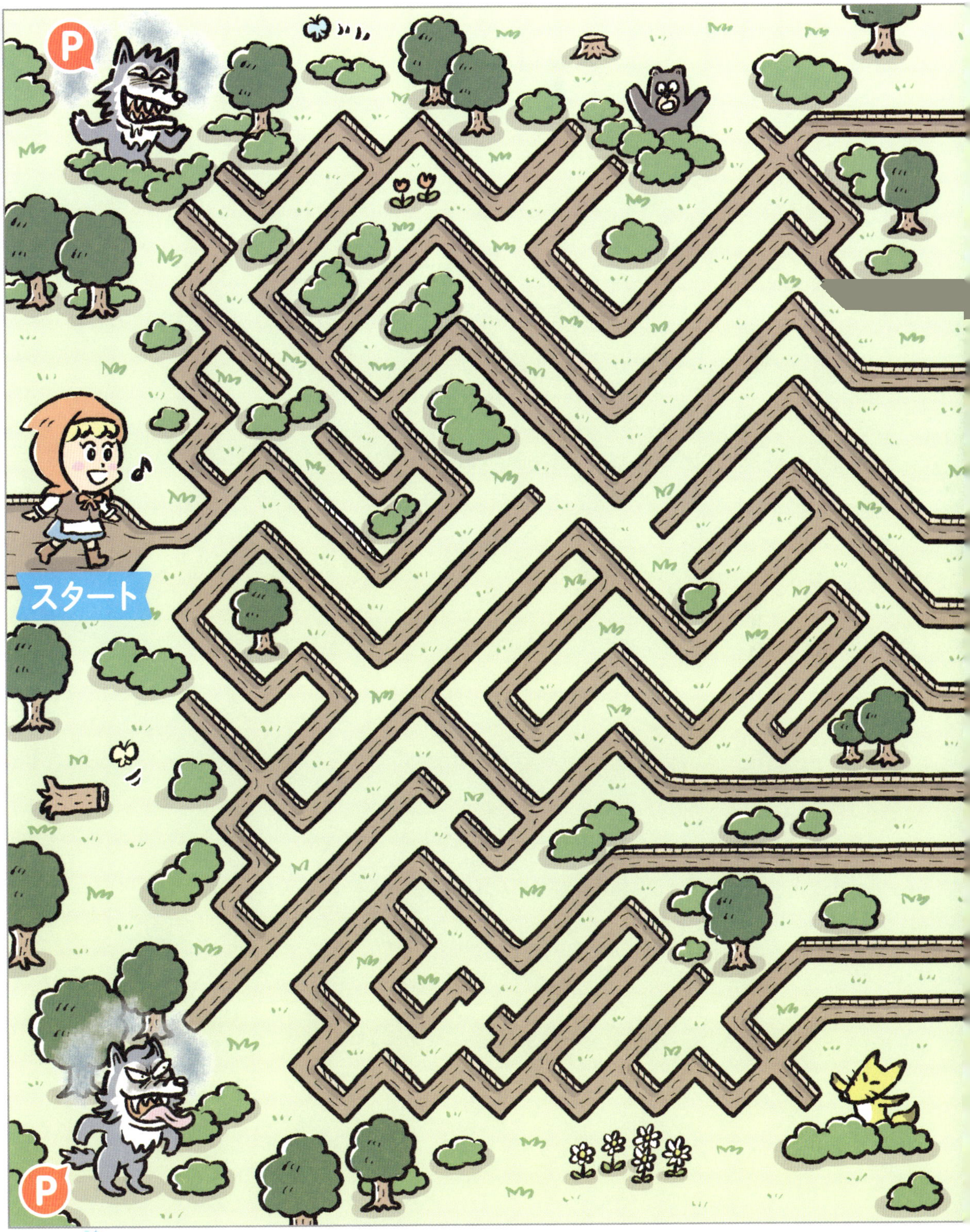

●答《こた》えは134ページ

めいろ 7

レベル
ふつう

制《せい》限《げん》時《じ》間《かん》
30秒《びょう》

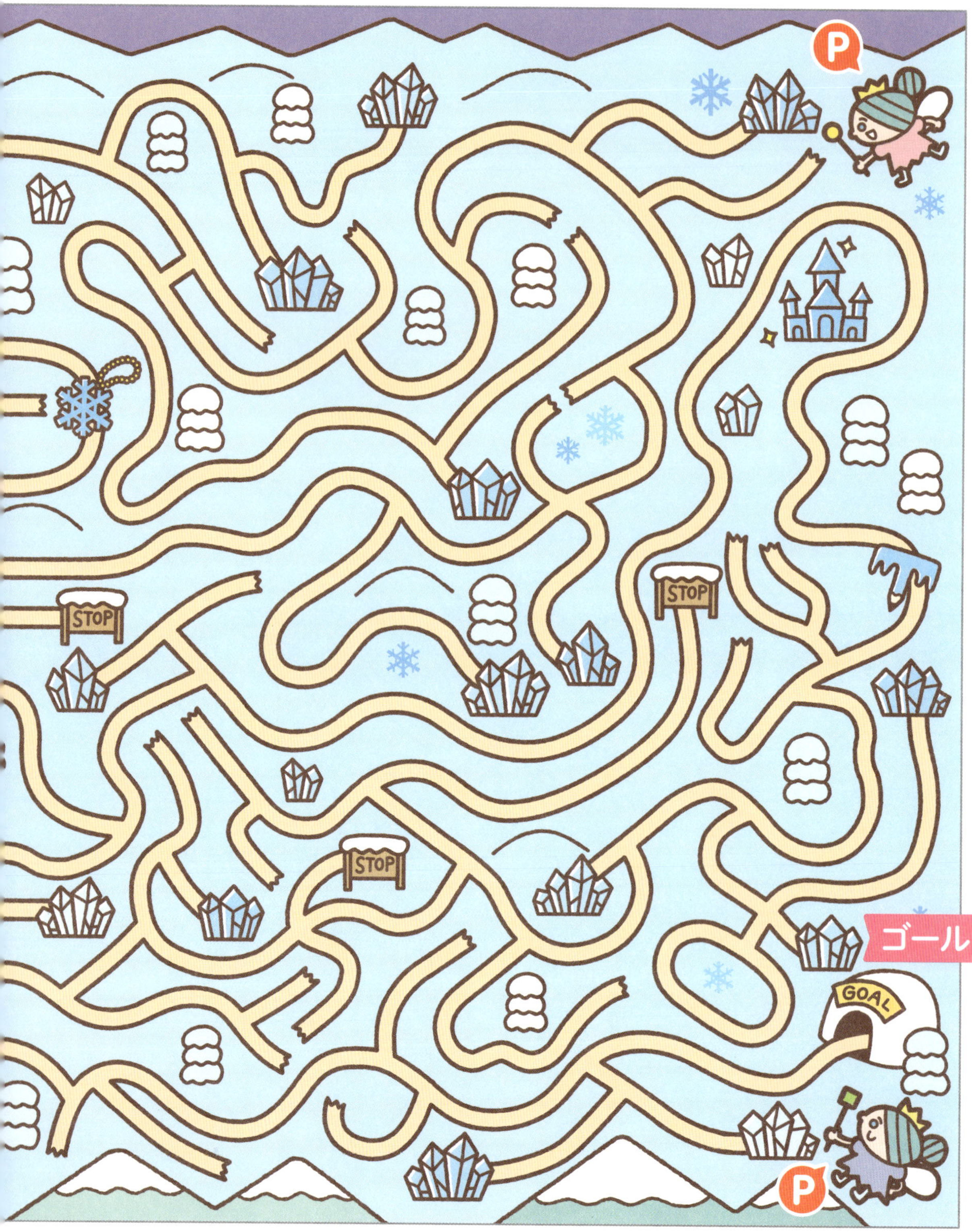

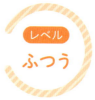

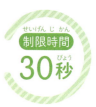

氷《こおり》の世界《せかい》をたんけんだ！ ①ゆきのけっしょうのペンダント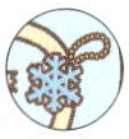 ②つららのえんぴつ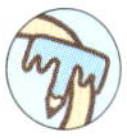を、
①→②のじゅんばんでゲットして、ゴールの、かまくらまで向《む》かおう。
指《ゆび》は使《つか》わず、目《め》だけで、できるだけ早《はや》く道《みち》をたどろう。

［めいろがらくらくできるようになったら…］

Pの印《しるし》がついている“ようせい”たちを視界《しかい》に入《い》れながら、進《すす》んでね。

お父さん・お母さんへ　目をよくする遊び方のポイントは15ページへ。

答《こた》えは135ページ

めいろ⑧

レベル
ふつう

制限《せいげん》時《じ》間《かん》
30秒《びょう》

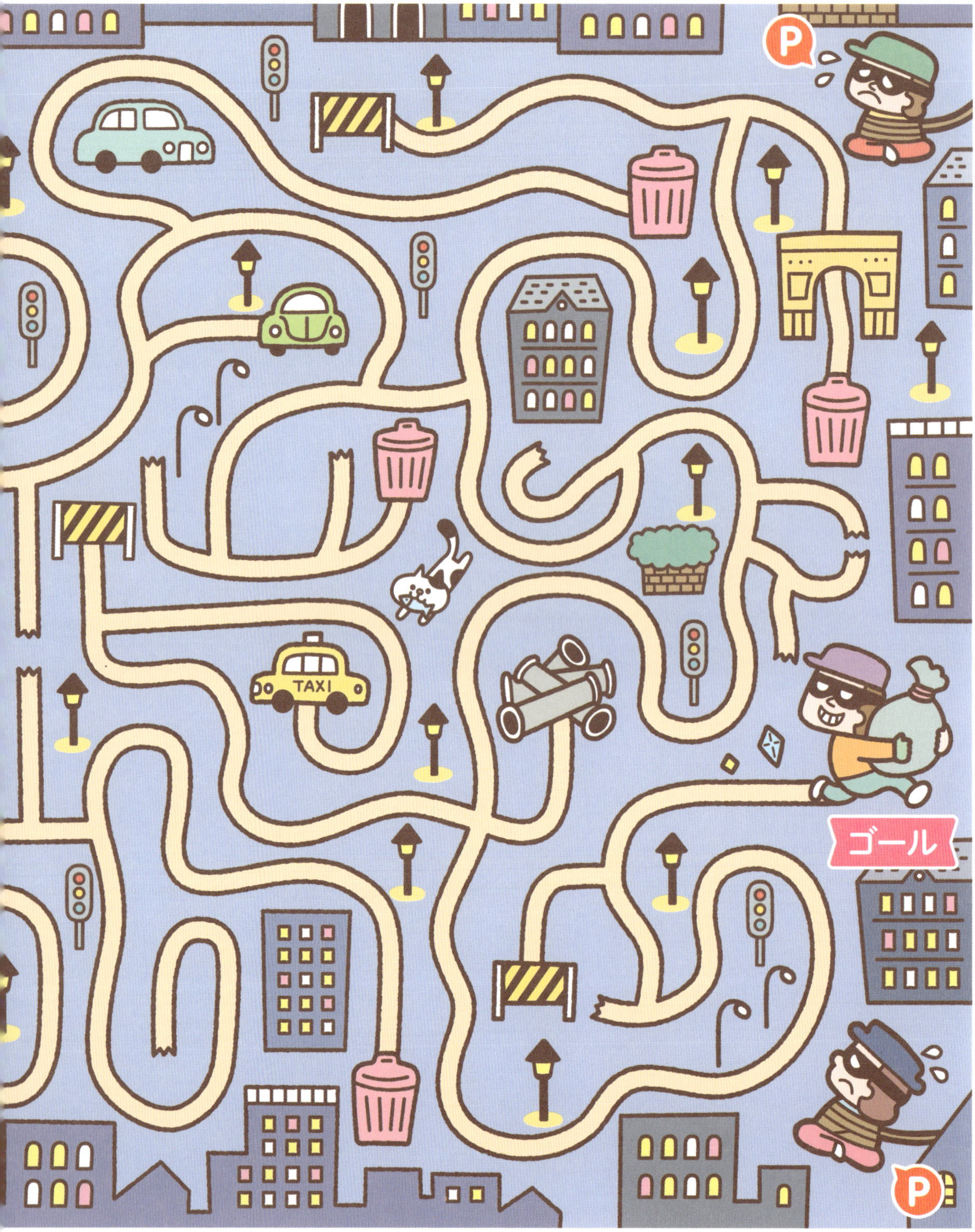

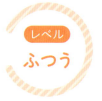

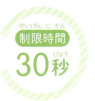

お宝《たから》どろぼうをつかまえろ！　手《て》がかりとなる「どろぼうの手《て》ぶくろ」を拾《ひろ》いながら、ゴールにいるどろぼうのところまで、たどり着《つ》こう。指《ゆび》は使《つか》わず、目《め》だけで、できるだけ早《はや》く道《みち》をたどること。

[めいろがらくらくできるようになったら…]

四《よ》すみに座《すわ》っている、どろぼうの仲間《なかま》たち4人《にん》（P の印《しるし》がついているよ）を視界《しかい》に入《い》れながら、やってみてね。

お父さん・お母さんへ　目をよくする遊び方のポイントは15ページへ。

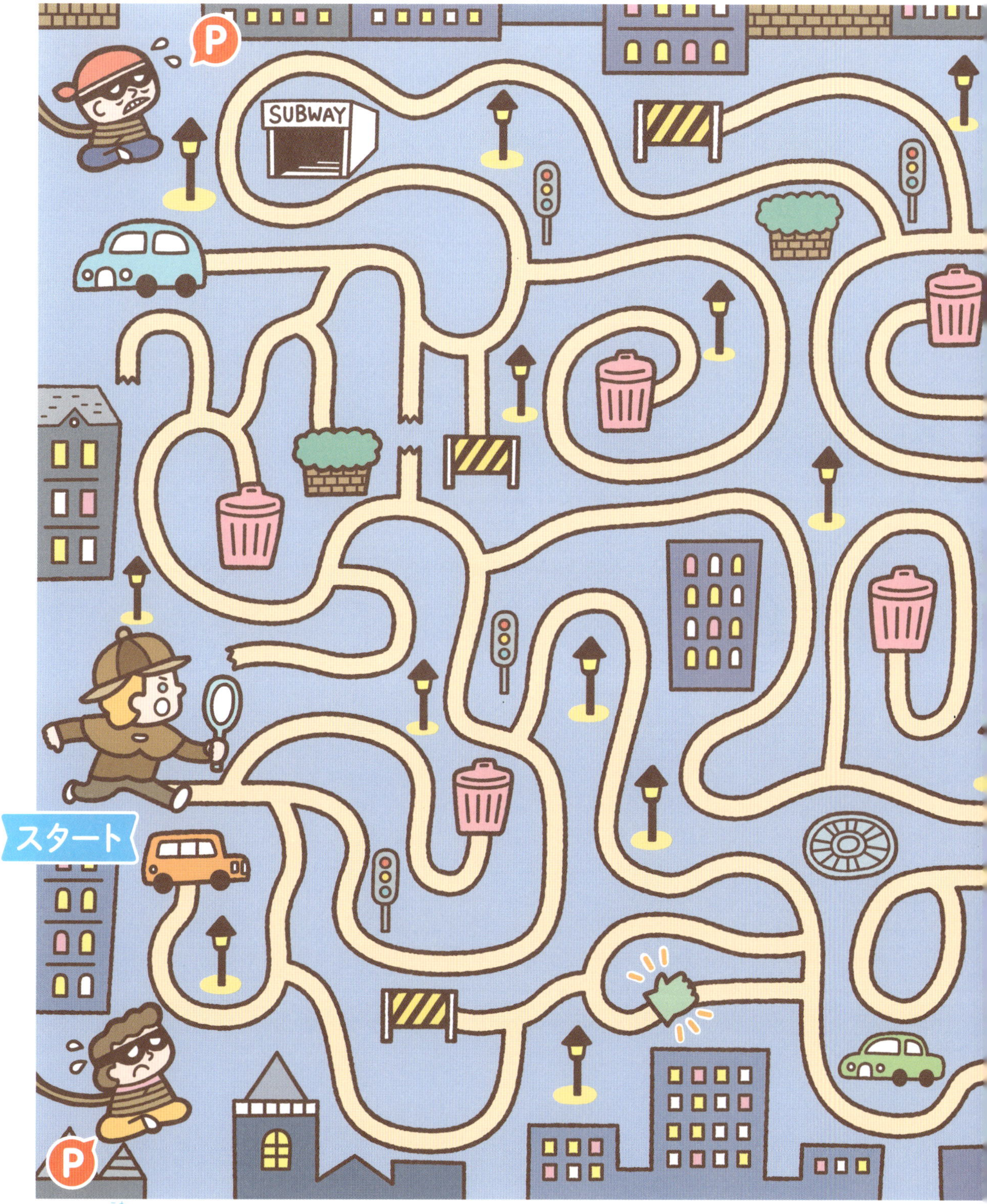

●答《こた》えは135ページ

めいろ 9

レベル
ふつう

制限《せいげん》時《じ》間《かん》
30秒《びょう》

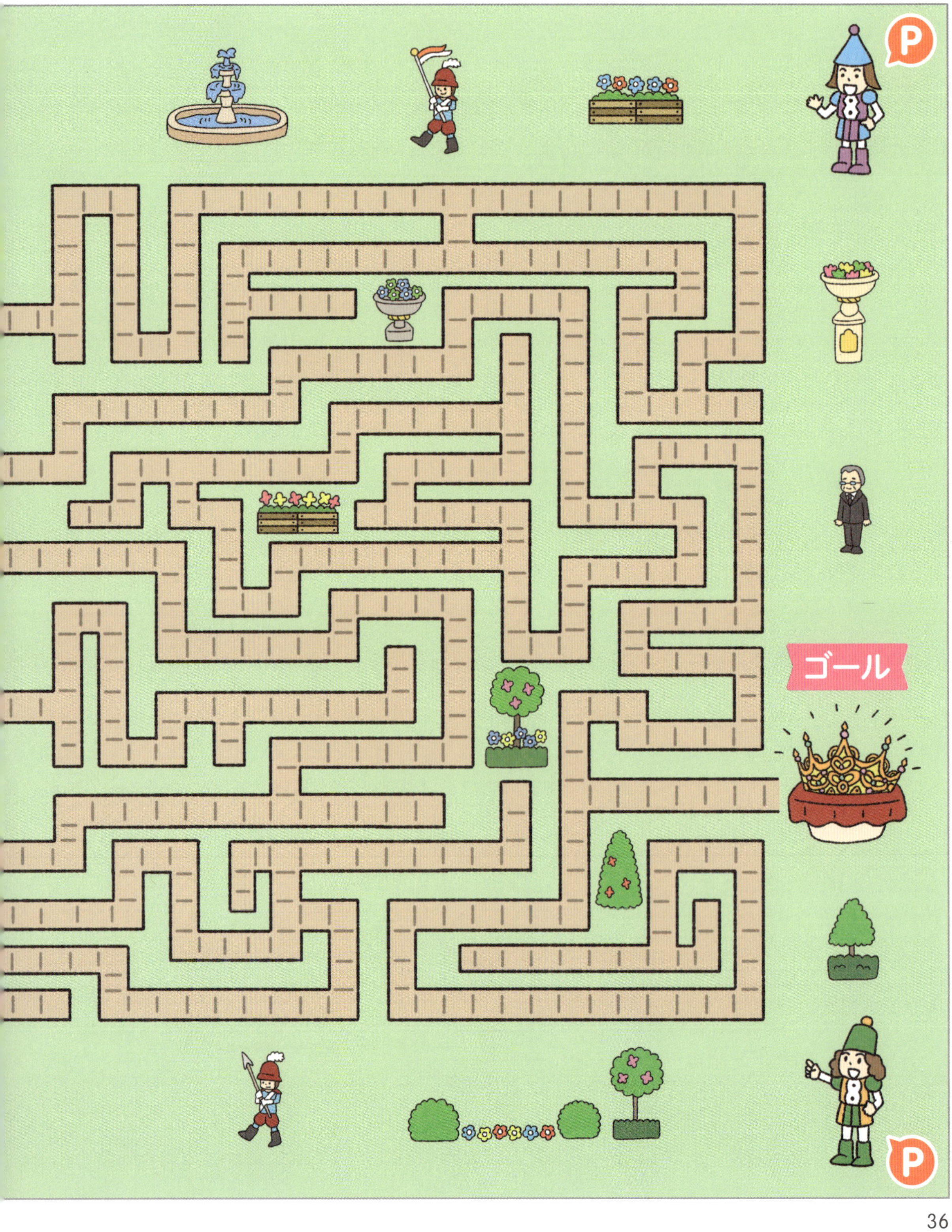

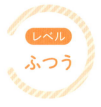

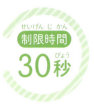

ティアラそうだつせんがはじまった！
目《め》だけでルートをなぞり、ティアラまで、できるだけ早《はや》くたどり着《つ》こう。
でも、たどり着《つ》けるおひめ様《さま》は、ひとりだけ！　それは、だれかな？
［めいろがらくらくできるようになったら…］ルートを囲《かこ》むようにおうえんしている4人《にん》の家来《けらい》（Pの印《しるし》がついているよ）も視界《しかい》に入《い》れながら、ティアラまで行《い》ける、おひめ様《さま》を探《さが》そう！

お父さん・お母さんへ　目をよくする遊び方のポイントは15ページへ。

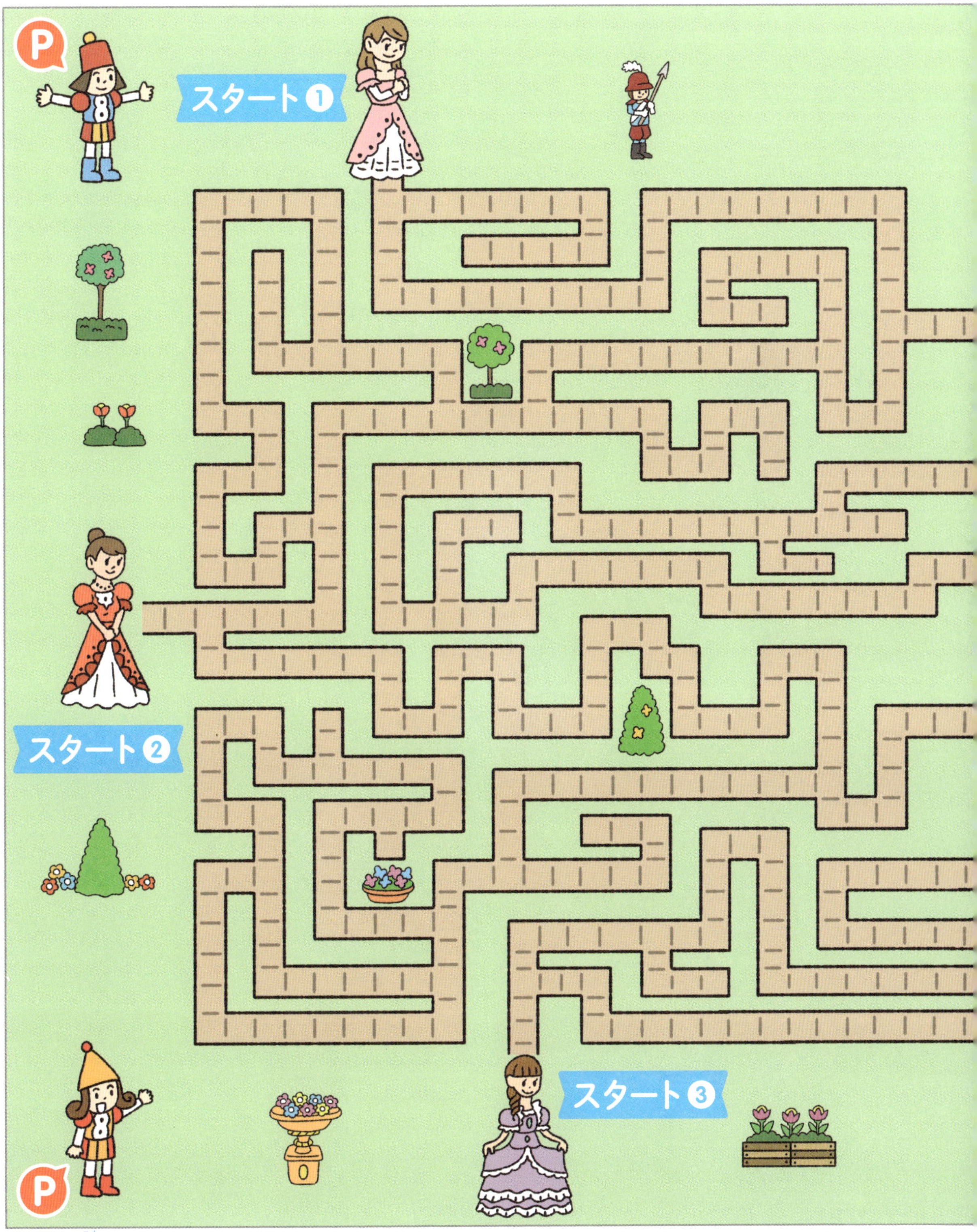

●答《こた》えは135ページ

めいろ⑩

レベル
ふつう

制限《せいげん》時《じ》間《かん》
30秒《びょう》

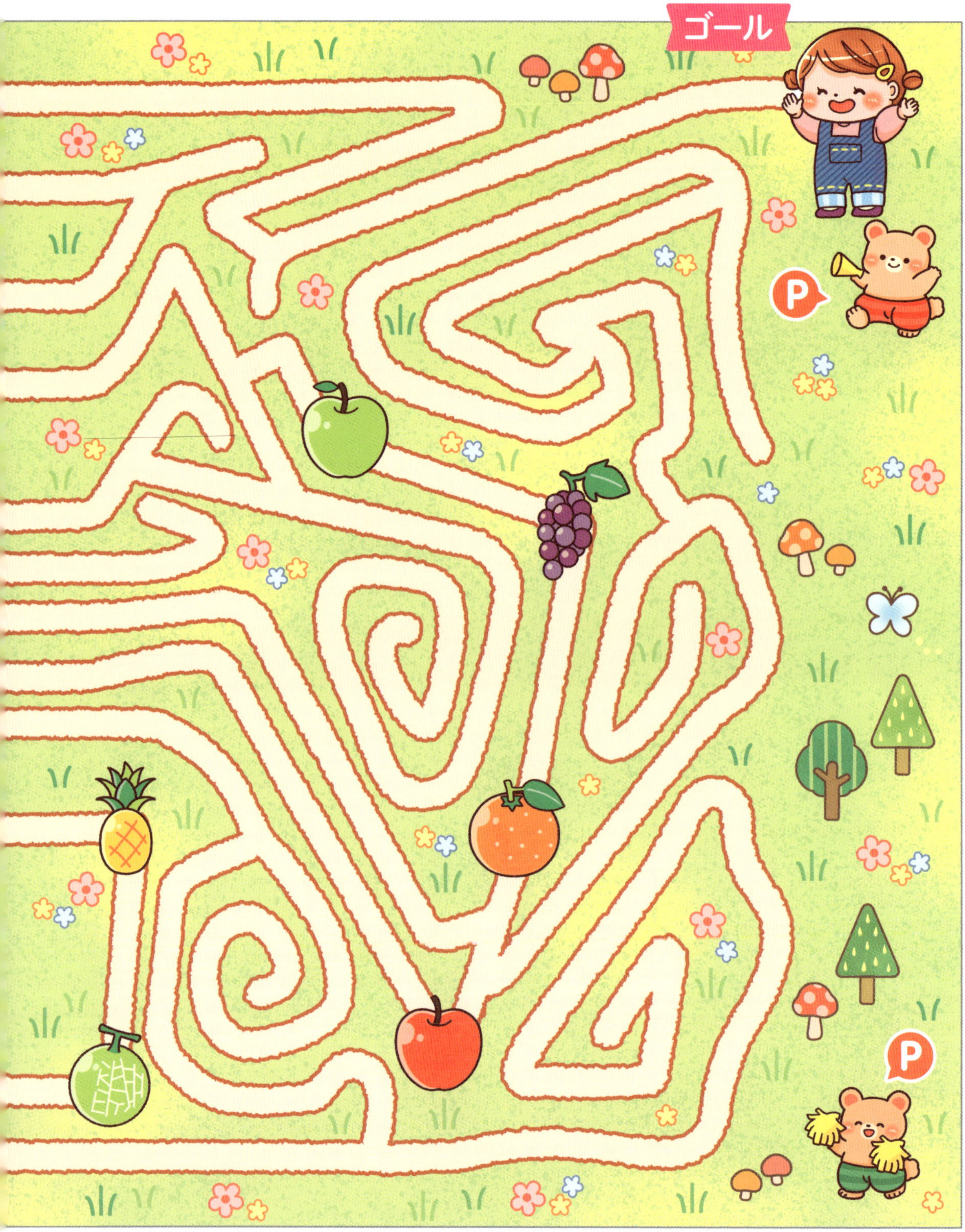

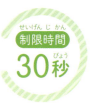

とちゅうでフルーツを拾《ひろ》って、ゴールまで向《む》かおう！
指《ゆび》は使《つか》わず、目《め》だけで、できるだけ早《はや》くゴールを目《め》指《ざ》してね。
［めいろがらくらくできるようになったら…］ルートを囲《かこ》むように、こちらをおうえんしているくまさん
（Pの印《しるし》がついているよ）を視界《しかい》に入《い》れながら、やってみてね。

お父さん・お母さんへ　目をよくする遊び方のポイントは15ページへ。

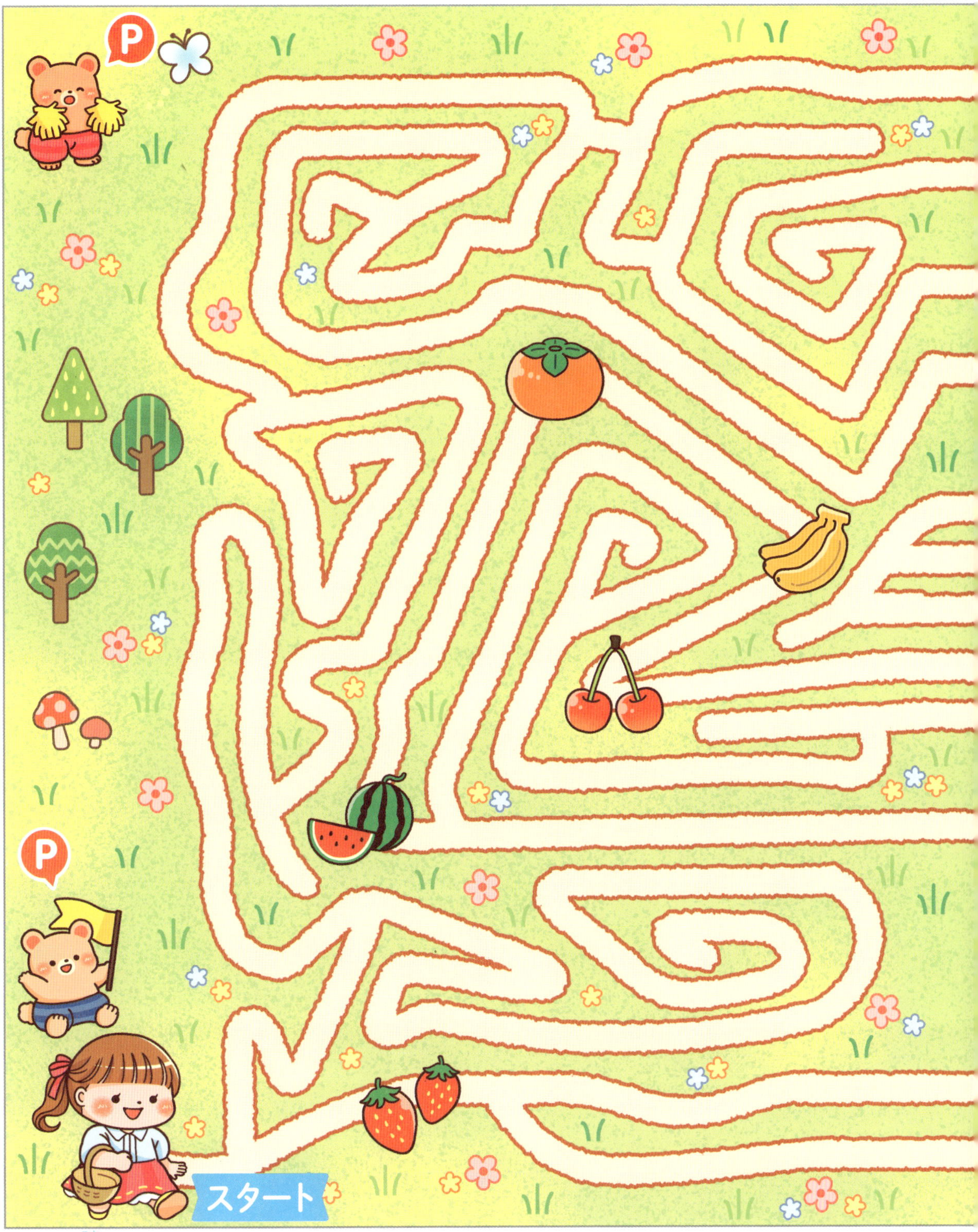

答《こた》えは135ページ

めいろ⑪

レベル
ふつう

制限《せいげん》時《じ》間《かん》
30秒《びょう》

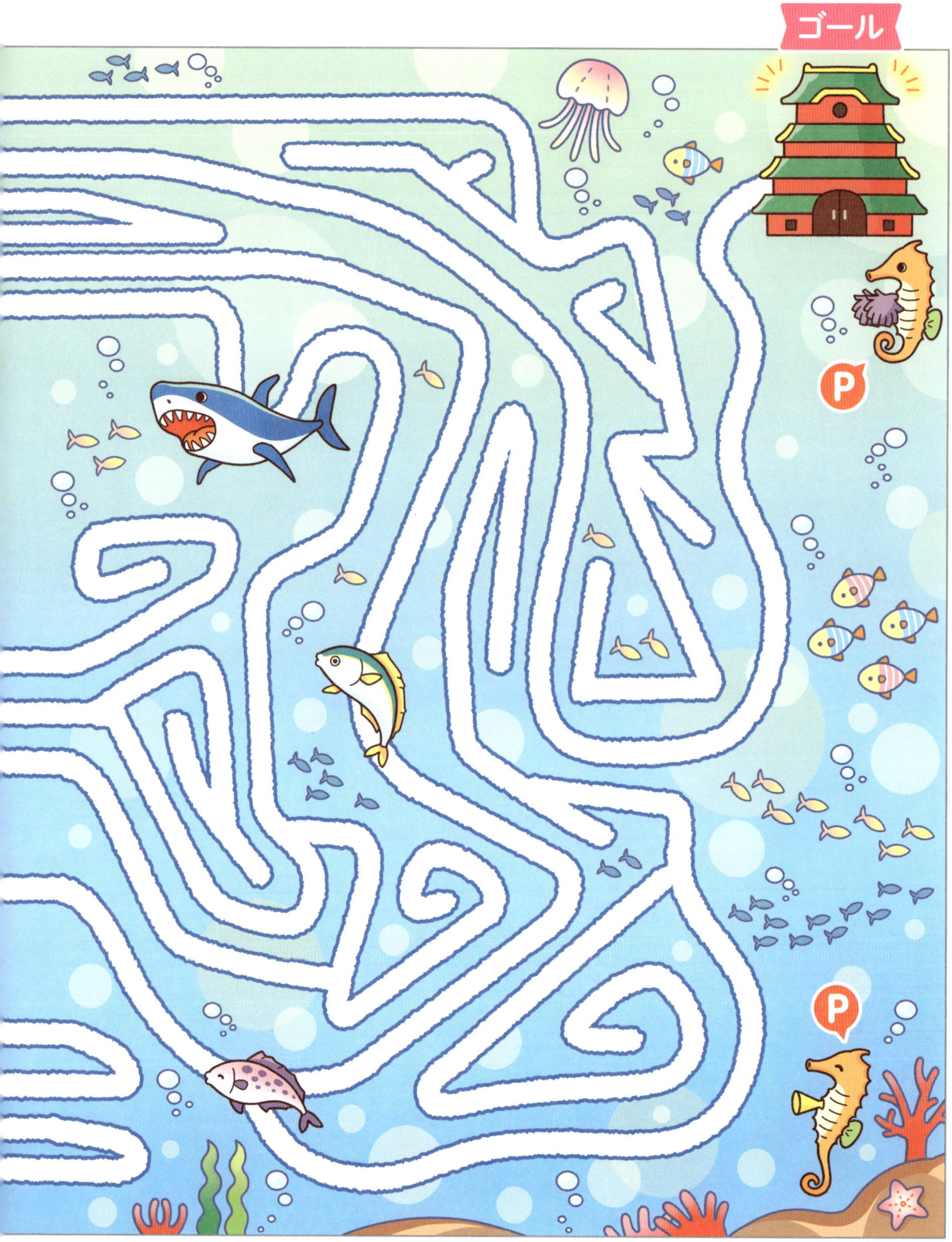

道《みち》にいるお魚《さかな》さんをみんな連《つ》れて、ゴールまで向《む》かおう！
指《ゆび》は使《つか》わず、目《め》だけで、できるだけ早《はや》くゴールを目指《めざ》してね。
サメとハリセンボンがいるところは通《とお》れないよ！
［めいろがらくらくできるようになったら…］ルートを囲《かこ》むように、こちらをおうえんしているたつのおとしご（Pの印《しるし》がついているよ）を視界《しかい》に入《い》れながら、やってみてね。

お父さん・お母さんへ　目をよくする遊び方のポイントは15ページへ。

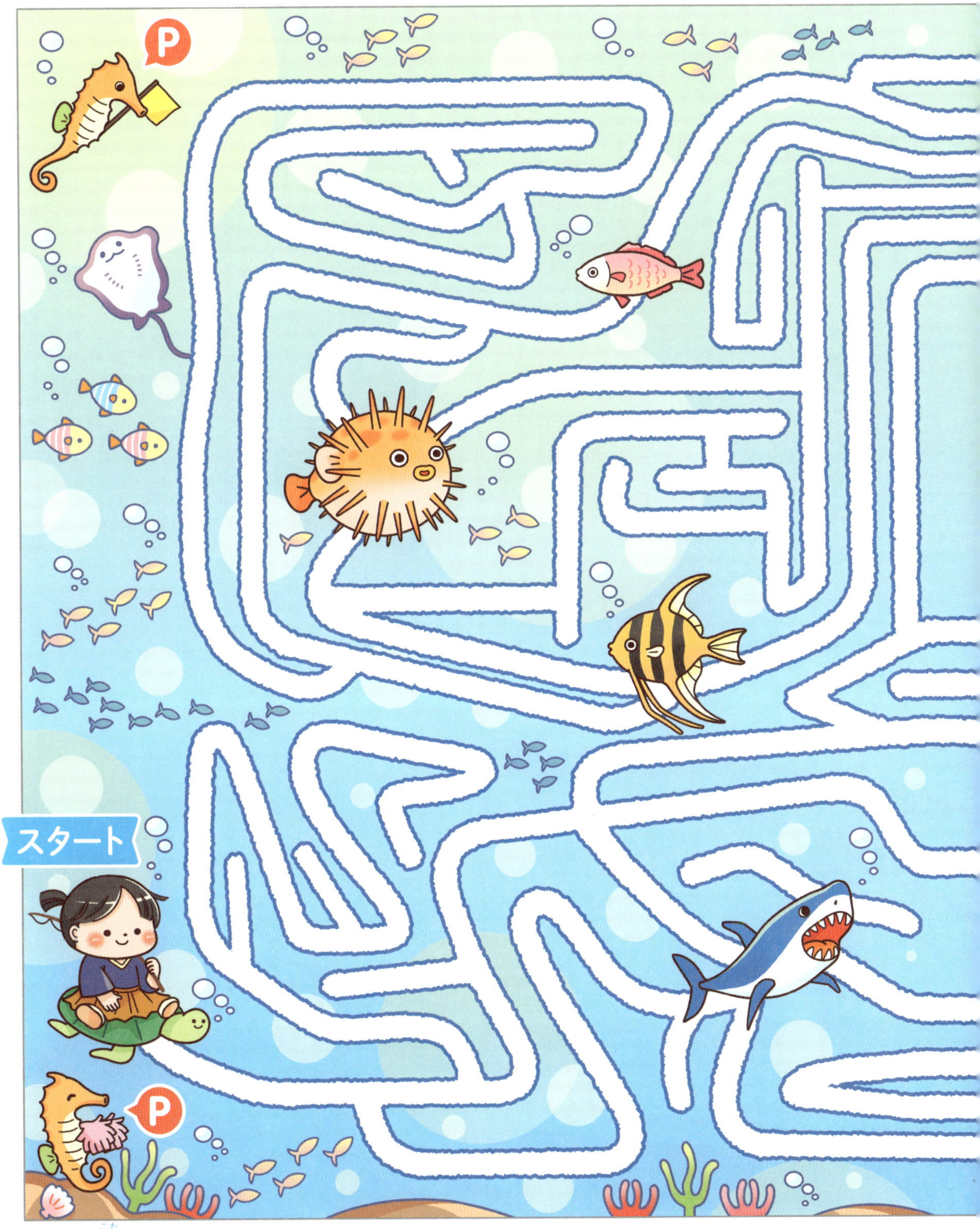

●答《こた》えは135ページ

めいろ⑫

レベル
むずかしい

制限《せいげん》時《じ》間《かん》
45秒《びょう》

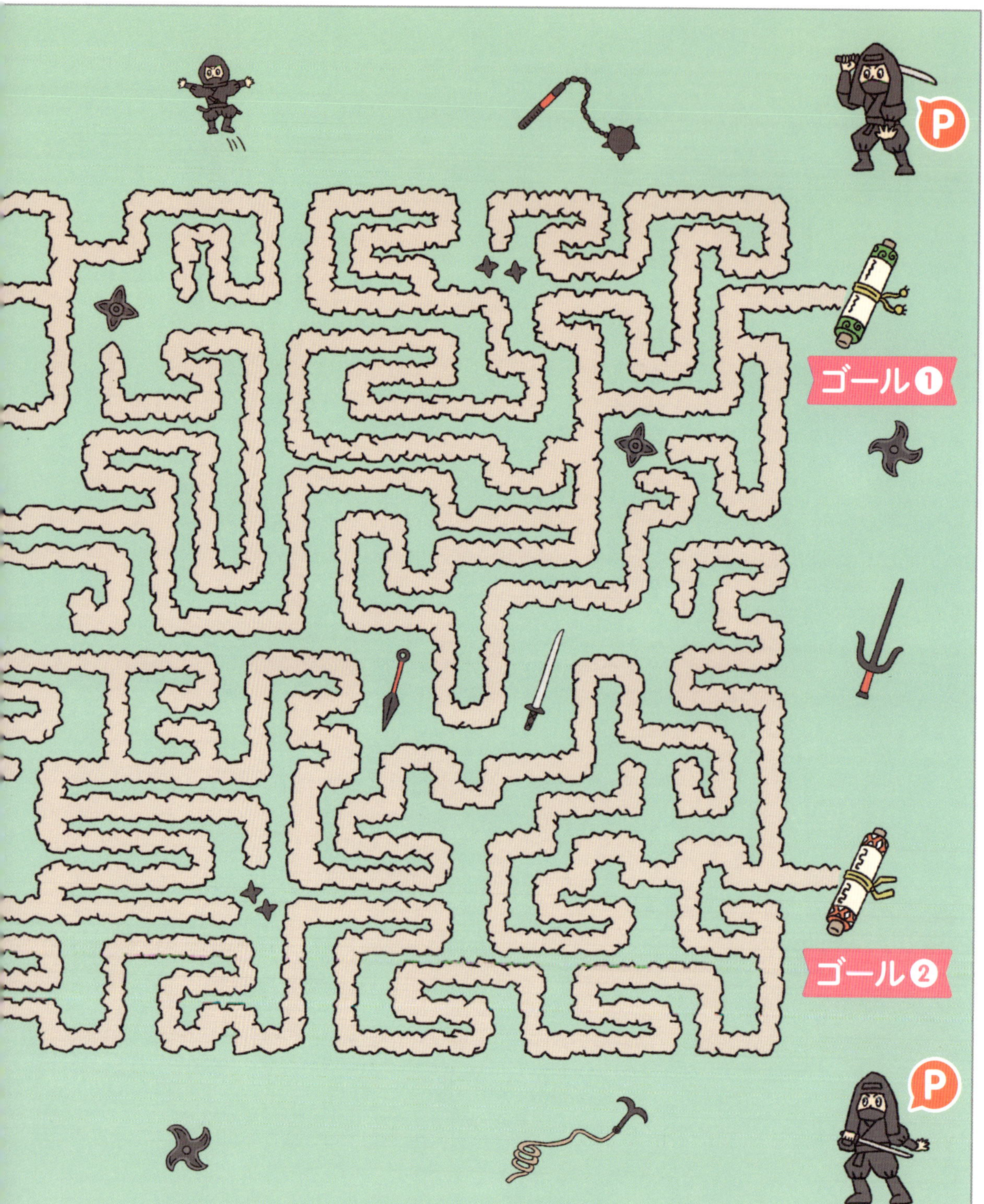

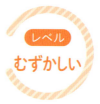

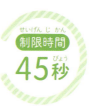

4人《にん》のにんじゃが修行中《しゅぎょうちゅう》！　修行《しゅぎょう》を成《な》し遂《と》げ、ゴールにある秘伝《ひでん》の巻物《まきもの》①、②まで、たどり着《つ》けるのは、それぞれ、ひとりだけ！　巻物《まきもの》にたどり着《つ》ける、ふたりのにんじゃは、だれかな？
道《みち》は指《ゆび》を使《つか》わず、目《め》だけで、できるだけ早《はや》くたどってね。

[めいろがらくらくできるようになったら…] 修行《しゅぎょう》を見守《みまも》る先生《せんせい》たち（Pの印《しるし》がついているよ）を視界《しかい》に入《い》れながら、ゴールまでたどり着《つ》こう！

お父さん・お母さんへ　目をよくする遊び方のポイントは15ページへ。

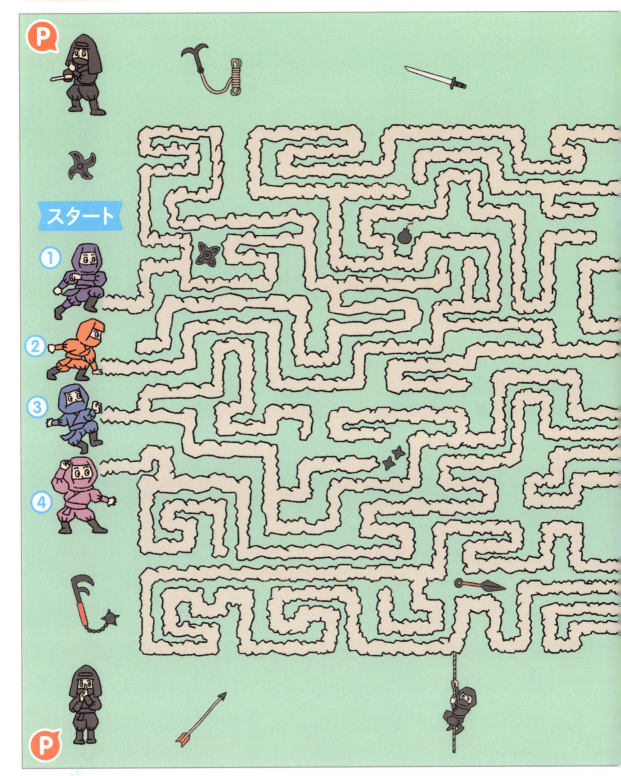

●答《こた》えは135ページ

めいろ⑬

レベル
むずかしい

制限《せいげん》時《じ》間《かん》
45秒《びょう》

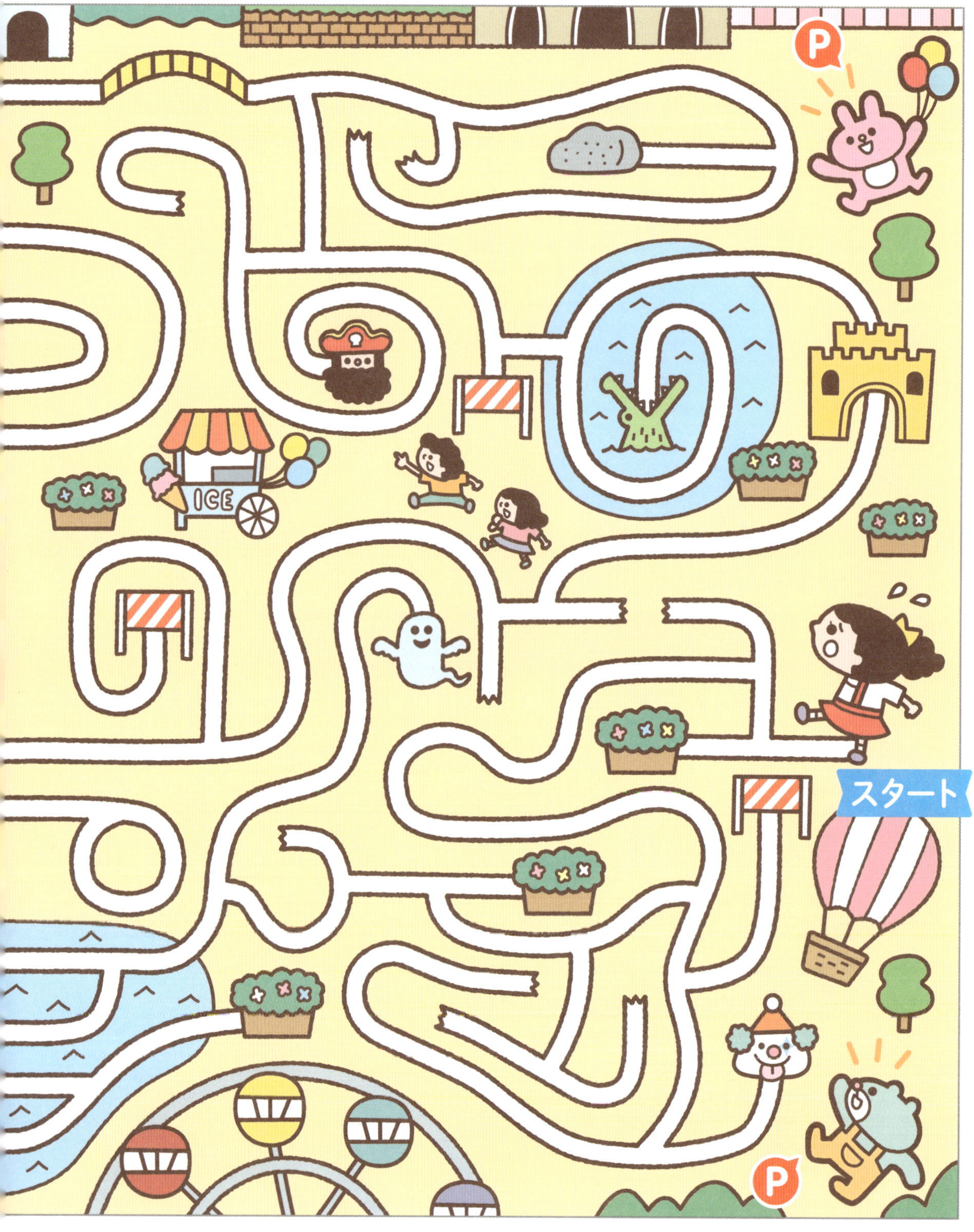

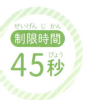

友達《ともだち》と、はぐれてしまった！　ゴールで待《ま》っている友達《ともだち》のところまで向《む》かおう。
ルートは指《ゆび》を使《つか》わず、目《め》だけで、できるだけ早《はや》くたどってね。
［めいろがらくらくできるようになったら…］ルートを囲《かこ》むようにおうえんしてくれているキャラクター（Pの印《しるし》がついているよ）を視界《しかい》に入《い》れながら、挑戦《ちょうせん》しよう！

お父さん・お母さんへ　目をよくする遊び方のポイントは15ページへ。

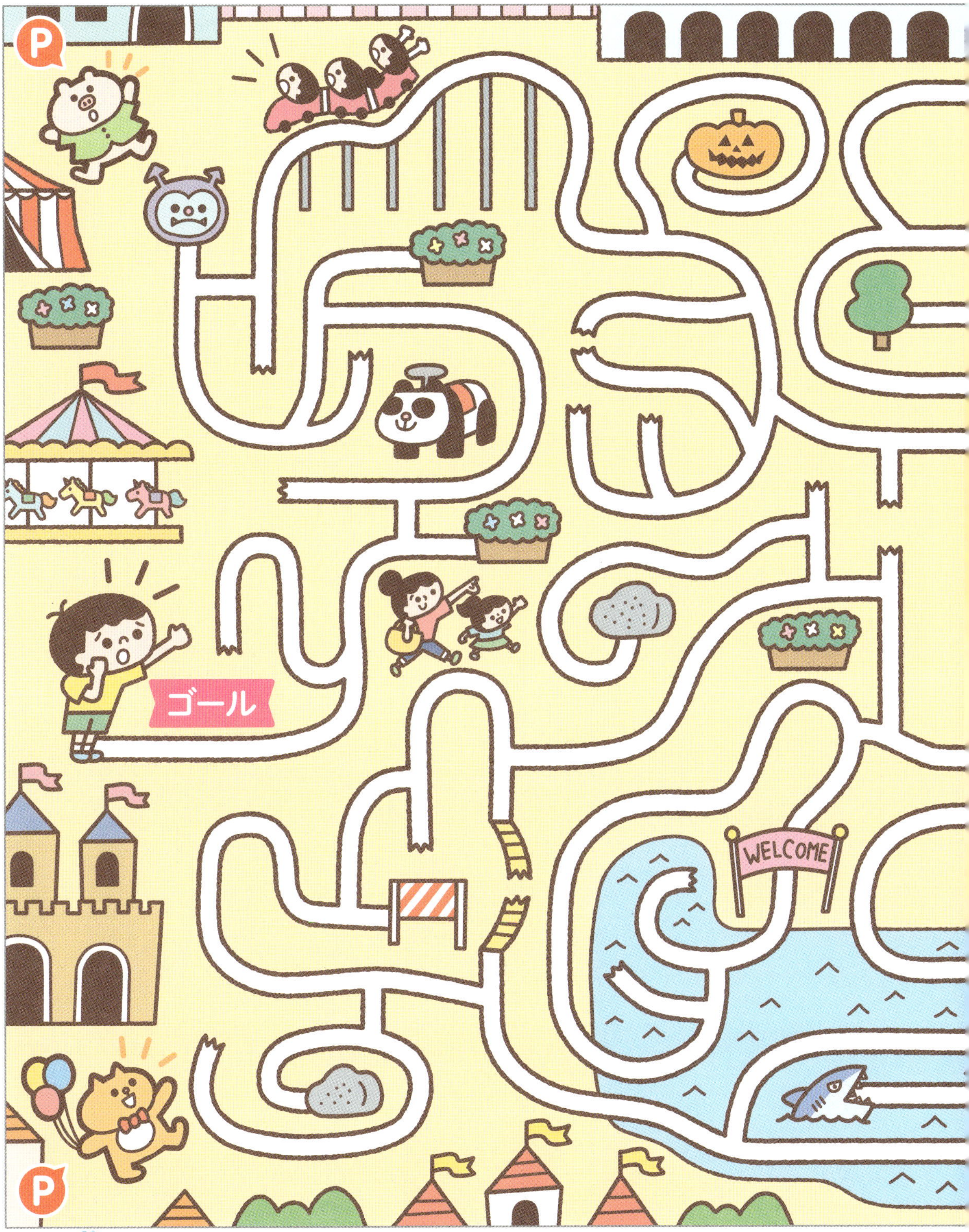

●答《こた》えは136ページ

めいろ⑭

レベル
むずかしい

制限《せいげん》時《じ》間《かん》
45秒《びょう》

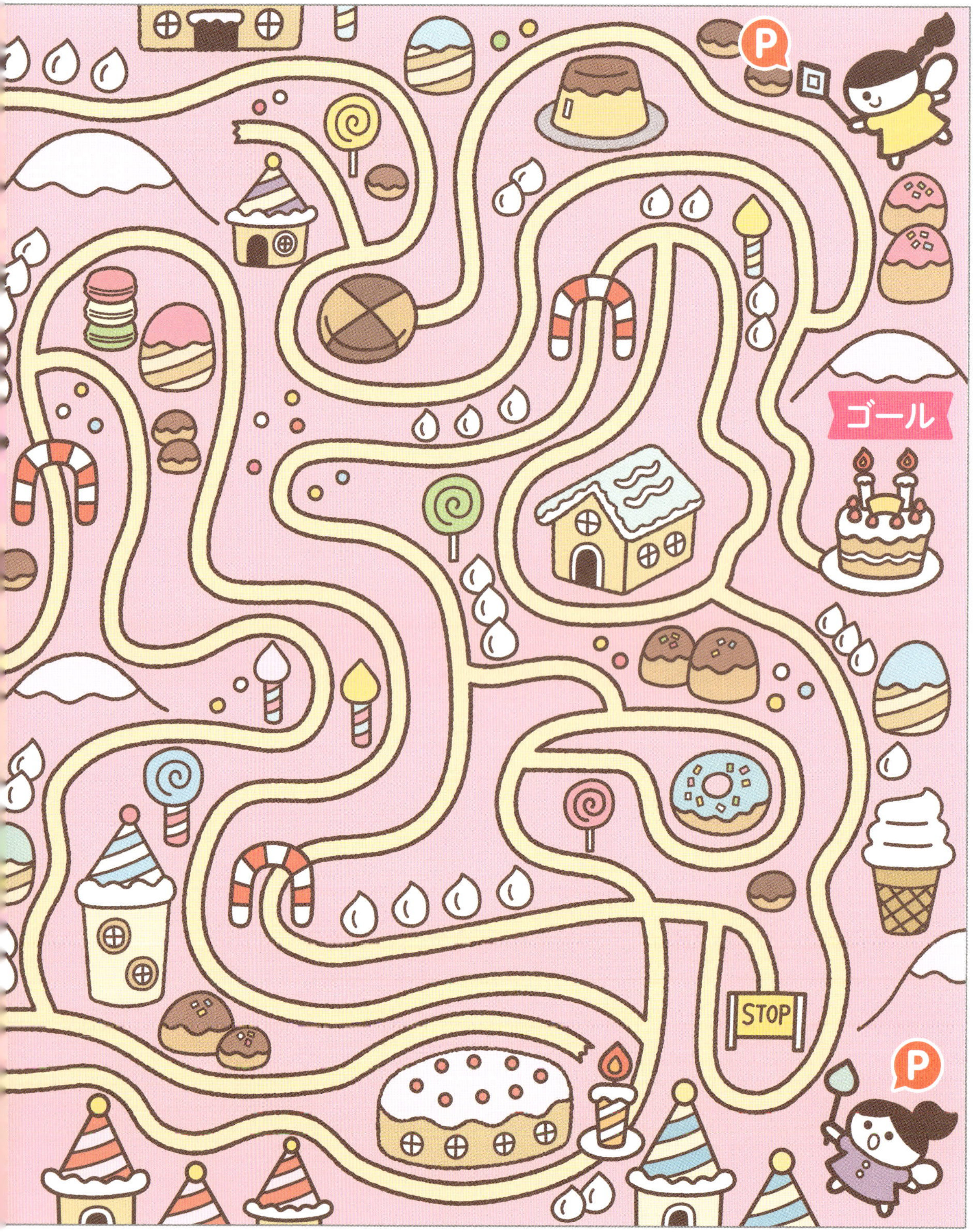

とちゅうに落《お》ちている、ろうそく を全部《ぜんぶ》、拾《ひろ》って、バースデー・ケーキまで向《む》かおう！
視線《しせん》だけでルートを、できるだけ早《はや》くたどって、ケーキまで行《い》けるかな……？

［めいろがらくらくできるようになったら…］

ルートを囲《かこ》むように、おかしの国《くに》の“ようせい”たち（P の印《しるし》がついているよ）が、君《きみ》をおうえんしているよ。
4人《にん》を視界《しかい》に入《い》れながら、やってみてね。

お父さん・お母さんへ　目をよくする遊び方のポイントは15ページへ。

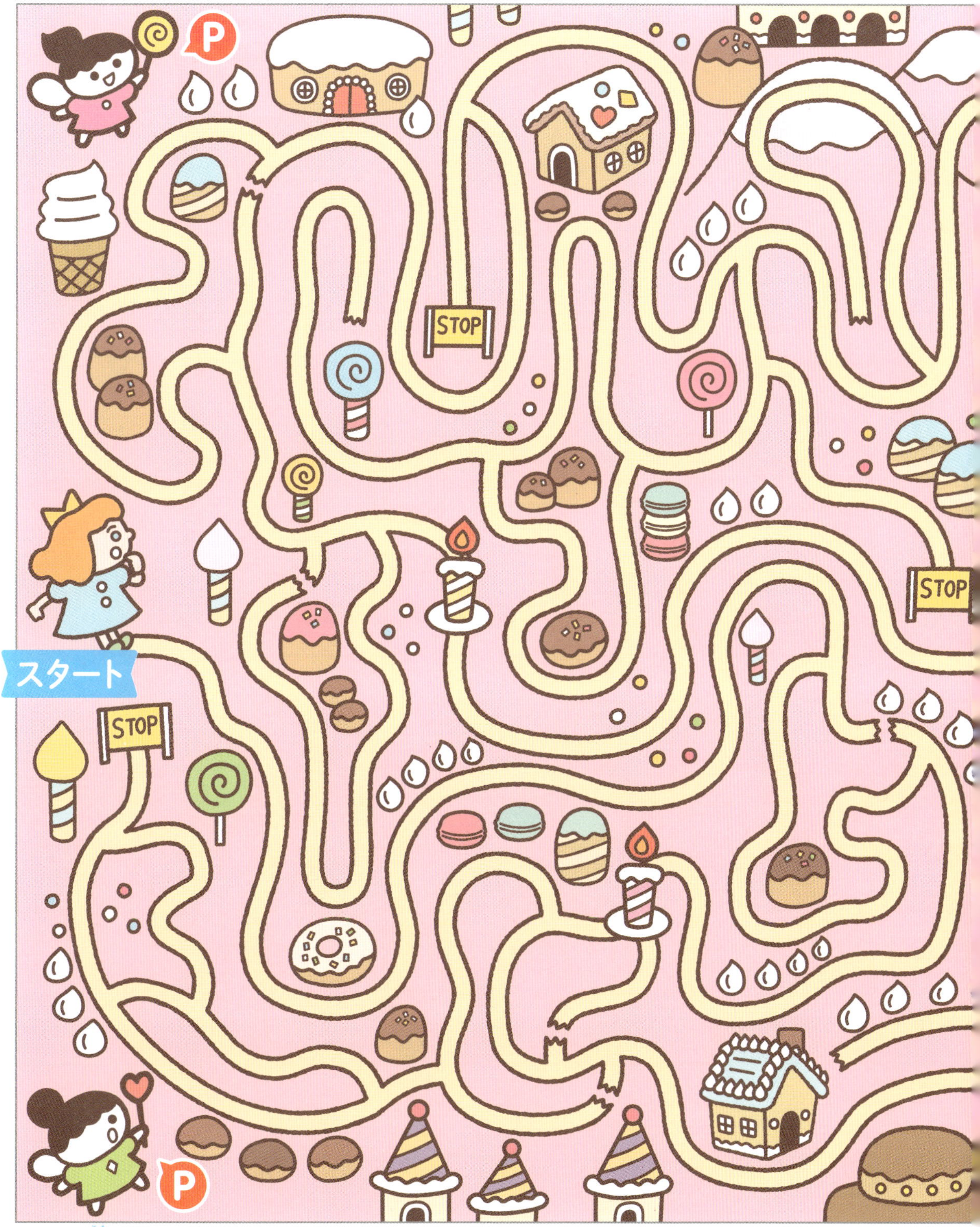

● 答《こた》えは136ページ

めいろ⑮

レベル
むずかしい

制限《せいげん》時《じ》間《かん》
45秒《びょう》

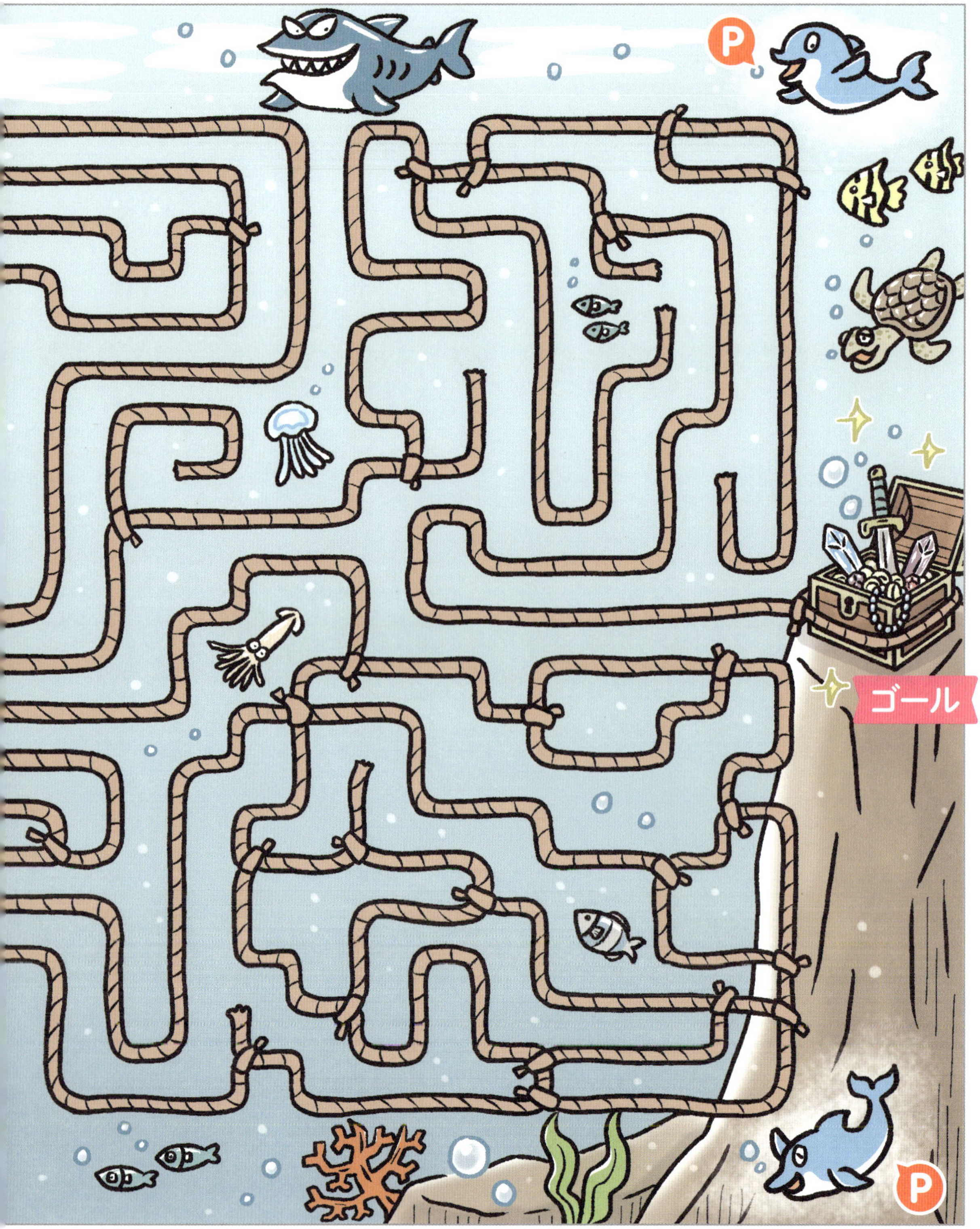

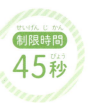

お宝《たから》につながるロープを持《も》っている幸運《こううん》な人魚《にんぎょ》さんは、だれかな?
ロープをたどるときは、指《ゆび》は使《つか》わず、目《め》だけで、できるだけ早《はや》くたどってね。
[めいろがらくらくできるようになったら…] Pの印《しるし》がついているイルカ4ひきを視界《しかい》に入《い》れながら、お宝《たから》まで続《つづ》くロープを探《さが》そう!

お父さん・お母さんへ　目をよくする遊び方のポイントは15ページへ。

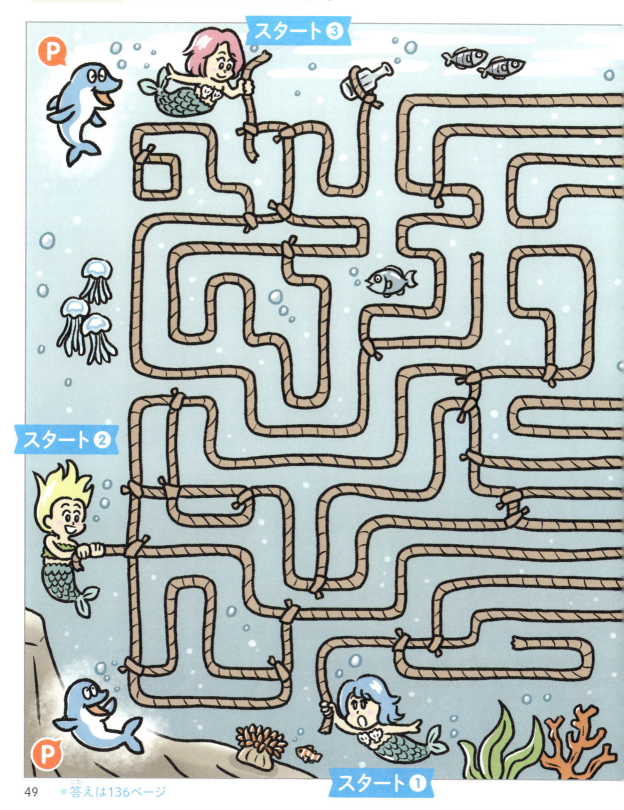

答《こた》えは136ページ

めいろ⑯

レベル
むずかしい

制限《せいげん》時《じ》間《かん》
45秒《びょう》

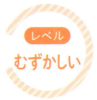

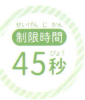

伝説《でんせつ》のカブトムシを求《もと》めて、3人《にん》が山《やま》にやってきた！
カブトムシまで、たどり着《つ》けるのはたった、ひとりだよ。
だれが、カブトムシのところまで行《い》けるかな？　指《ゆび》は使《つか》わず、目《め》だけで、できるだけ早《はや》く道《みち》をたどってね。
［めいろがらくらくできるようになったら…］道《みち》を囲《かこ》むようにして、おうえんしている
たぬき（Pの印《しるし》がついているよ）を視界《しかい》に入《い》れながらゴールまで、たどり着《つ》こう！

お父さん・お母さんへ　目をよくする遊び方のポイントは15ページへ。

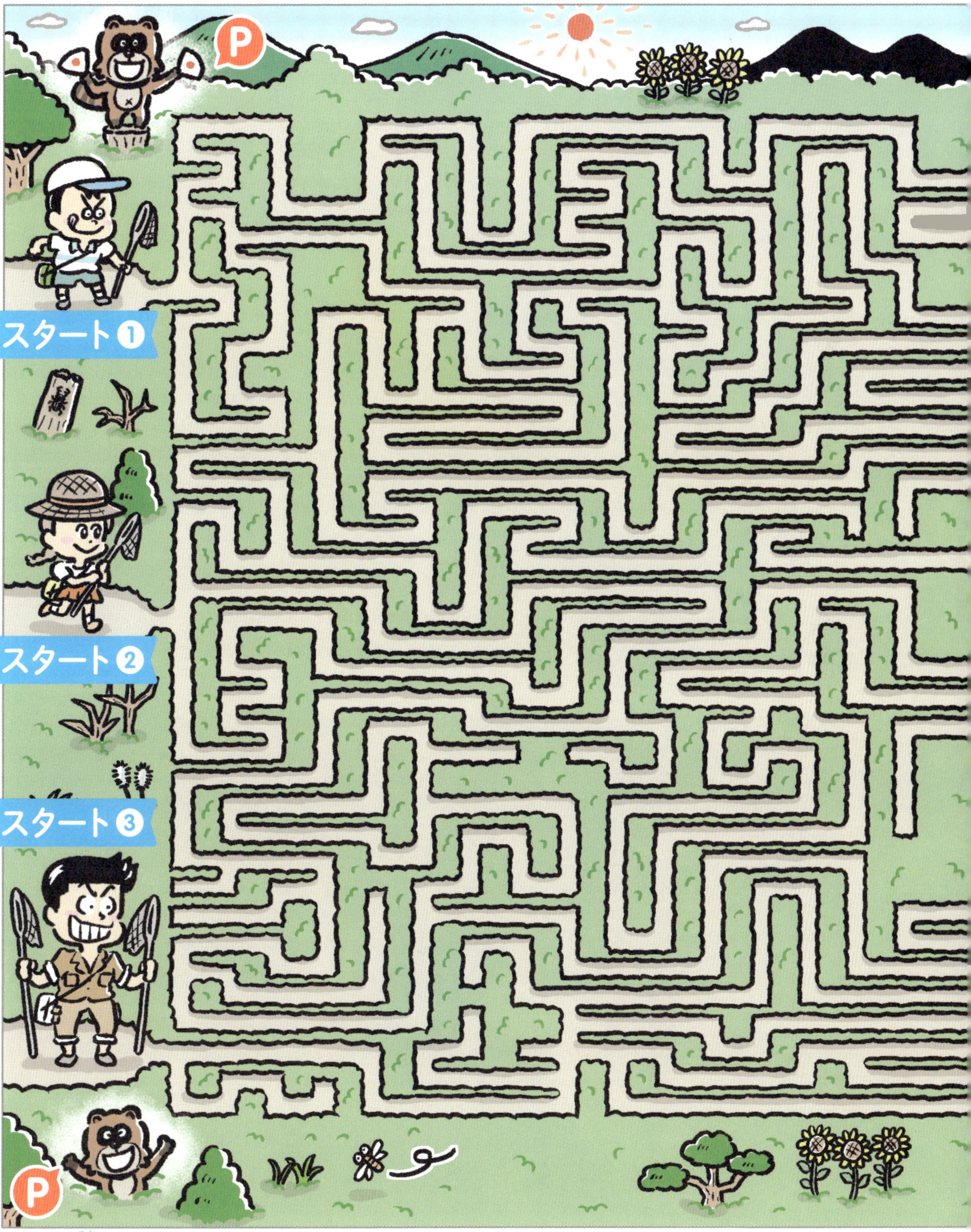

●答《こた》えは136ページ

めいろ⑰

レベル
むずかしい

制限《せいげん》時《じ》間《かん》
45秒《びょう》

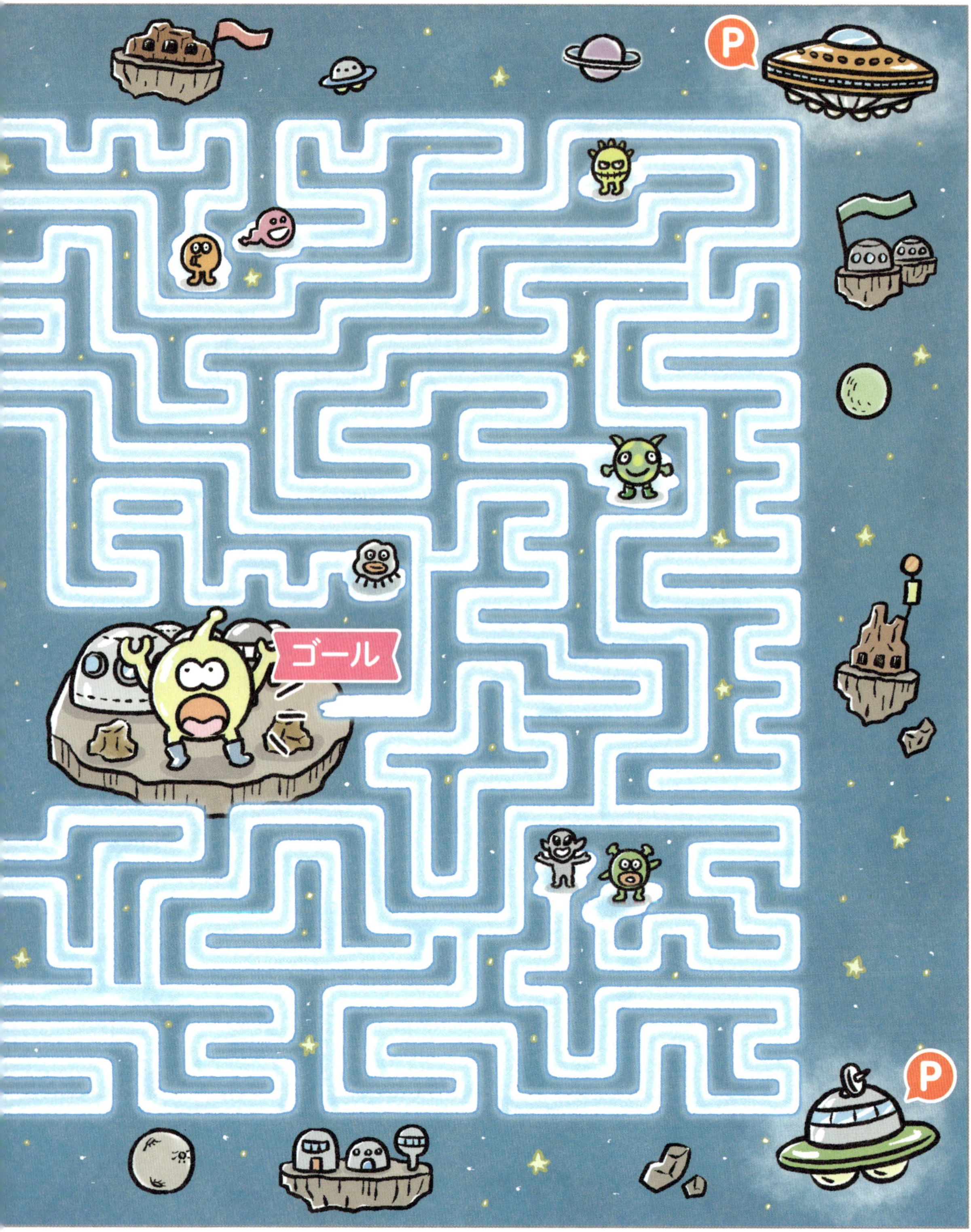

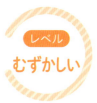

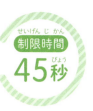

あれ……！　友達《ともだち》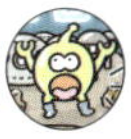と、はぐれてしまった……！
友達《ともだち》のところまで、どうやって行《い》けるかな？　指《ゆび》を使《つか》わず、目《め》だけで、できるだけ早《はや》く道《みち》をたどってね。
［めいろがらくらくできるようになったら…］道《みち》を囲《かこ》むように見《み》守《まも》っている宇《う》宙《ちゅう》船《せん》（Pの印《しるし》が、ついているよ）を視《し》界《かい》に入《い》れながら、友達《ともだち》のところまで急《いそ》ごう！

お父さん・お母さんへ　目をよくする遊び方のポイントは15ページへ。

●答《こた》えは136ページ

めいろ⑱

レベル
むずかしい

制限《せいげん》時《じ》間《かん》
45秒《びょう》

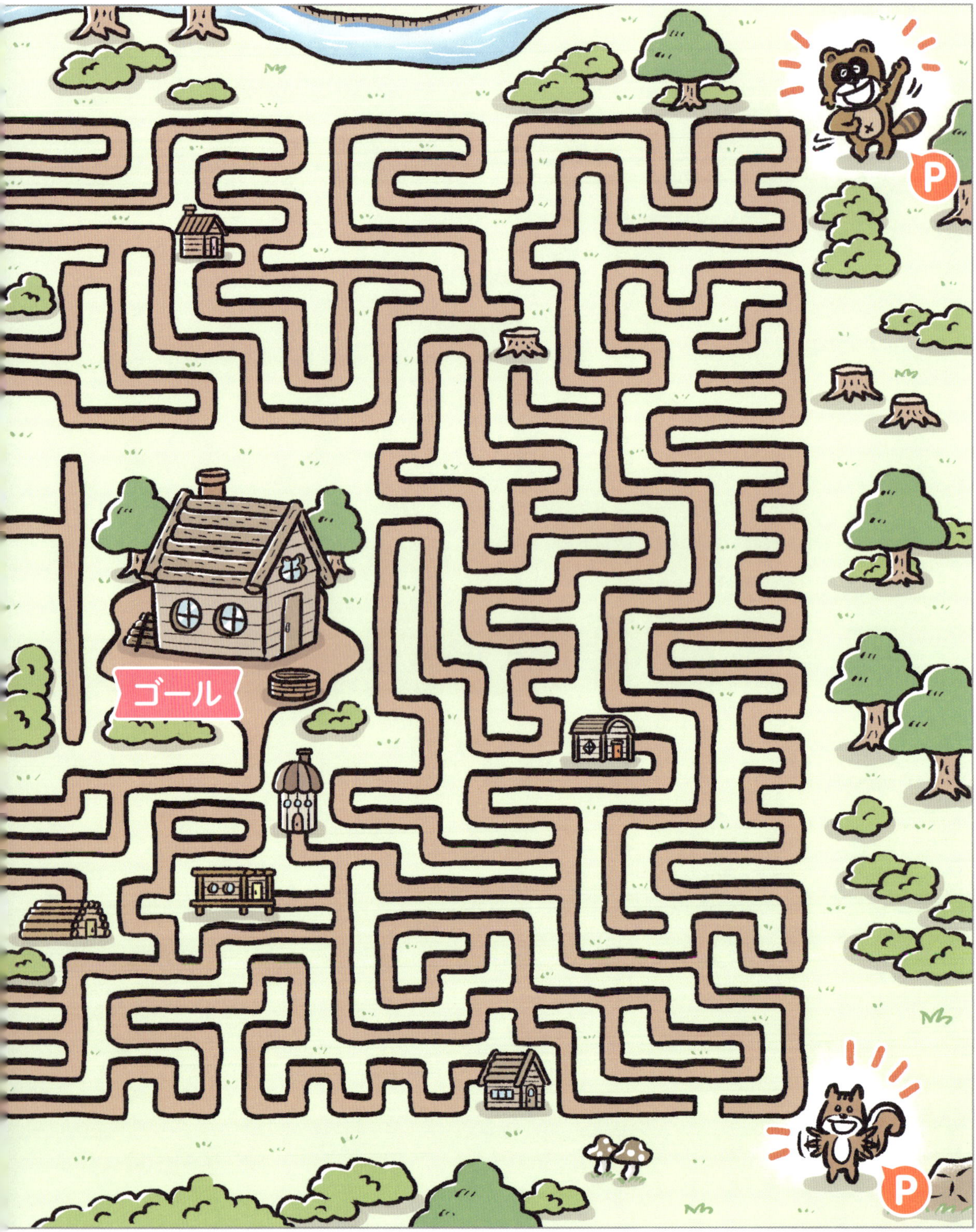

くまさんが、おうちに帰《かえ》りたがっているよ。ゴールの家《いえ》まで、どうやったら帰《かえ》れるかな？
できるだけ早《はや》く目《め》だけでルートをたどってゴールへ向《む》かおう。
［めいろがらくらくできるようになったら…］道《みち》を囲《かこ》むように、くまさんをおうえんしている森《もり》の仲間《なかま》たち
（Pの印《しるし》がついているよ）も視界《しかい》に入《い》れながら、家《いえ》まで急《いそ》ごう！

お父さん・お母さんへ　目をよくする遊び方のポイントは15ページへ。

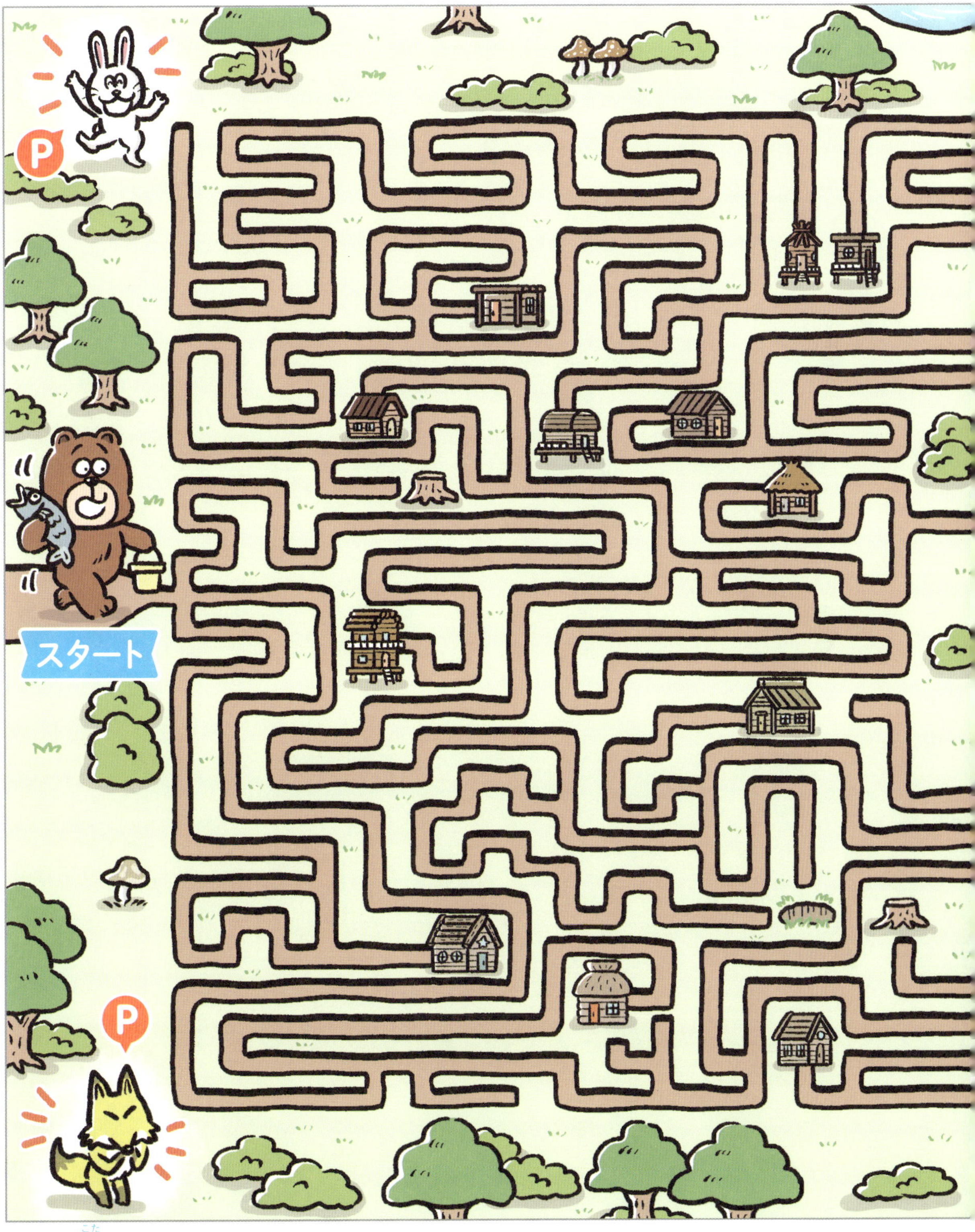

答《こた》えは136ページ

点《てん》つなぎ❶

レベル
かんたん

制限《せいげん》時《じ》間《かん》
30秒《びょう》

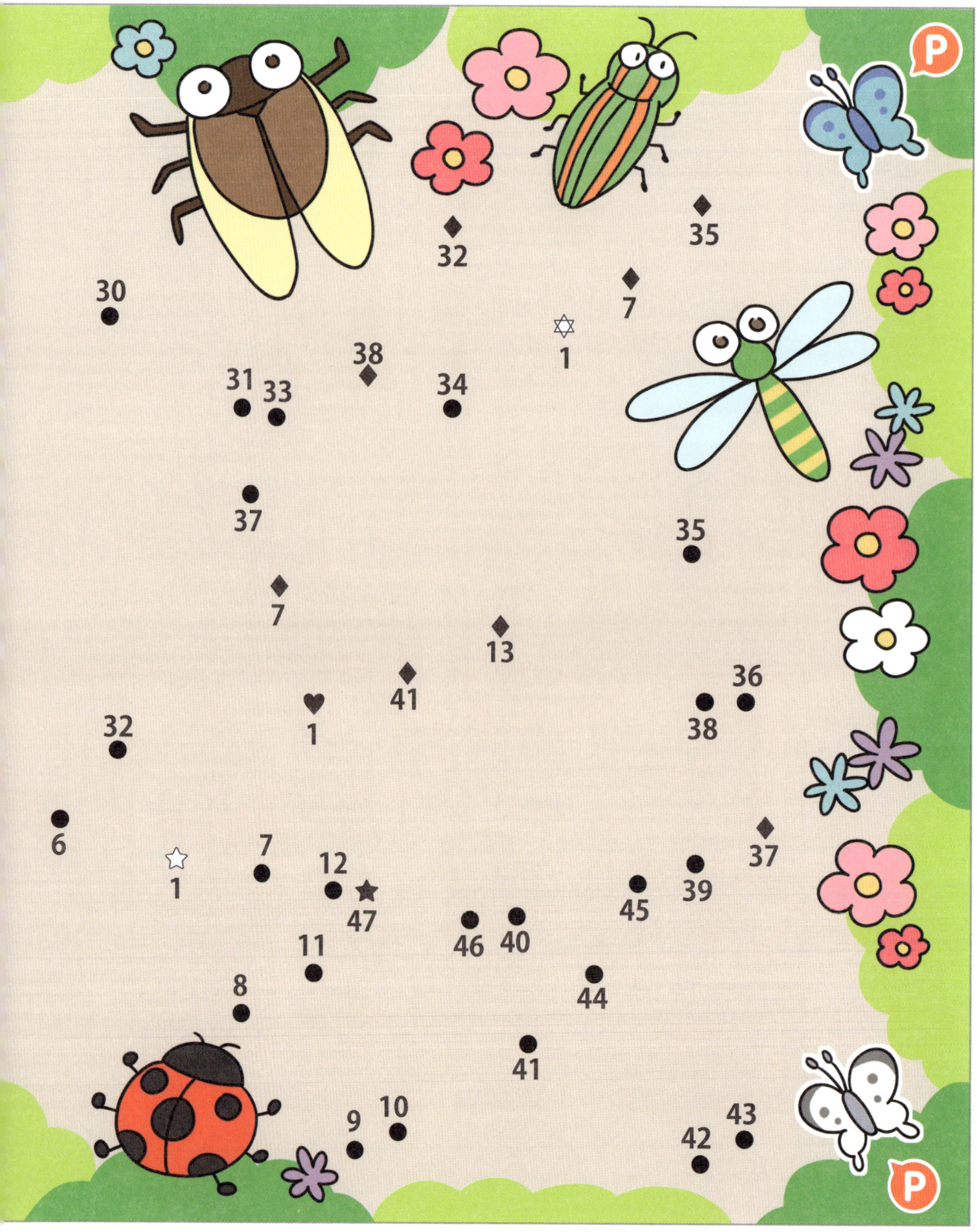

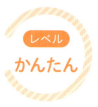

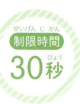

ゲーム1 「イラストのはじっこにある4つのP」をできるだけ視界《しかい》に入《い》れながら、制限時間内《せいげんじかんない》に
スタートの点《てん》「☆1」からゴールの「★47」まで、じゅんばんに点《てん》(●)をつなごう。ただし、次《つぎ》のことに、ちゅうい！
①にせもののスタート点《てん》もあるよ。本物《ほんもの》のスタート点《てん》「☆1」を探《さが》すところから、はじめてね。
②つないではいけない「にせものの点《てん》」もあるよ。本物《ほんもの》の点《てん》「●」だけ、つなごう。

ゲーム2 絵《え》ができたら、☆1から、じゅんばんに番号《ばんごう》を見《み》て、目《め》だけで「できた絵《え》」を素早《すばや》く、なぞってみよう。
このときも、できたら「イラストのはじっこにある4つのP」を視界《しかい》に入《い》れながら、なぞってね。

お父さん・お母さんへ　目をよくする遊び方のポイントは16ページへ。

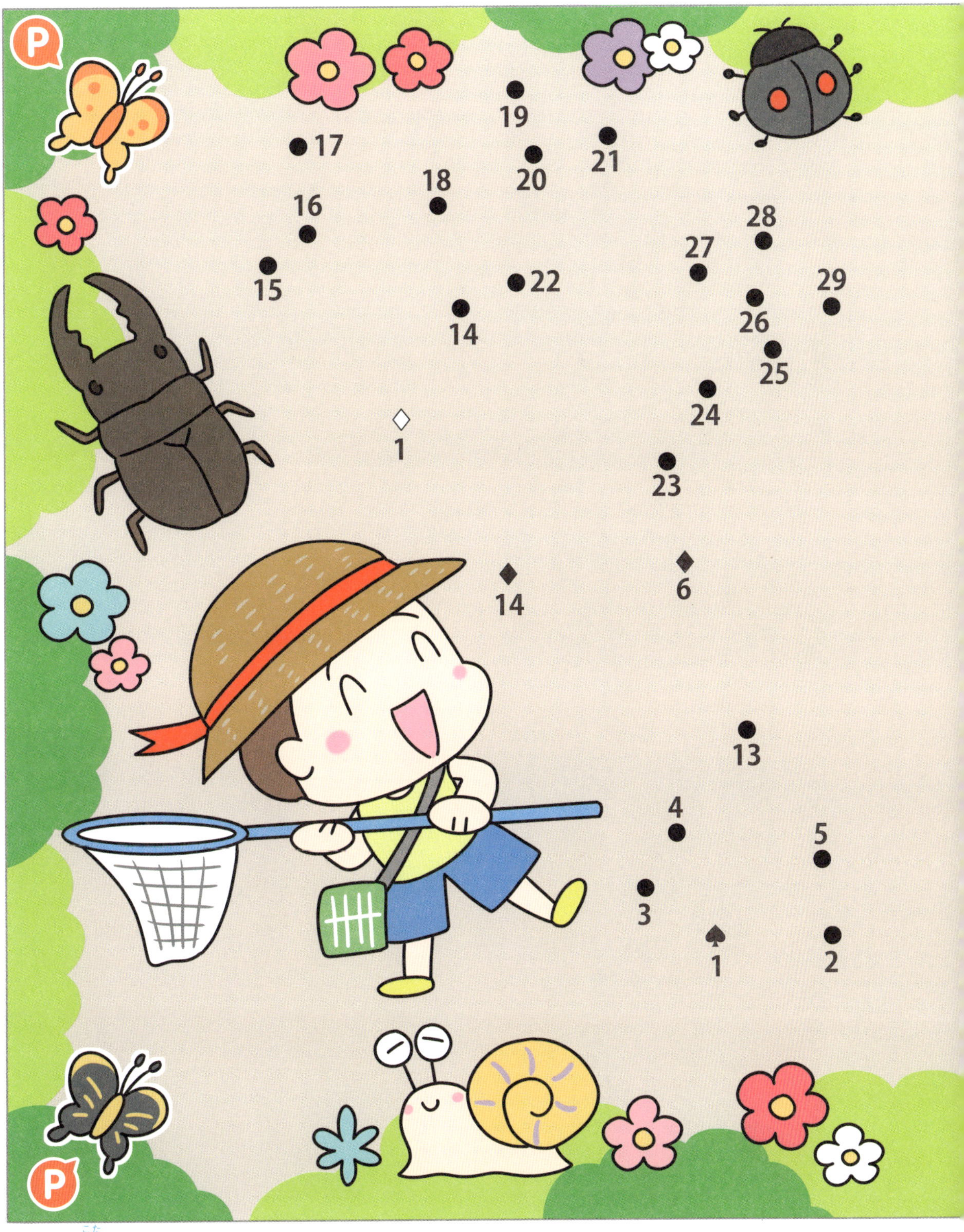

答《こた》えは137ページ

点《てん》つなぎ②

レベル
かんたん

制限《せいげん》時《じ》間《かん》
30秒《びょう》

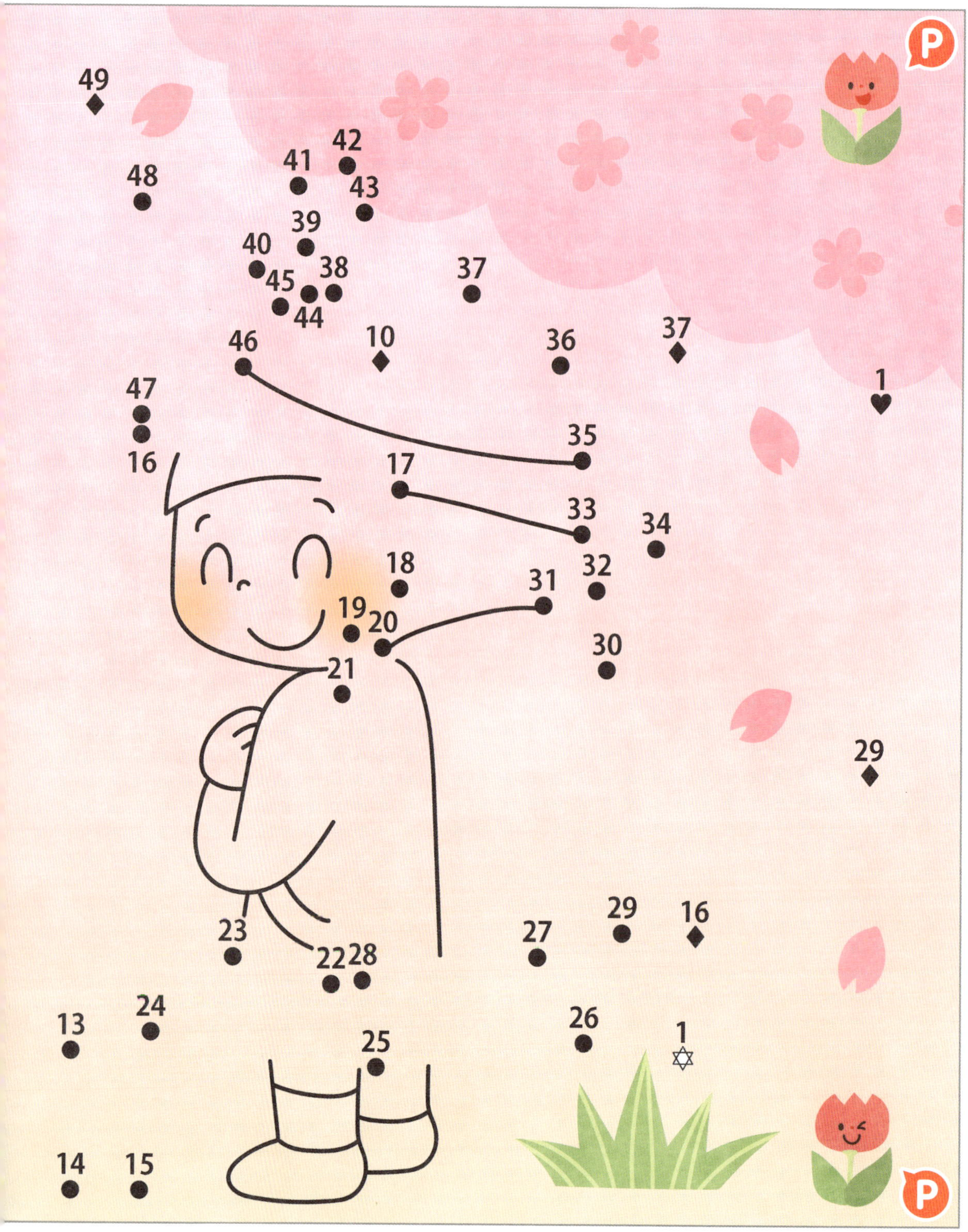

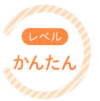

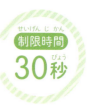

ゲーム1 「イラストのはじっこにある4つのP」をできるだけ視界《しかい》に入《い》れながら、制限時間内《せいげんじかんない》に
スタートの点《てん》「☆1」からゴールの「★50」まで、じゅんばんに点《てん》(●)をつなごう。ただし、次《つぎ》のことに、ちゅうい!

①にせもののスタート点《てん》もあるよ。本物《ほんもの》のスタート点《てん》「☆1」を探《さが》すところから、はじめてね。

②つないではいけない「にせものの点《てん》」もあるよ。本物《ほんもの》の点《てん》「●」だけ、つなごう。

ゲーム2 絵《え》ができたら、☆1から、じゅんばんに番号《ばんごう》を見《み》て、目《め》だけで「できた絵《え》」を素早《すばや》く、なぞってみよう。
このときも、できたら「イラストのはじっこにある4つのP」を視界《しかい》に入《い》れながら、なぞってね。

お父さん・お母さんへ　目をよくする遊び方のポイントは16ページへ。

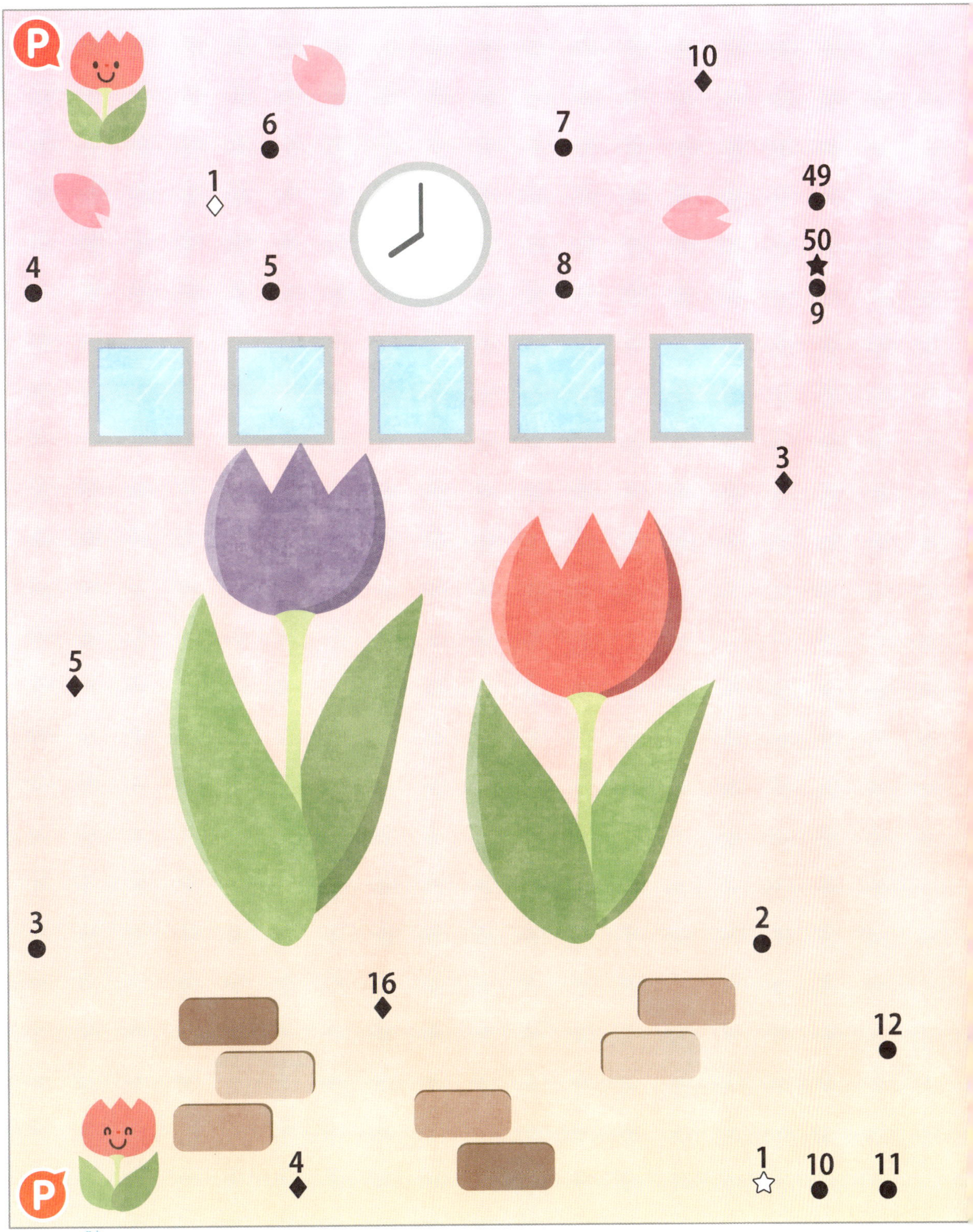

答《こた》えは137ページ

点《てん》つなぎ③

レベル
かんたん

制限時間《せいげんじかん》
30秒《びょう》

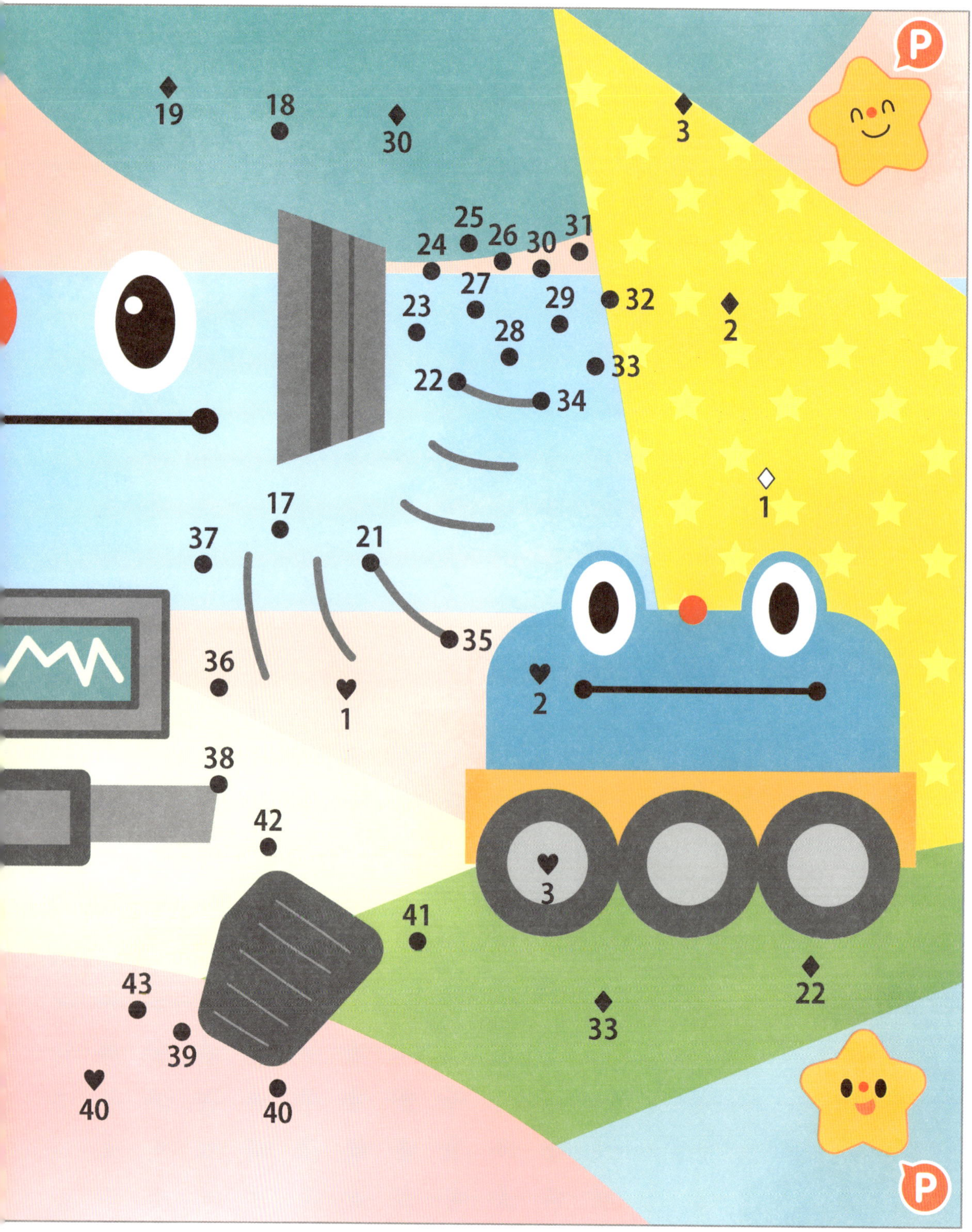

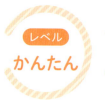

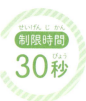

ゲーム1 「イラストのはじっこにある4つのP」をできるだけ視界《しかい》に入《い》れながら、制限時間内《せいげんじかんない》に
スタートの点《てん》「☆1」からゴールの「★50」まで、じゅんばんに点《てん》(●)をつなごう。ただし、次《つぎ》のことに、ちゅうい！

①にせもののスタート点《てん》もあるよ。**本物《ほんもの》のスタート点《てん》「☆1」**を探《さが》すところから、はじめてね。

②つないではいけない「にせものの点《てん》」もあるよ。本物《ほんもの》の点《てん》「●」だけ、つなごう。

ゲーム2 絵《え》ができたら、☆1から、じゅんばんに番号《ばんごう》を見《み》て、**目《め》だけで**「できた絵《え》」を素早《すばや》く、なぞってみよう。
このときも、できたら「イラストのはじっこにある4つのP」を視界《しかい》に入《い》れながら、なぞってね。

お父さん・お母さんへ　目をよくする遊び方のポイントは16ページへ。

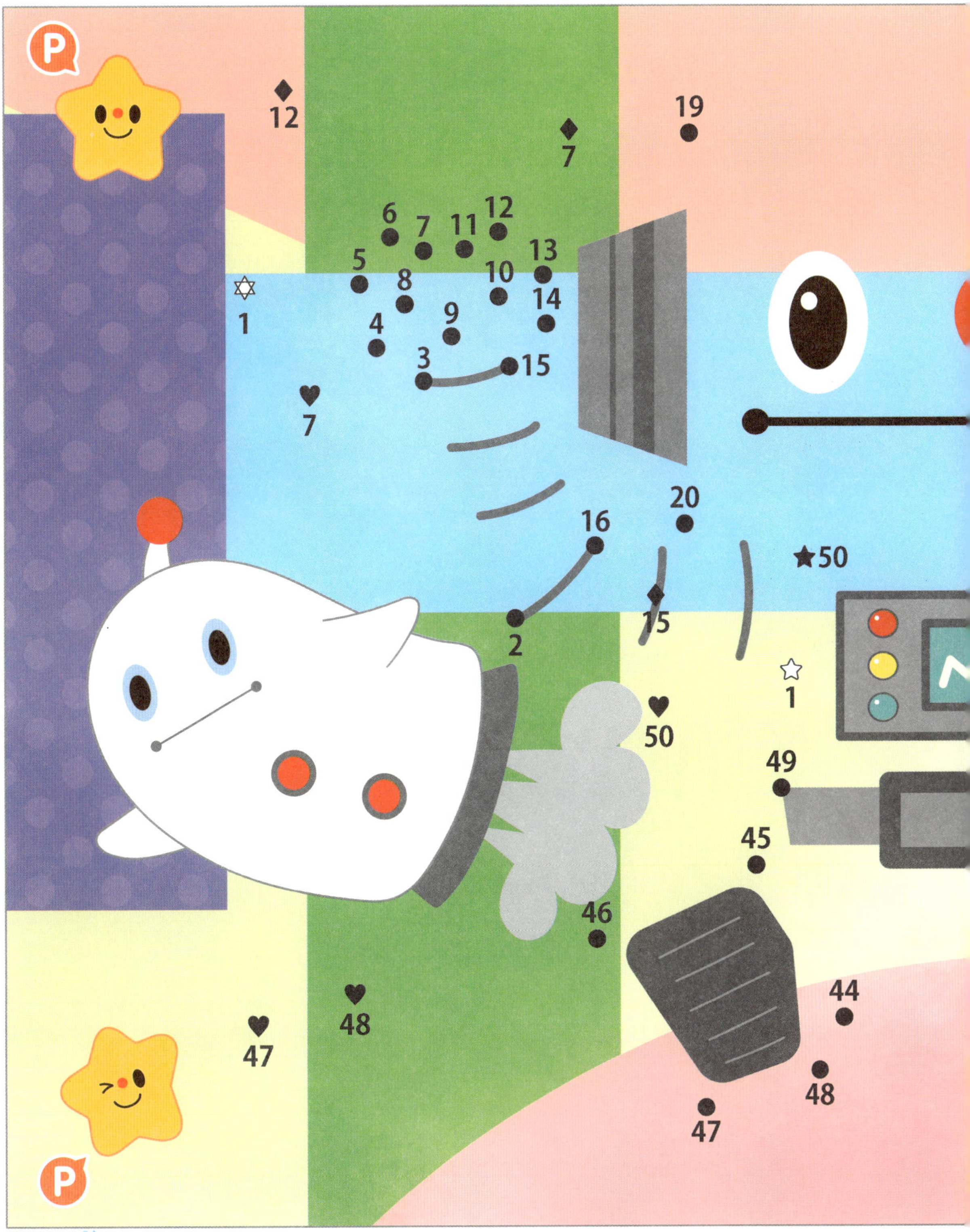

●答《こた》えは137ページ

点《てん》つなぎ④

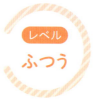

レベル
ふつう

制限時間《せいげんじかん》
1分《ぷん》

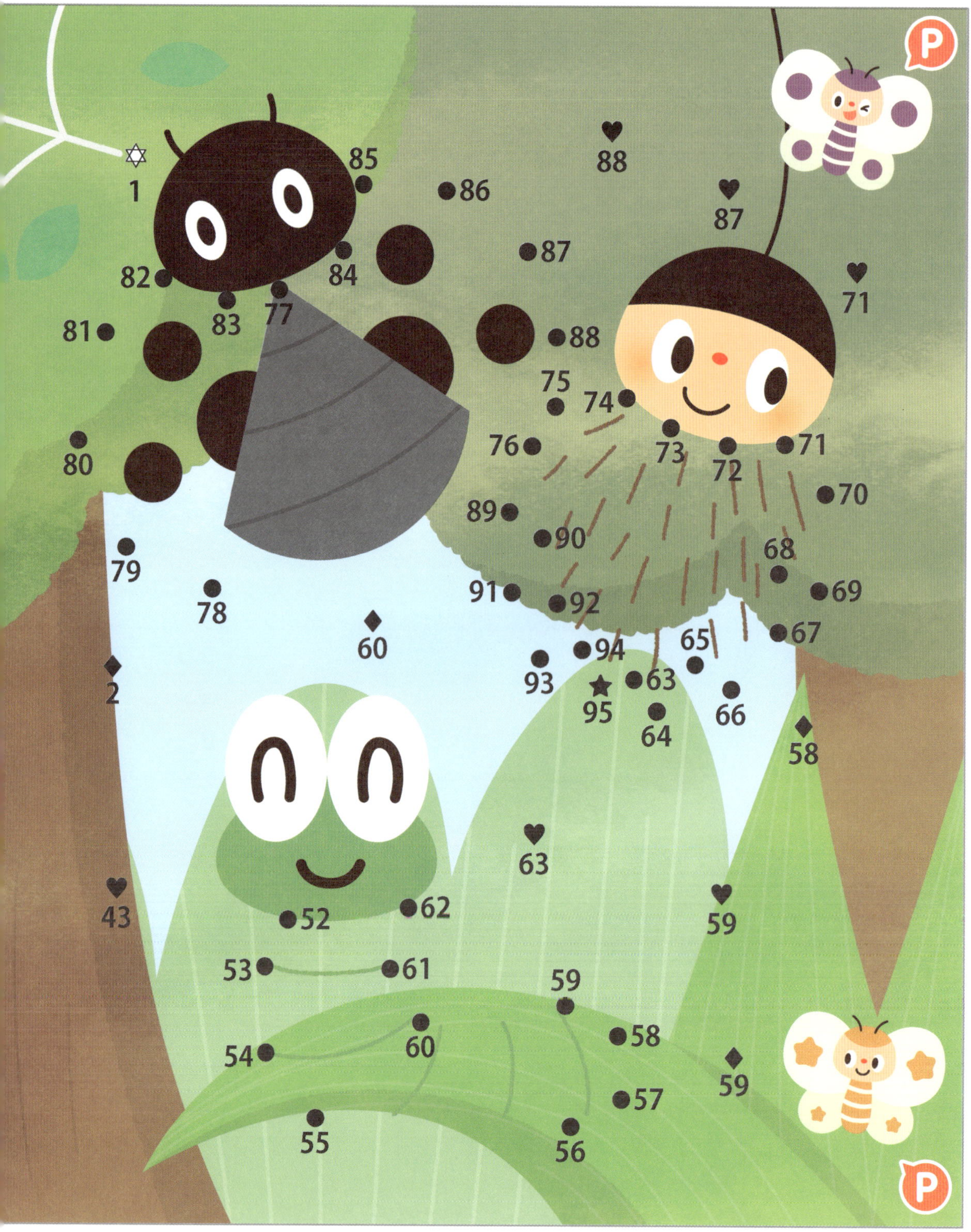

ゲーム1 「イラストのはじっこにある4つのP」をできるだけ視界《しかい》に入《い》れながら、制限時間内《せいげんじかんない》に
スタートの点《てん》「☆1」からゴールの「★95」まで、じゅんばんに点《てん》(●)をつなごう。ただし、次《つぎ》のことに、ちゅうい！
① にせもののスタート点《てん》もあるよ。**本物《ほんもの》のスタート点《てん》「☆1」**を探《さが》すところから、はじめてね。
② つないではいけない「にせものの点《てん》」もあるよ。本物《ほんもの》の点《てん》「●」だけ、つなごう。

ゲーム2 絵《え》ができたら、☆1から、じゅんばんに番号《ばんごう》を見《み》て、**目《め》だけで**「できた絵《え》」を素早《すばや》く、なぞってみよう。
このときも、できたら「イラストのはじっこにある4つのP」を視界《しかい》に入《い》れながら、なぞってね。

お父さん・お母さんへ　目をよくする遊び方のポイントは16ページへ。

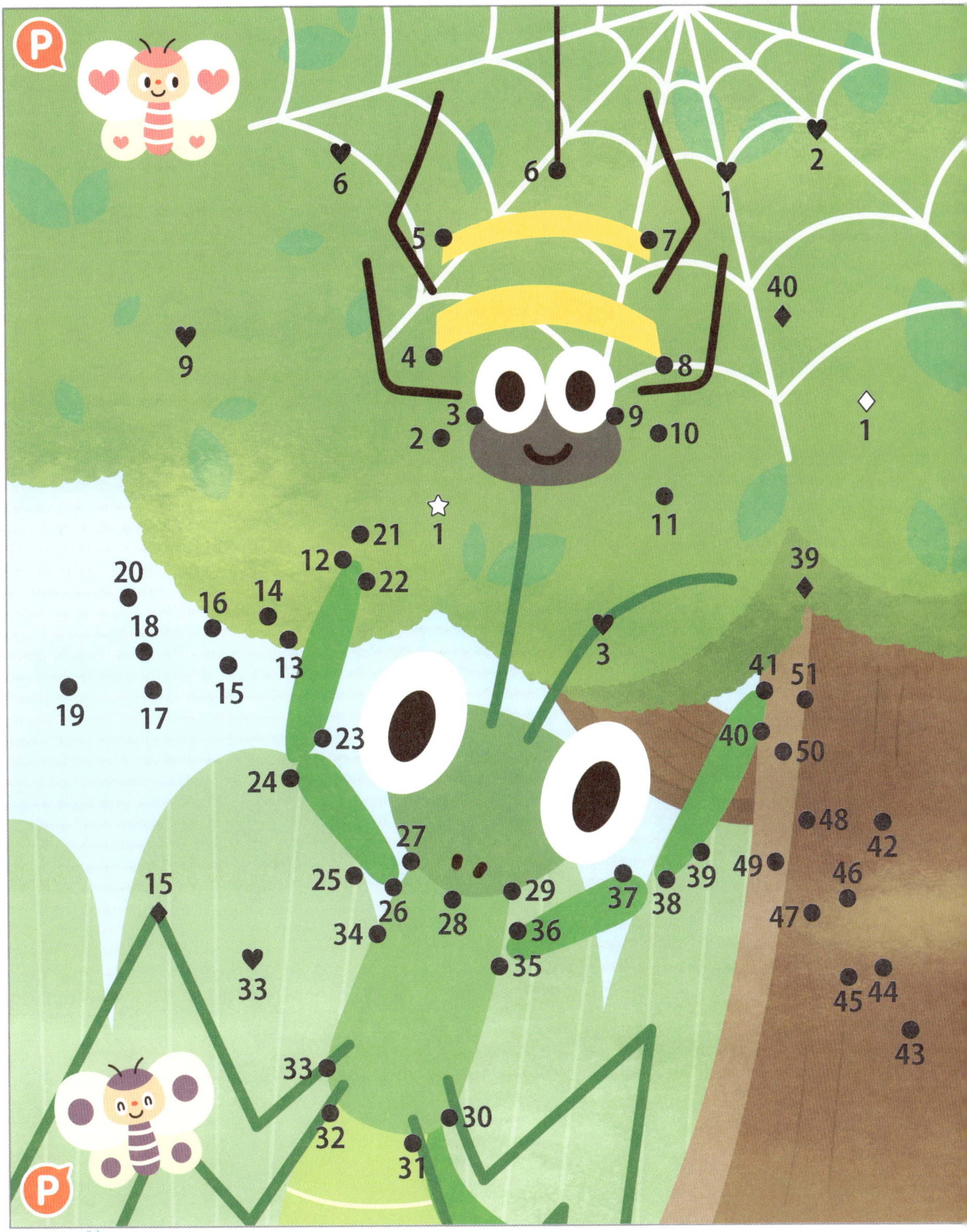

答《こた》えは137ページ

点《てん》つなぎ⑤

レベル
ふつう

制限時間《せいげんじかん》
1分《ぶん》

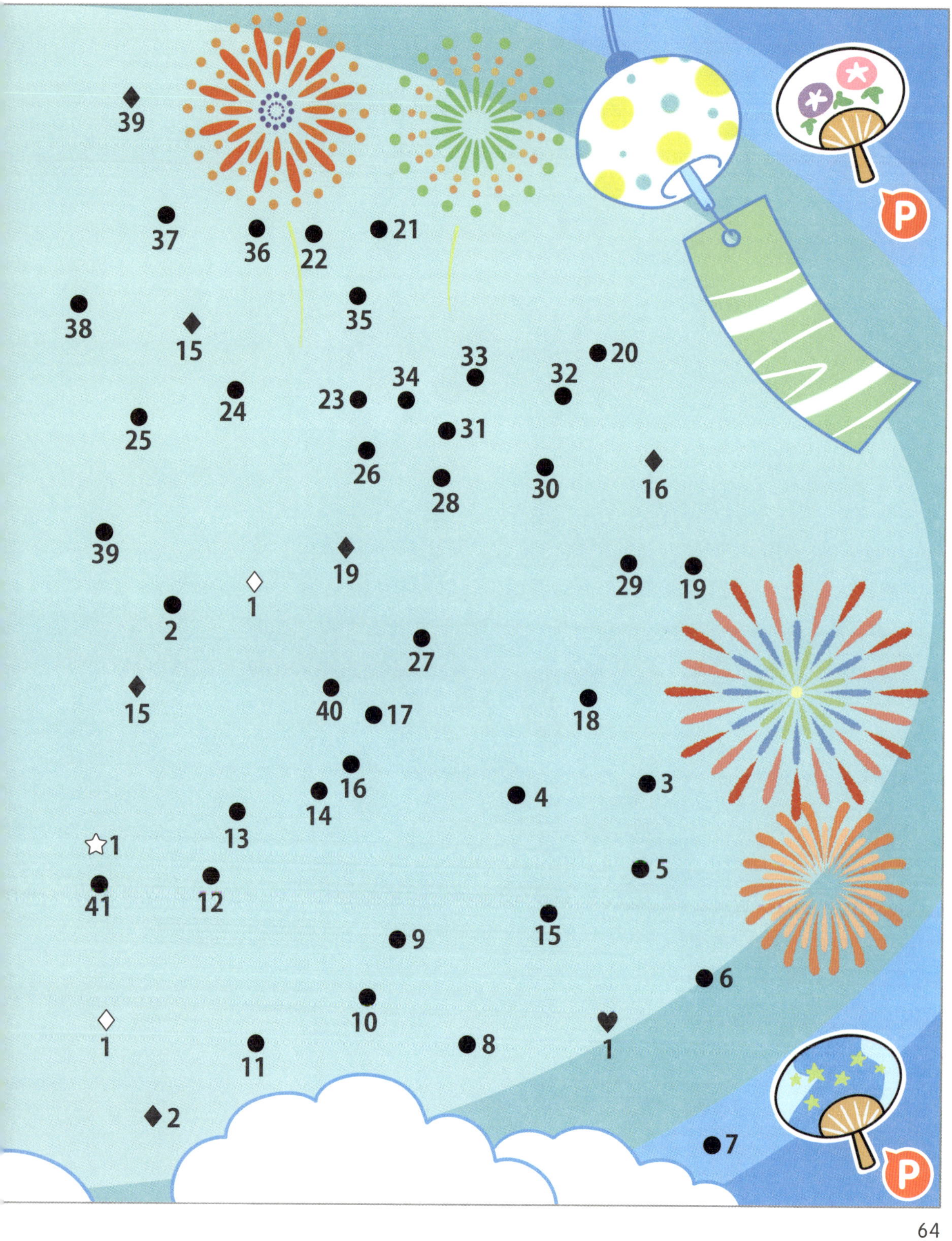

ゲーム1 「イラストのはじっこにある4つのP」をできるだけ視界《しかい》に入《い》れながら、制限時間内《せいげんじかんない》に
スタートの点《てん》「☆1」からゴールの「★85」まで、じゅんばんに点《てん》(●)をつなごう。ただし、次《つぎ》のことに、ちゅうい！
①にせもののスタート点《てん》もあるよ。本物《ほんもの》のスタート点《てん》「☆1」を探《さが》すところから、はじめてね。
②つないではいけない「にせものの点《てん》」もあるよ。本物《ほんもの》の点《てん》「●」だけ、つなごう。

ゲーム2 絵《え》ができたら、☆1から、じゅんばんに番号《ばんごう》を見《み》て、目《め》だけで「できた絵《え》」を素早《すばや》く、なぞってみよう。
このときも、できたら「イラストのはじっこにある4つのP」を視界《しかい》に入《い》れながら、なぞってね。

お父さん・お母さんへ　目をよくする遊び方のポイントは16ページへ。

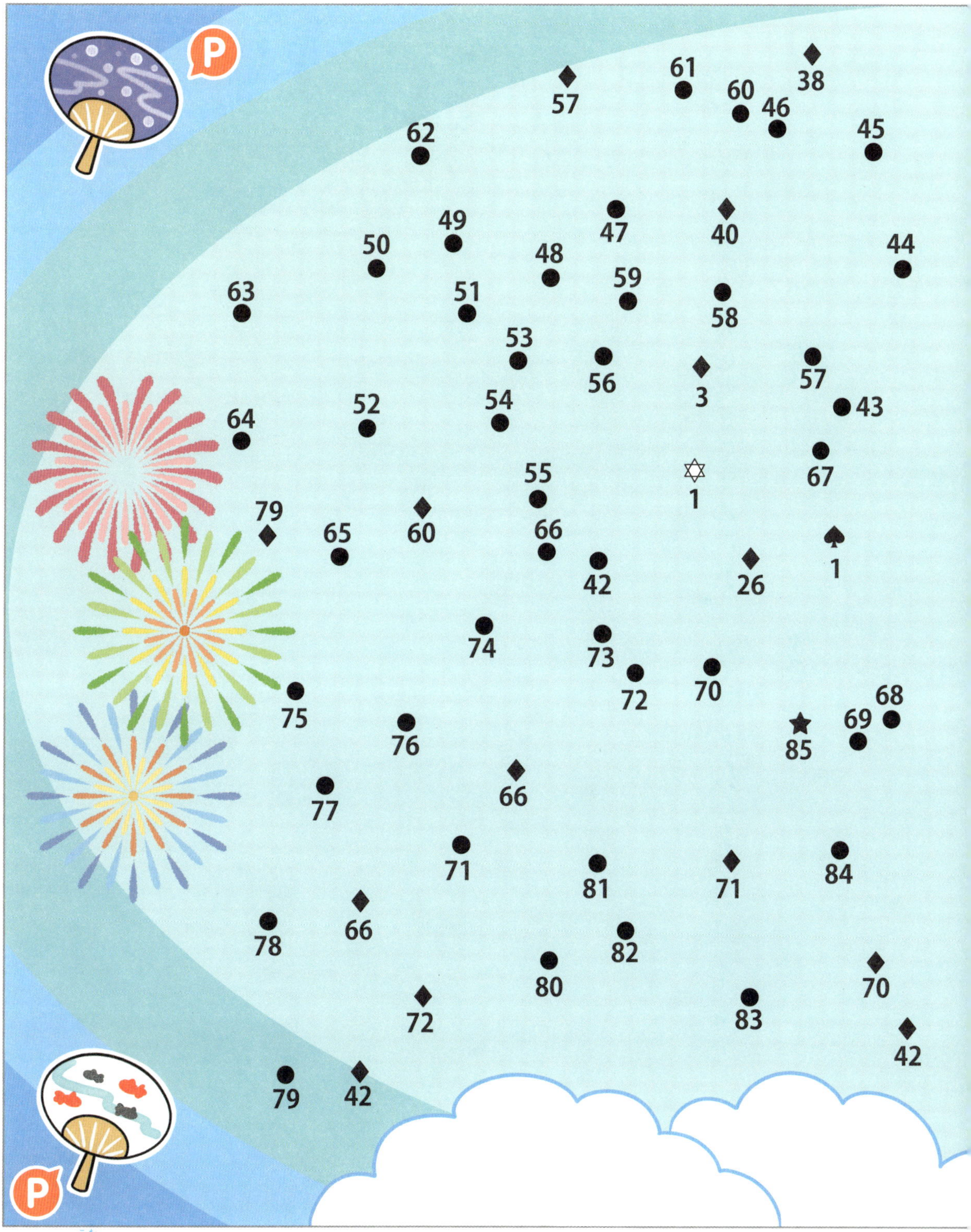

答《こた》えは137ページ

点《てん》つなぎ❻

レベル
ふつう

制限《せいげん》時《じ》間《かん》
1分《ぷん》

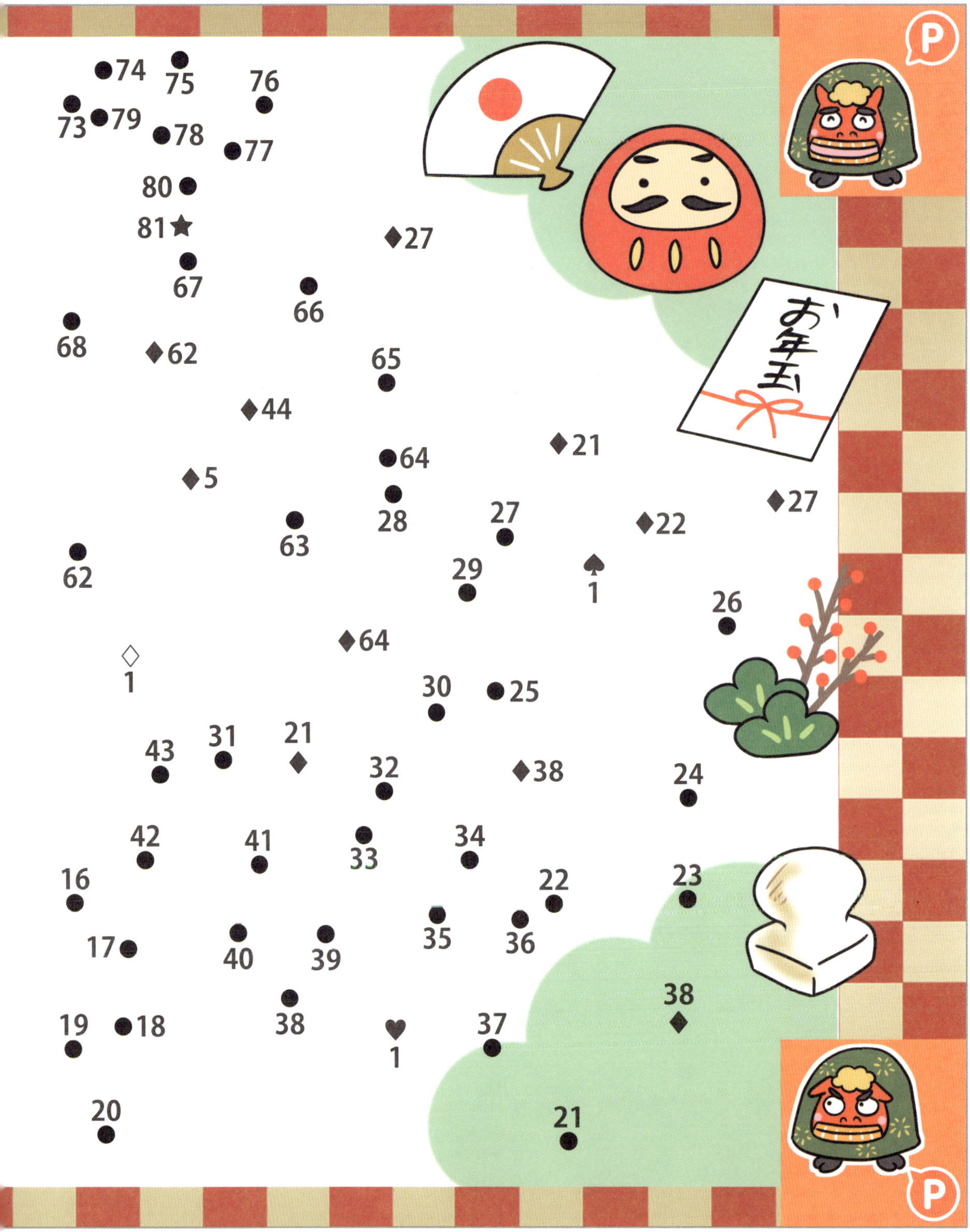

ゲーム1 「イラストのはじっこにある4つのⓅ」をできるだけ視界《しかい》に入《い》れながら、制限時間内《せいげんじかんない》に
スタートの点《てん》「☆1」からゴールの「★81」まで、じゅんばんに点《てん》(●)をつなごう。ただし、次《つぎ》のことに、ちゅうい!

①にせもののスタート点《てん》もあるよ。本物《ほんもの》のスタート点《てん》「☆1」を探《さが》すところから、はじめてね。

②つないではいけない「にせものの点《てん》」もあるよ。本物《ほんもの》の点《てん》「●」だけ、つなごう。

ゲーム2 絵《え》ができたら、☆1から、じゅんばんに番号《ばんごう》を見《み》て、目《め》だけで「できた絵《え》」を素早《すばや》く、なぞってみよう。
このときも、できたら「イラストのはじっこにある4つのⓅ」を視界《しかい》に入《い》れながら、なぞってね。

お父さん・お母さんへ　目をよくする遊び方のポイントは16ページへ。

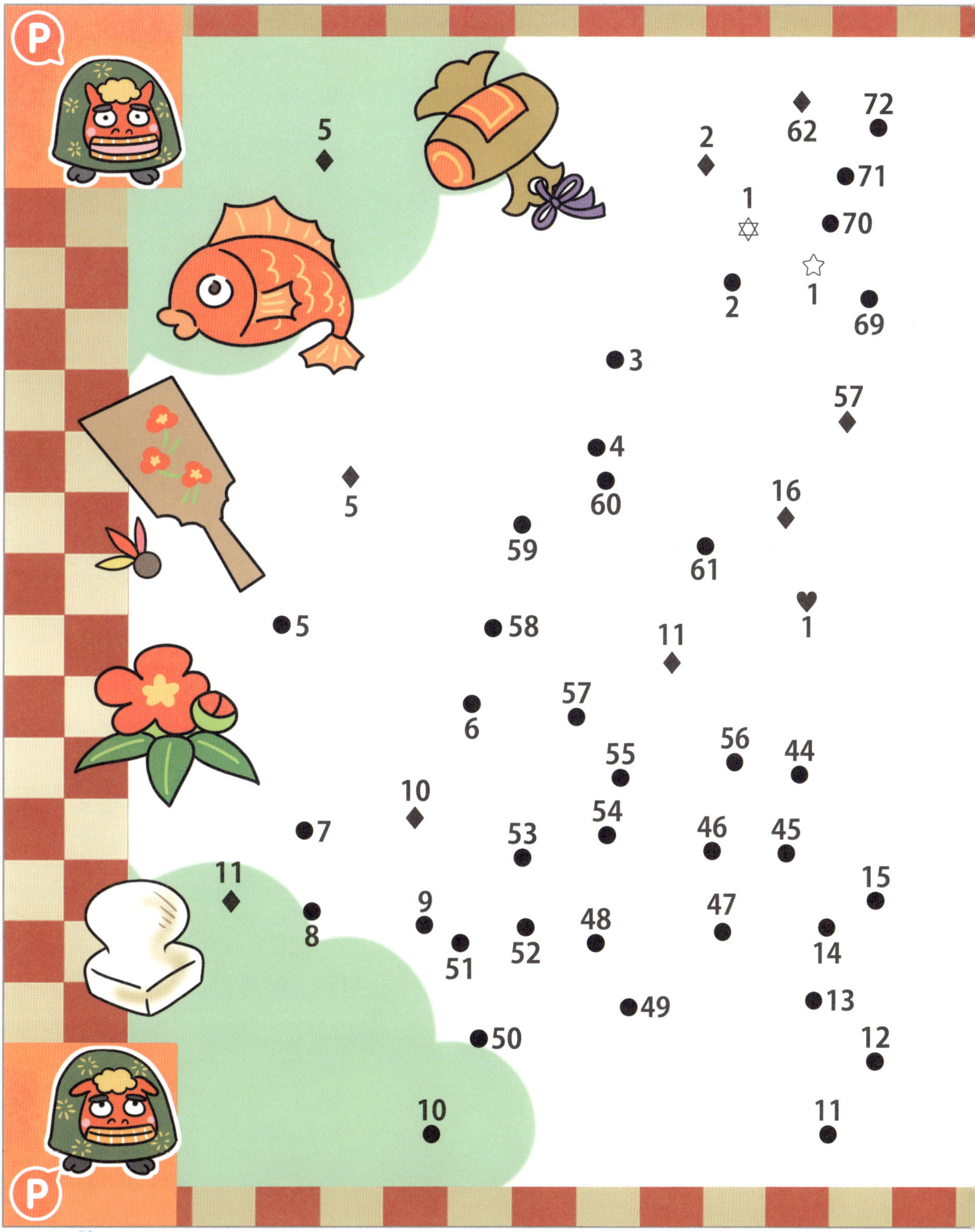

答《こた》えは137ページ

点《てん》つなぎ⑦

レベル
ふつう

制限時間《せいげんじかん》
1分《ぷん》20秒《びょう》

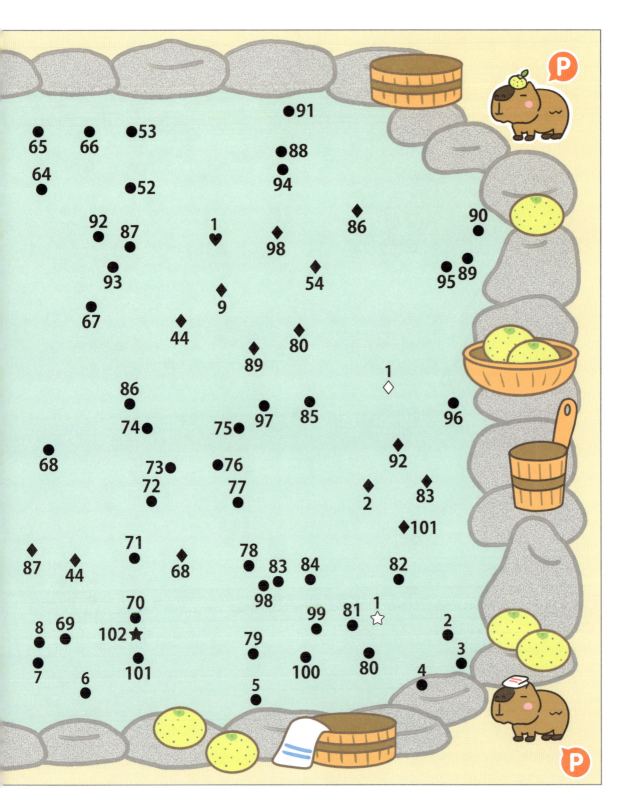

ゲーム1 「イラストのはじっこにある4つのP」をできるだけ視界《しかい》に入《い》れながら、制限時間内《せいげんじかんない》に
スタートの点《てん》「☆1」からゴールの「★102」まで、じゅんばんに点《てん》(●)をつなごう。ただし、次《つぎ》のことに、ちゅうい！
①にせもののスタート点《てん》もあるよ。本物《ほんもの》のスタート点《てん》「☆1」を探《さが》すところから、はじめてね。
②つないではいけない「にせものの点《てん》」もあるよ。本物《ほんもの》の点《てん》「●」だけ、つなごう。

ゲーム2 絵《え》ができたら、☆1から、じゅんばんに番号《ばんごう》を見《み》て、目《め》だけで「できた絵《え》」を素早《すばや》く、なぞってみよう。
このときも、できたら「イラストのはじっこにある4つのP」を視界《しかい》に入《い》れながら、なぞってね。

お父さん・お母さんへ　目をよくする遊び方のポイントは16ページへ。

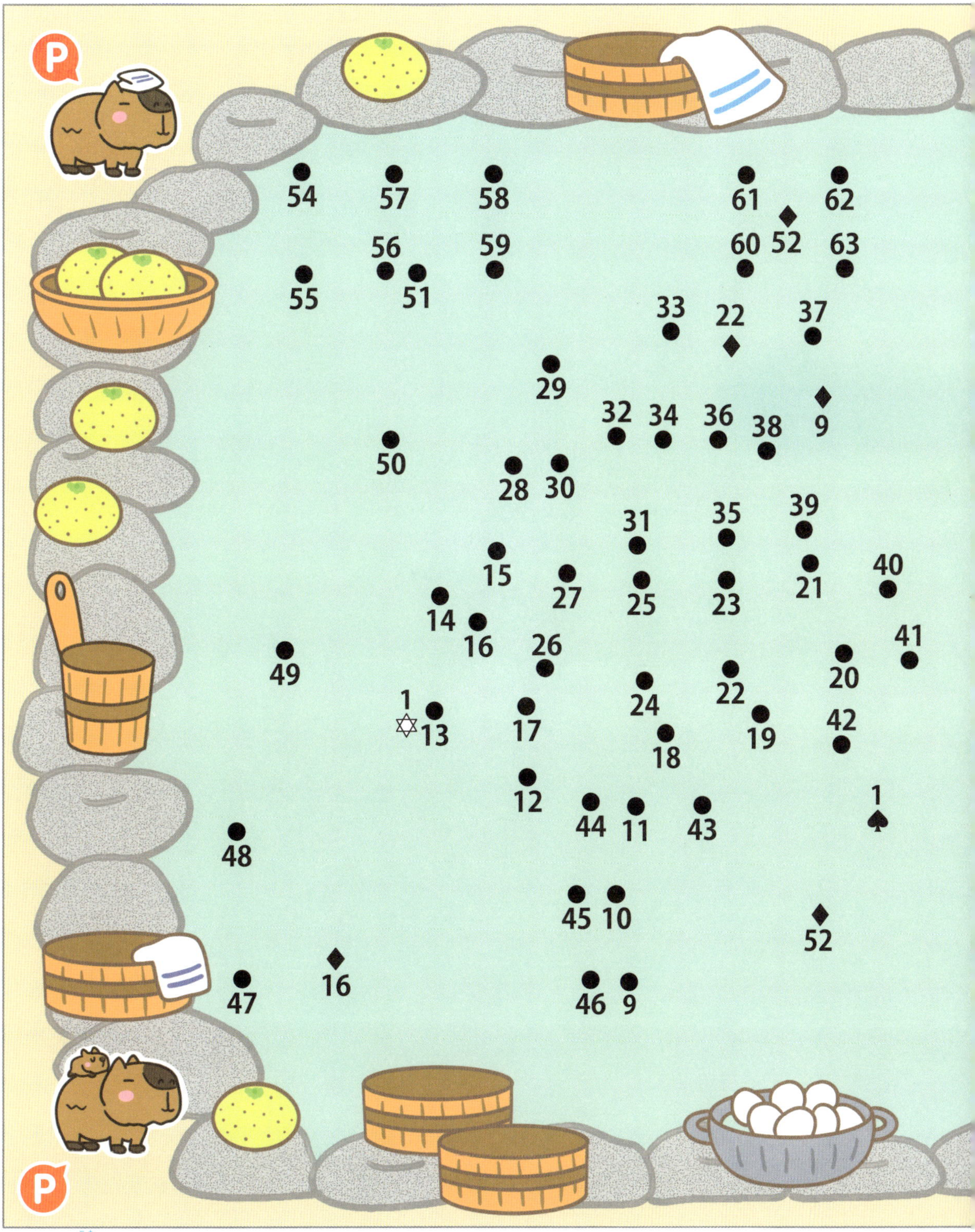

点《てん》つなぎ⑧

レベル
むずかしい

制限時間《せいげんじかん》
2分《ふん》30秒《びょう》

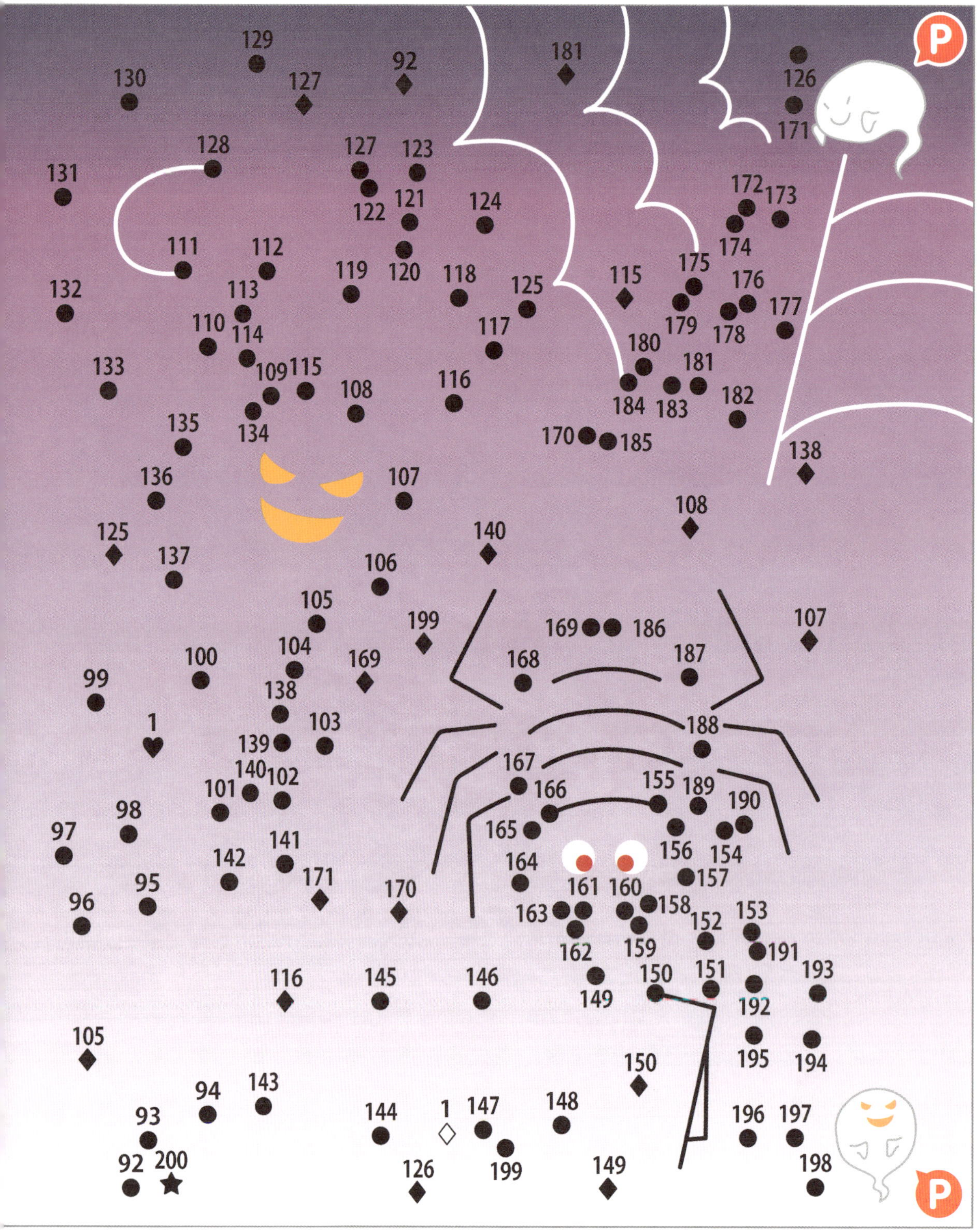

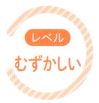

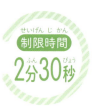

ゲーム1 「イラストのはじっこにある4つのP」をできるだけ視界《しかい》に入《い》れながら、制限時間内《せいげんじかんない》に
スタートの点《てん》「☆1」からゴールの「★200」まで、じゅんばんに点《てん》(●)をつなごう。ただし、次《つぎ》のことに、ちゅうい!

① にせもののスタート点《てん》もあるよ。**本物《ほんもの》のスタート点《てん》「☆1」**を探《さが》すところから、はじめてね。

② つないではいけない「にせものの点《てん》」もあるよ。本物《ほんもの》の点《てん》「●」だけ、つなごう。

ゲーム2 絵《え》ができたら、☆1から、じゅんばんに番号《ばんごう》を見《み》て、**目《め》だけで**「できた絵《え》」を素早《すばや》く、なぞってみよう。
このときも、できたら「イラストのはじっこにある4つのP」を視界《しかい》に入《い》れながら、なぞってね。

お父さん・お母さんへ　目をよくする遊び方のポイントは16ページへ。

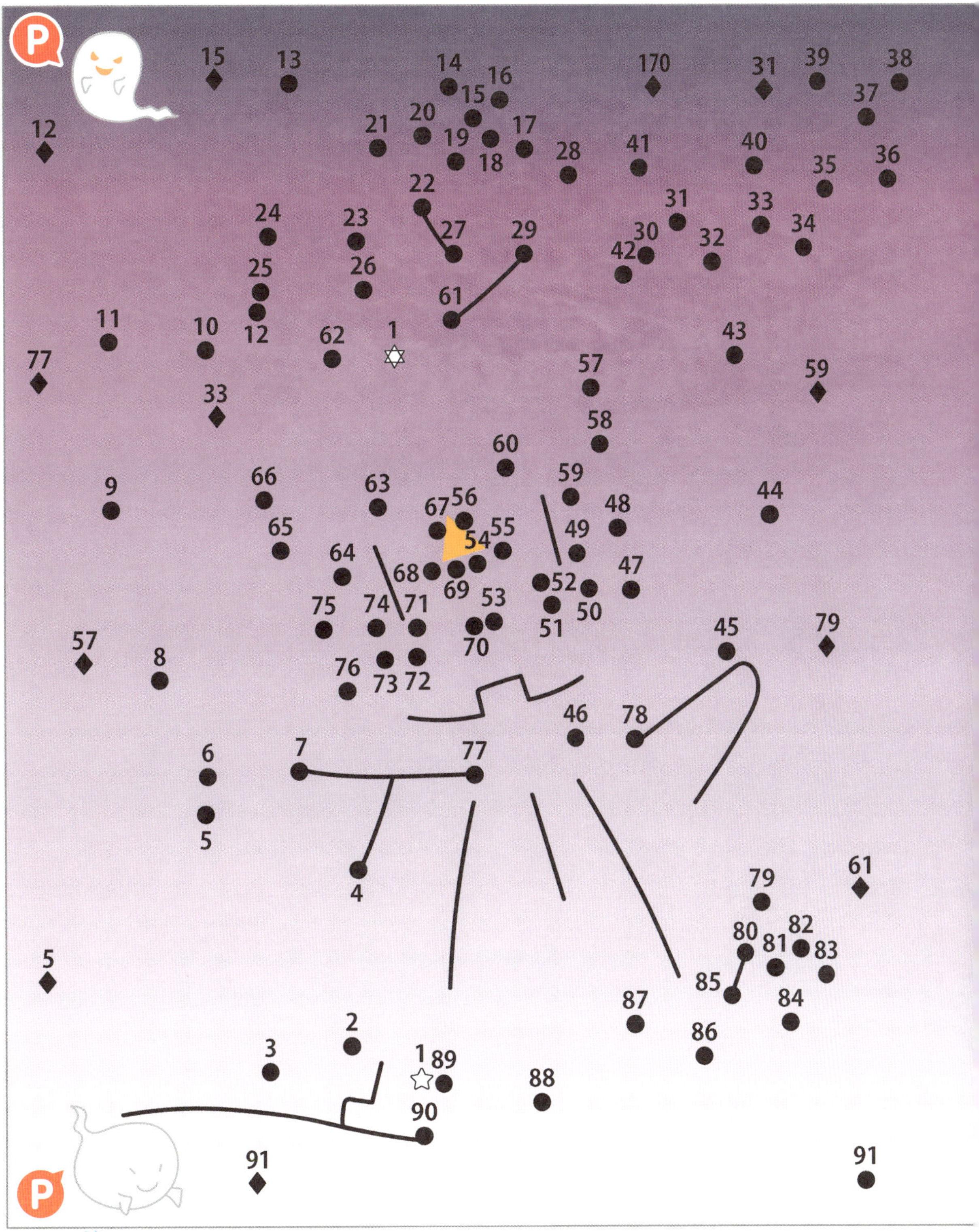

答《こた》えは138ページ

見《み》っけ！ ❶

レベル
かんたん

制限《せいげん》時《じ》間《かん》
それぞれ
10秒《びょう》

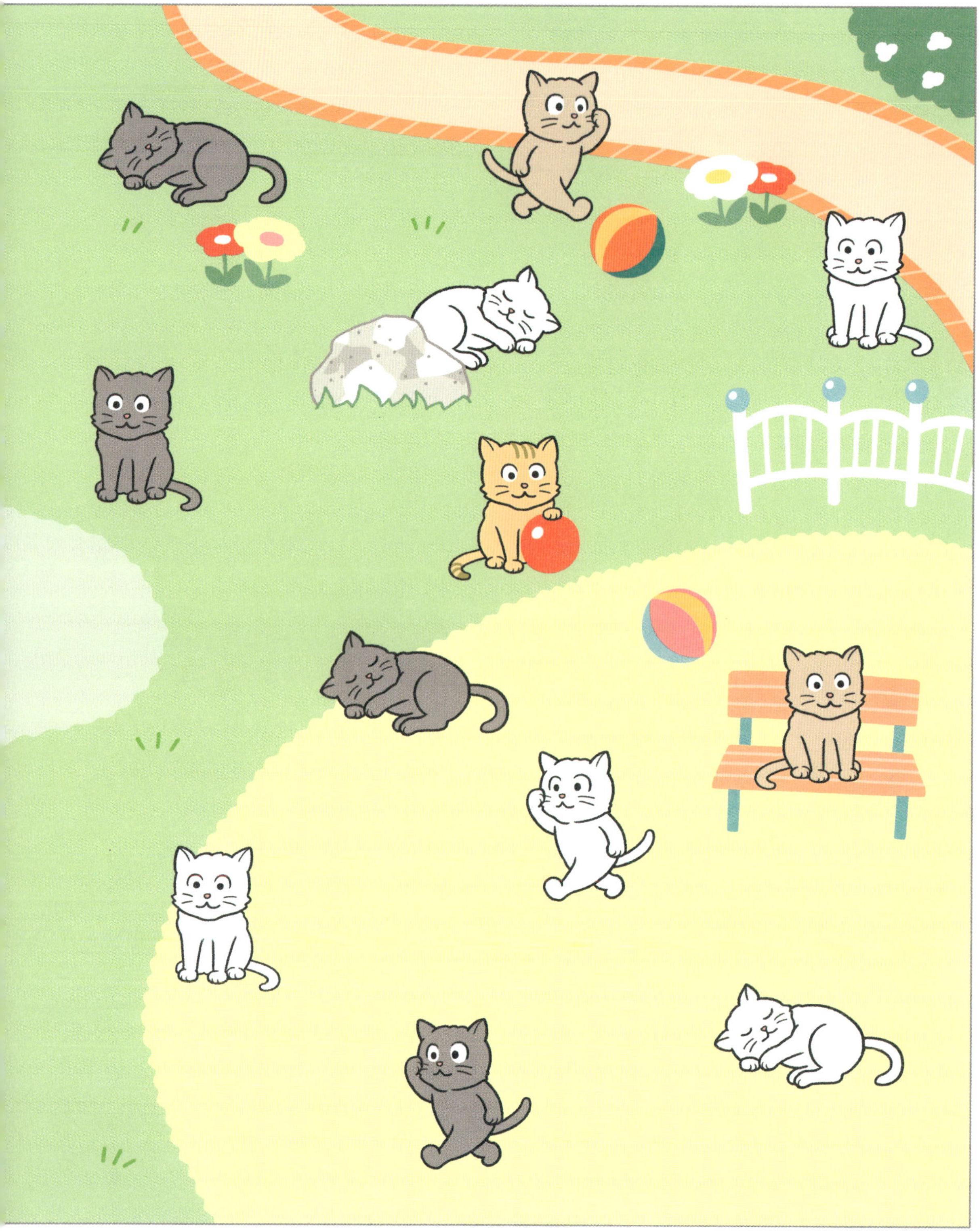

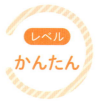

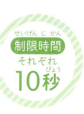

1 寝《ね》ているはいいろの猫《ねこ》が3匹《びき》、座《すわ》っているはいいろの猫《ねこ》が3匹《びき》いるよ。どこだ？　指《ゆび》を使《つか》わず目《め》だけで、寝《ね》ているはいいろの猫《ねこ》、座《すわ》っているはいいろの猫《ねこ》、寝《ね》ているはいいろの猫《ねこ》…のじゅんばんで、全部見《ぜんぶみ》つけよう。

2 寝《ね》ている白猫《しろねこ》が3匹《びき》、座《すわ》っている白猫《しろねこ》が3匹《びき》いるよ。どこだ？
指《ゆび》を使《つか》わず目《め》だけで、寝《ね》ている白猫《しろねこ》、座《すわ》っている白猫《しろねこ》、寝《ね》ている白猫《しろねこ》…のじゅんばんで、全部見《ぜんぶみ》つけよう。

3 1も2もできたら、頭《あたま》の中《なか》で絵全体《えぜんたい》を思《おも》いうかべてみよう。

お父さん・お母さんへ　目をよくする遊び方のポイントは16ページへ。

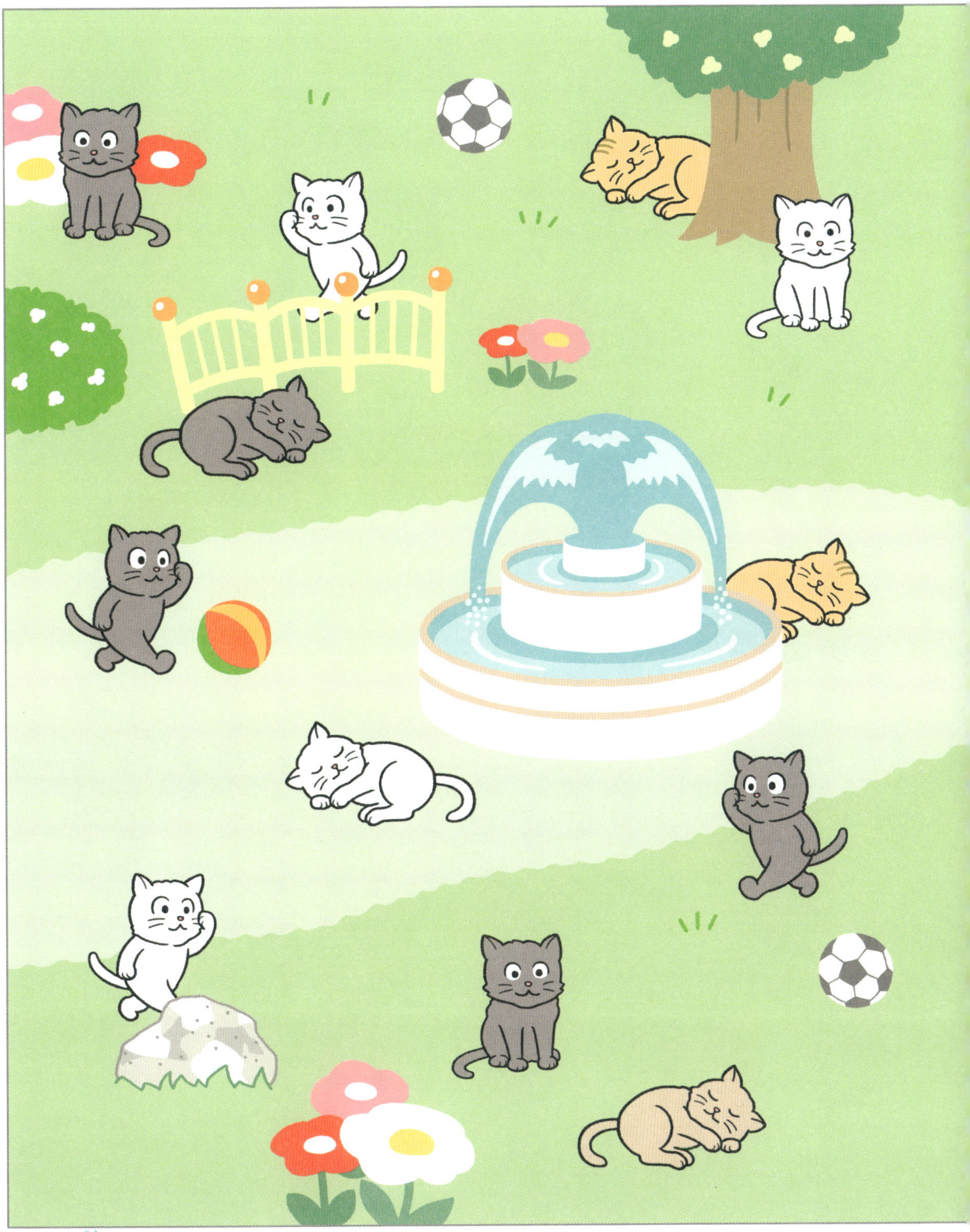

答《こた》えは138ページ

見《み》っけ！❷

レベル
かんたん

制限時間《せいげんじかん》
それぞれ
10秒《びょう》

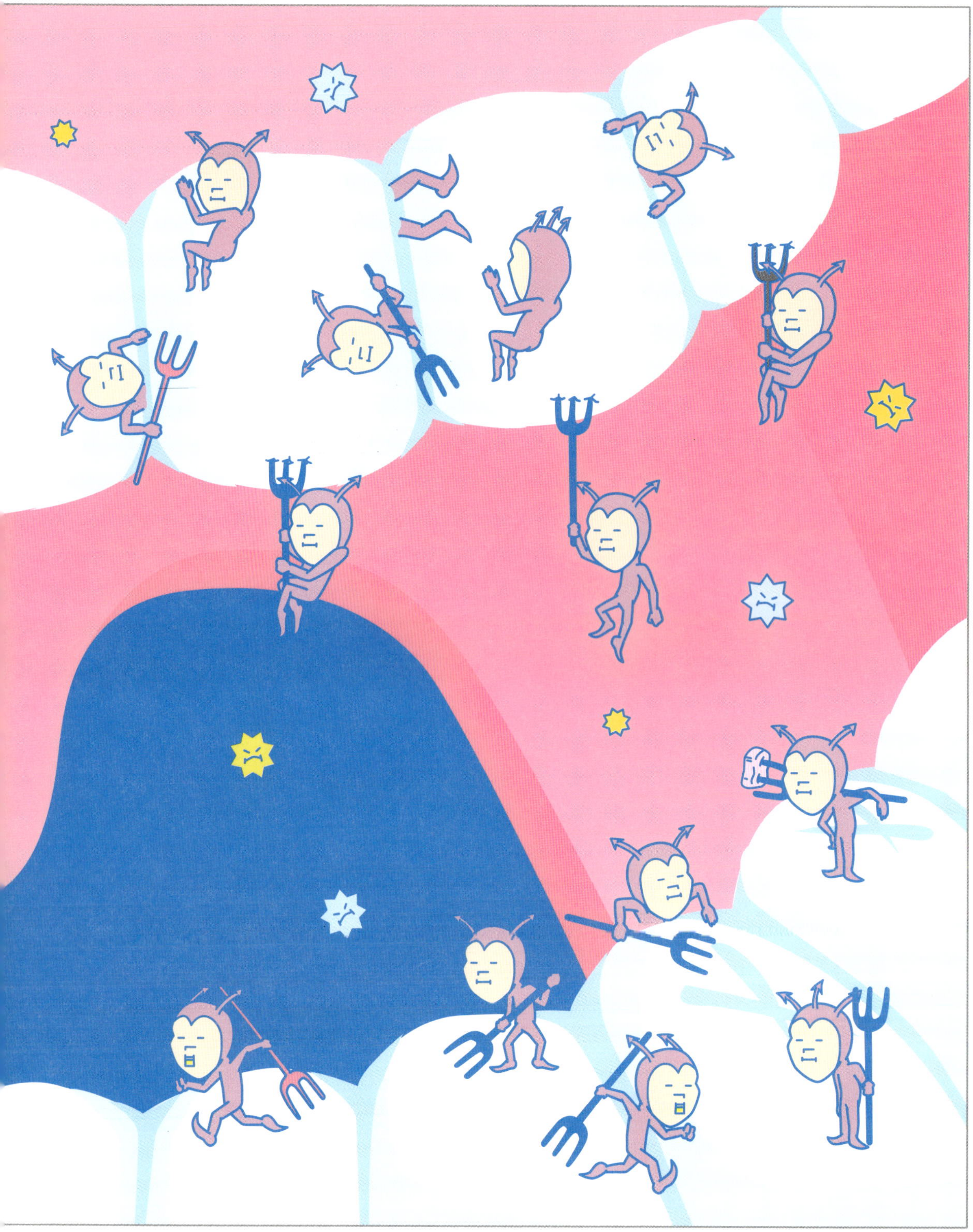

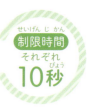

1 つのが1本《ぽん》のばいきん君《くん》が3びき、つのが3本《ぼん》のばいきん君《くん》が3びきいるよ。どこだ？　指《ゆび》を使《つか》わず目《め》だけで、1本《ぽん》ばいきん、3本《ぼん》ばいきん、1本《ぽん》ばいきん、3本《ぼん》ばいきん…のじゅんばんで、全部《ぜんぶ》、見《み》つけよう。

2 ピンクのぶきを持《も》ったばいきん君《くん》が2ひき、はい色《いろ》のぶきを持《も》ったばいきん君《くん》が2ひきいるよ。どこだ？指《ゆび》を使《つか》わず目《め》だけで、ピンクばいきん、はい色《いろ》ばいきん、ピンクばいきん…のじゅんばんで、全部《ぜんぶ》、見《み》つけよう。

3 1も2もできたら、頭《あたま》の中《なか》で絵《え》全体《ぜんたい》を思《おも》いうかべてみよう。

お父さん・お母さんへ　目をよくする遊び方のポイントは16ページへ。

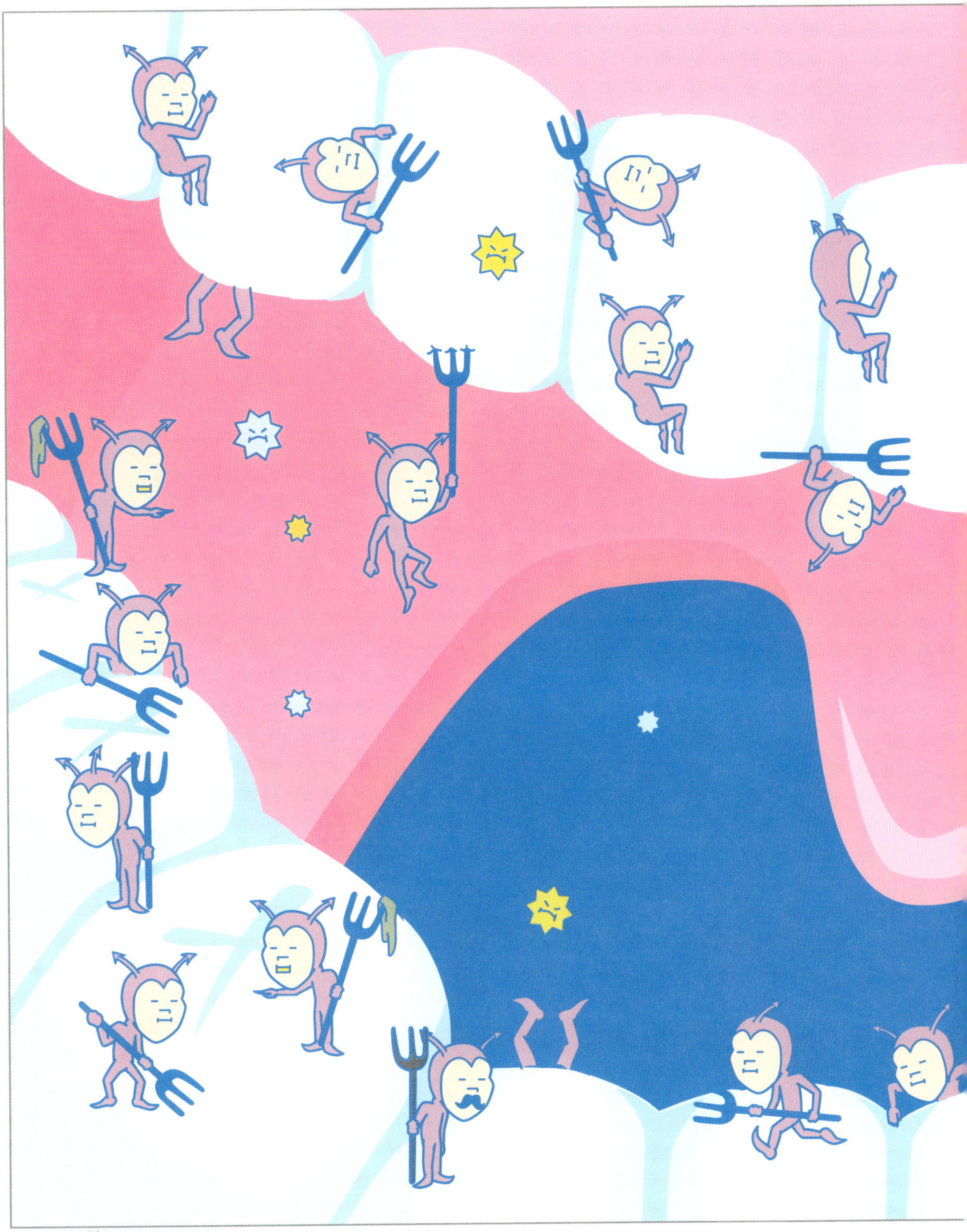

答《こた》えは138ページ

見《み》っけ！③

レベル
ふつう

制限《せいげん》時《じ》間《かん》
それぞれ
20秒《びょう》

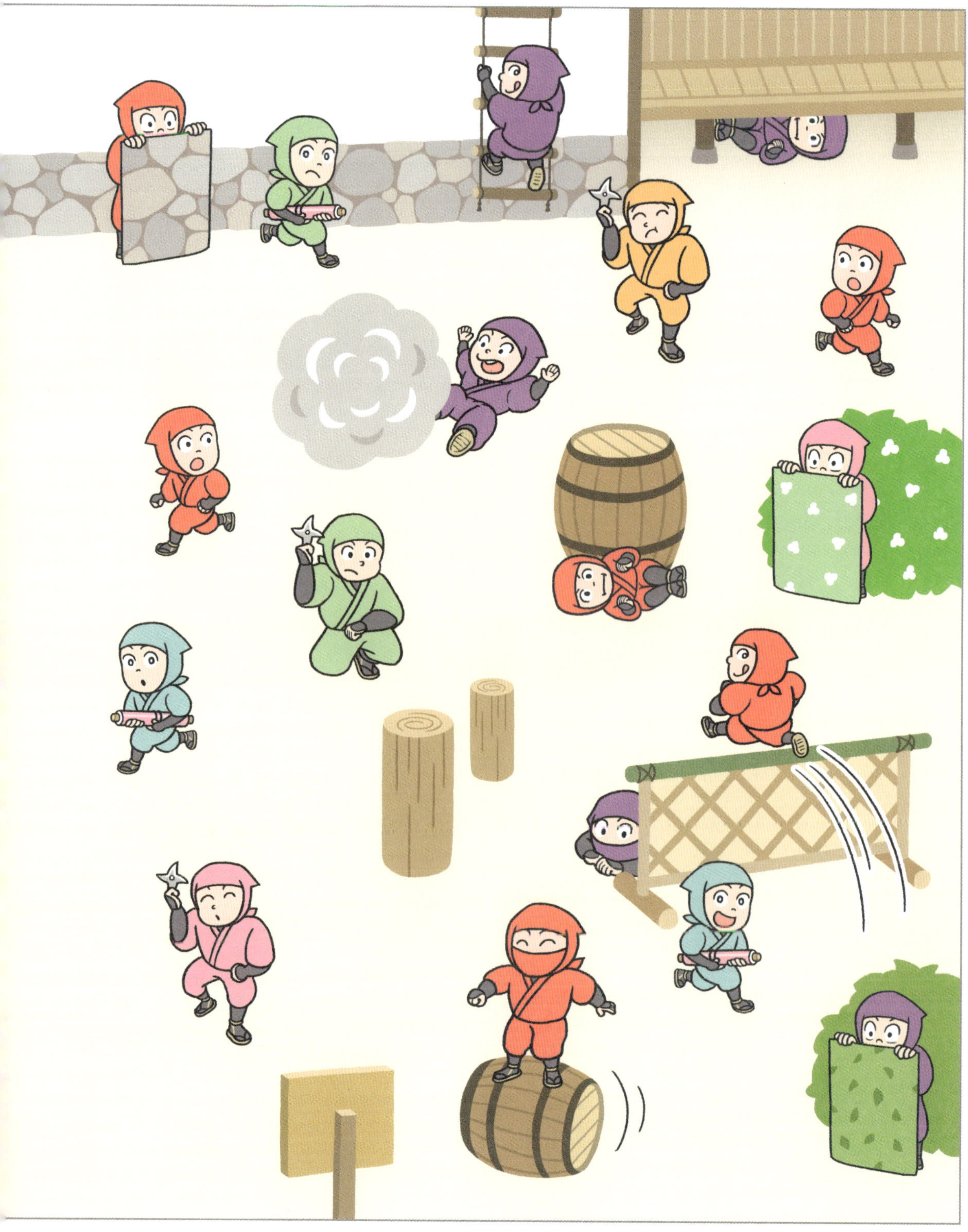

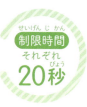

青春新書 INTELLIGENCE こころ涌き立つ「知」の冒険

青春新書インテリジェンス

〈新装版〉たった100単語の英会話
「伝わる英語」に変わる発音の秘密を解説！
晴山陽一　1100円

「歴史」と「地政学」で読みとく 日本・中国・台湾の知られざる関係史
三つ巴の歴史から見えてくる、東アジアの「今」と「これから」
内藤博文　1100円

組織を生き抜く極意
知の巨人が次のリーダーに伝えたい〝生きた〟リーダーシップ論
佐藤　優　1155円

無器用を武器にしよう
理不尽、我慢、勝ち負けをふっとばす不朽の人生論、復刊！
田原総一朗　1188円

「ひとり終活」は備えが9割
おひとりさまをサポートしてきた司法書士が徹底解説！
岡信太郎　1210円

生成AI時代 あなたの価値が上がる仕事
ウィズAIの時代、自分の価値を最大限に高める働き方・生き方のヒント
田中道昭　1155円

老後に楽しみをとっておくバカ
多くの高齢者を見てきた精神科医が提案する後悔しない生き方・働き方
和田秀樹　1188円

〈最新版〉やってはいけない「実家」の相続
相続ルールが大きく変わる今、「実家」の相続対策は待ったなし！
税理士法人レガシィ【著】 天野　隆【著】 天野大輔【著】　1100円

歴史の真相が見えてくる 旅する日本史
人気歴史作家が厳選した「日本史旅」の読むガイドブック、誕生！
河合　敦　1540円

やってはいけない「ひとりマンション」の買い方
不動産とお金のプロが「ひとりマンション」の買い方、選び方を伝授します。
風呂内亜矢　1210円

「ずるい攻撃」をする人たち
既読スルー、被害者ポジション、罪悪感で支配
周りが気付かないやり方で苦しめられていませんか？
大鶴和江　1155円

リーダーシップは「見えないところ」が9割
どんな部下でも成長させるリーダーは、何をしているのか？
吉田幸弘　1100円

生活は厳しいのに資産は世界一!? 日本経済 本当はどうなってる？
ラジオでも大人気のコンビが解き明かす、日本経済「超」解説書
生島ヒロシ【著】 岩本さゆみ【著】　1155円

60歳からの新・投資術
老後生活を豊かにする、60歳からでも十分間に合う投資術を紹介
頼藤太希　1100円

なぜか買いたくなる〝もちもち〟の秘密
お客の心を一気につかむ「パワーワード」の作り方
藤野良孝　1210円

音楽の魅力を数学で新発見！ ヒット曲のすごい秘密
中島さち子　298円

四六判・B6判並製

- **図書館にまいこんだ こどもの【超】大質問**
  かわいい難問・奇問の先に意外な本との出会いが待っていた！
  こどもの大質問編集部【編】 1595円
- **「うちの子、コミュ障かも？」と感じたら読む本**
  12歳までに育てたい「コミュニケーション脳」を家庭で伸ばす一冊
  田嶋英子 1650円
- **中学英語でもっと読みたくなる洋書の世界**
  『朝日ウィークリー』連載10年目の好評シリーズ書籍化第2弾！
  林 剛司 1540円
- **たるみ改善！「肌弾力」を手に入れる本**
  40代から差がつく！ 美容成分「エラスチン」を守る生活習慣を紹介
  中澤日香里【著】 中島由美【監修】 1650円
- **中学受験なしで難関大に合格する「新しい学力」の育て方**
  子どもの地頭を良くする親の習慣や考え方を余すところなく披露
  ヒロユキ先生 1650円
- **ずるいくらいいいことが起こる「悪口ノート」の魔法**
  悪口の奥には幸せの扉がある。そんな魔法のメソッドを大公開
  石川清美 1870円
- **図説 ここが知りたかった！日本の仏教とお経**
  ふんだんな写真と図版で、宗派の成り立ちとお経の中身がスッキリわかる
  廣澤隆之【監修】 2189円
- **ニッチで稼ぐコンサルの教科書**
  自分の強みを見つけて、一生稼ぐコンサルタントの教科書、誕生！
  林田佳代 1870円
- **うちの夫を「神夫」に変える方法**
  9000件以上の夫婦を救った最強の「夫婦関係修復メソッド」
  [illegible] 1694円
- **金魚の雪ちゃん**
  動画再生回数600万回！ 懸命に生きた金魚とその飼い主の物語
  「えみこのおうち」管理人えみこ 1760円
- **60分で決着をつけるFX最強のシナリオ〈設計図〉**
  毎年数千万円を稼ぎ続けてきた専業FXトレーダーが教える〝秘訣〟
  TAKA 1980円
- **「仕事力」を一瞬で全開にする10秒「速読脳トレ」**
  速読の手法を用いて脳を活性化させるトレーニングメソッドを紹介
  呉真由美 1650円
- **ホンネがわかる妻ことば超訳辞典**
  これを読めば夫婦げんかの9割は回避できる！
  高草木陽光 1980円
- **中学受験は親が9割【令和最新版】**
  ぶれず、迷わず中学受験に取り組むためのバイブル的な一冊
  西村則康 1892円
- **仕事がうまくいく人は「人と会う前」に何を考えているのか**
  「隠れた感情」に気づけば、問題の9割は解決する！
  濱田恭子 1738円
- **真面目なままで少しだけゆるく生きてみることにした**
  人気メンタル心理カウンセラーが教える「真面目すぎる自分」のゆるめ方
  Ryota 1848円

表示は税込価格

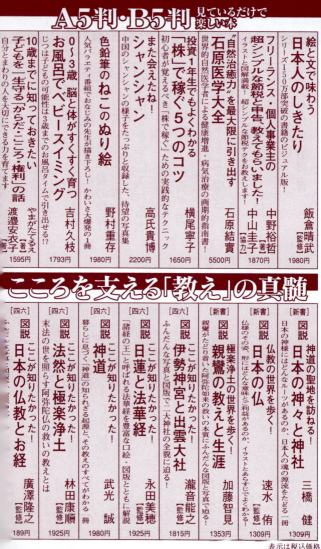

❶ 手裏剣《しゅりけん》を持《も》っているにんじゃが5人《にん》、巻物《まきもの》を持《も》っているにんじゃが5人《にん》いるよ。どこだ？　指《ゆび》を使《つか》わず目《め》だけで、手裏剣《しゅりけん》を持《も》っているにんじゃ、巻物《まきもの》を持《も》っているにんじゃ、手裏剣《しゅりけん》を持《も》っているにんじゃ…のじゅんばんで、全部《ぜんぶ》、見《み》つけよう。

❷ 赤色《あかいろ》の服《ふく》をきたにんじゃが10人《にん》、紫色《むらさきいろ》の服《ふく》をきたにんじゃが10人《にん》いるよ。どこだ？　指《ゆび》を使《つか》わず目《め》だけで、赤色《あかいろ》の服《ふく》をきたにんじゃ、紫色《むらさきいろ》の服《ふく》をきたにんじゃ、赤色《あかいろ》の服《ふく》をきたにんじゃ…のじゅんばんで、全部《ぜんぶ》、見《み》つけよう。

❸ ❶も❷もできたら、頭《あたま》の中《なか》で絵《え》全体《ぜんたい》を思《おも》いうかべてみよう。

お父さん・お母さんへ　目をよくする遊び方のポイントは16ページへ。

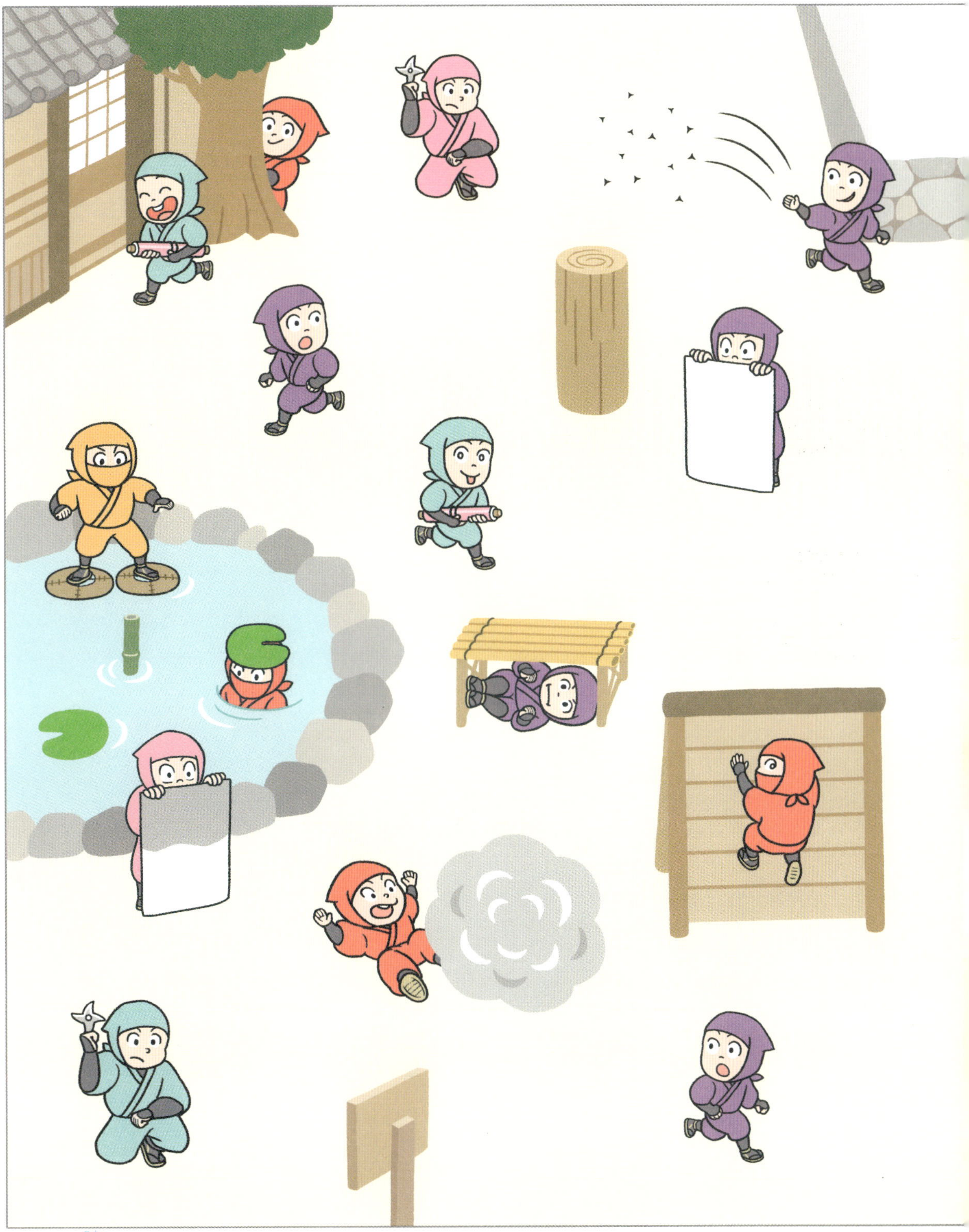

● 答《こた》えは138ページ

見《み》っけ！❹

レベル
ふつう

制限時間《せいげんじかん》
それぞれ
20秒《びょう》

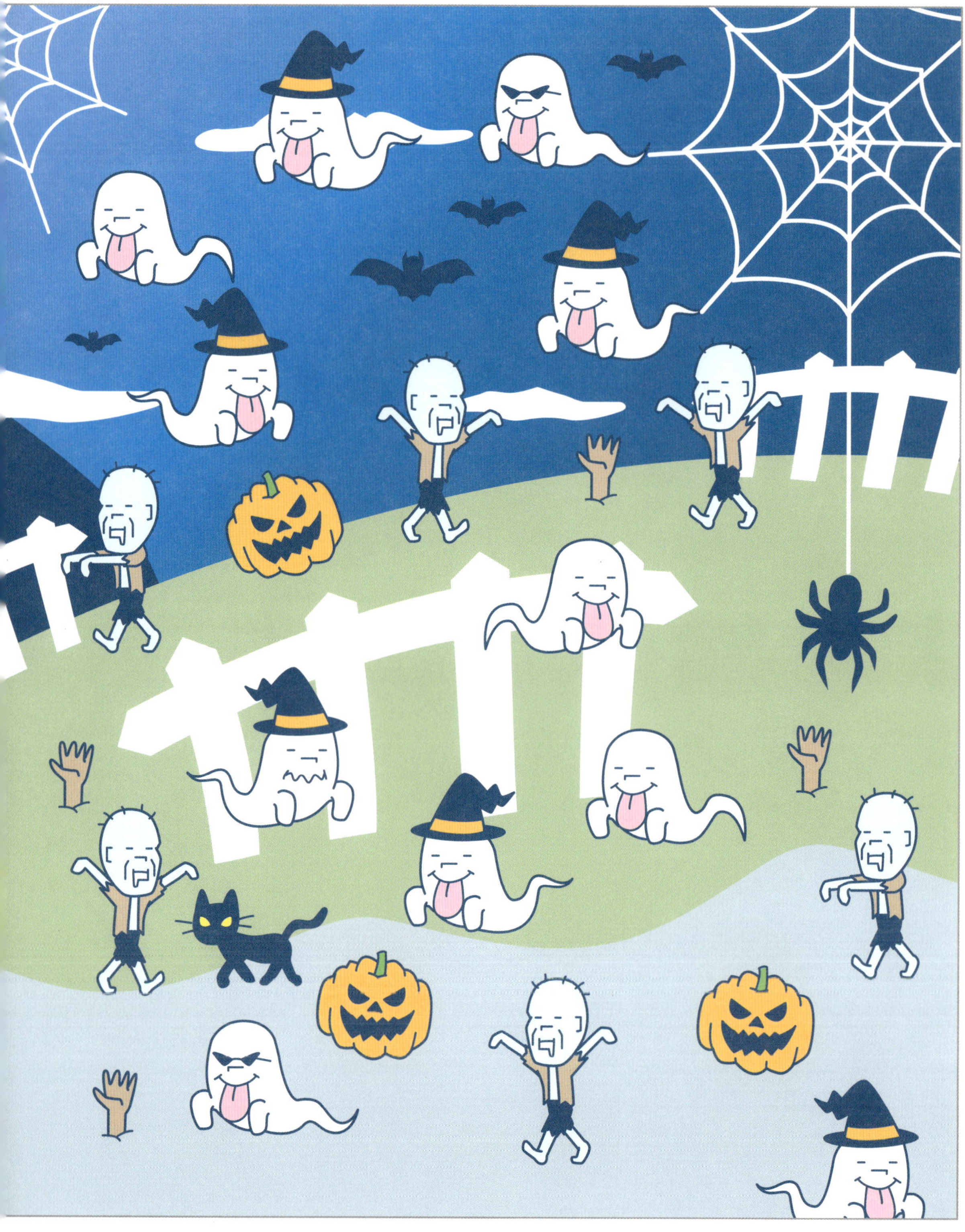

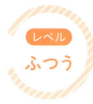

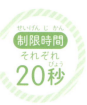

❶ 手《て》を上《うえ》に上《あ》げているゾンビが5人《にん》、前《まえ》に出《だ》しているゾンビが5人《にん》いるよ。どこだ? 指《ゆび》を使《つか》わず目《め》だけで、
手《て》を上《うえ》に上《あ》げているゾンビ、前《まえ》に出《だ》しているゾンビ、上《うえ》に上《あ》げているゾンビ…のじゅんばんで、全部《ぜんぶ》、見《み》つけよう。

❷ ぼうしをかぶったおばけが10ぴき、かぶっていないおばけが10ぴきいるよ。どこだ? 指《ゆび》を使《つか》わず目《め》だけで、
ぼうしをかぶったおばけ、かぶっていないおばけ、かぶったおばけ…のじゅんばんで、全部《ぜんぶ》、見《み》つけよう。

❸ ❶も❷もできたら、頭《あたま》の中《なか》で絵《え》全体《ぜんたい》を思《おも》いうかべてみよう。

お父さん・お母さんへ　目をよくする遊び方のポイントは16ページへ。

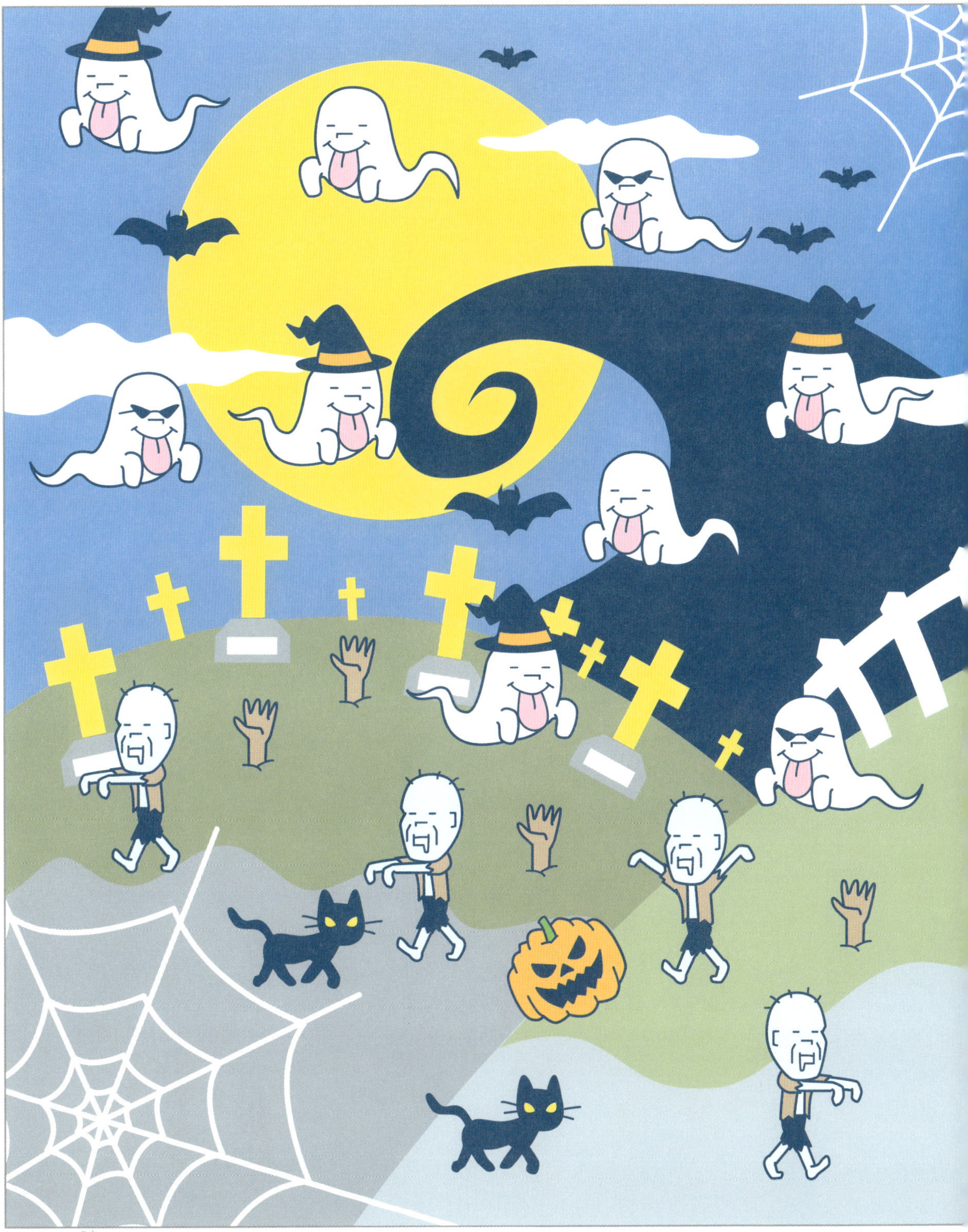

●答《こた》えは138ページ

見《み》っけ！ ⑤

レベル
むずかしい

制限《せいげん》時《じ》間《かん》
それぞれ
30秒《びょう》

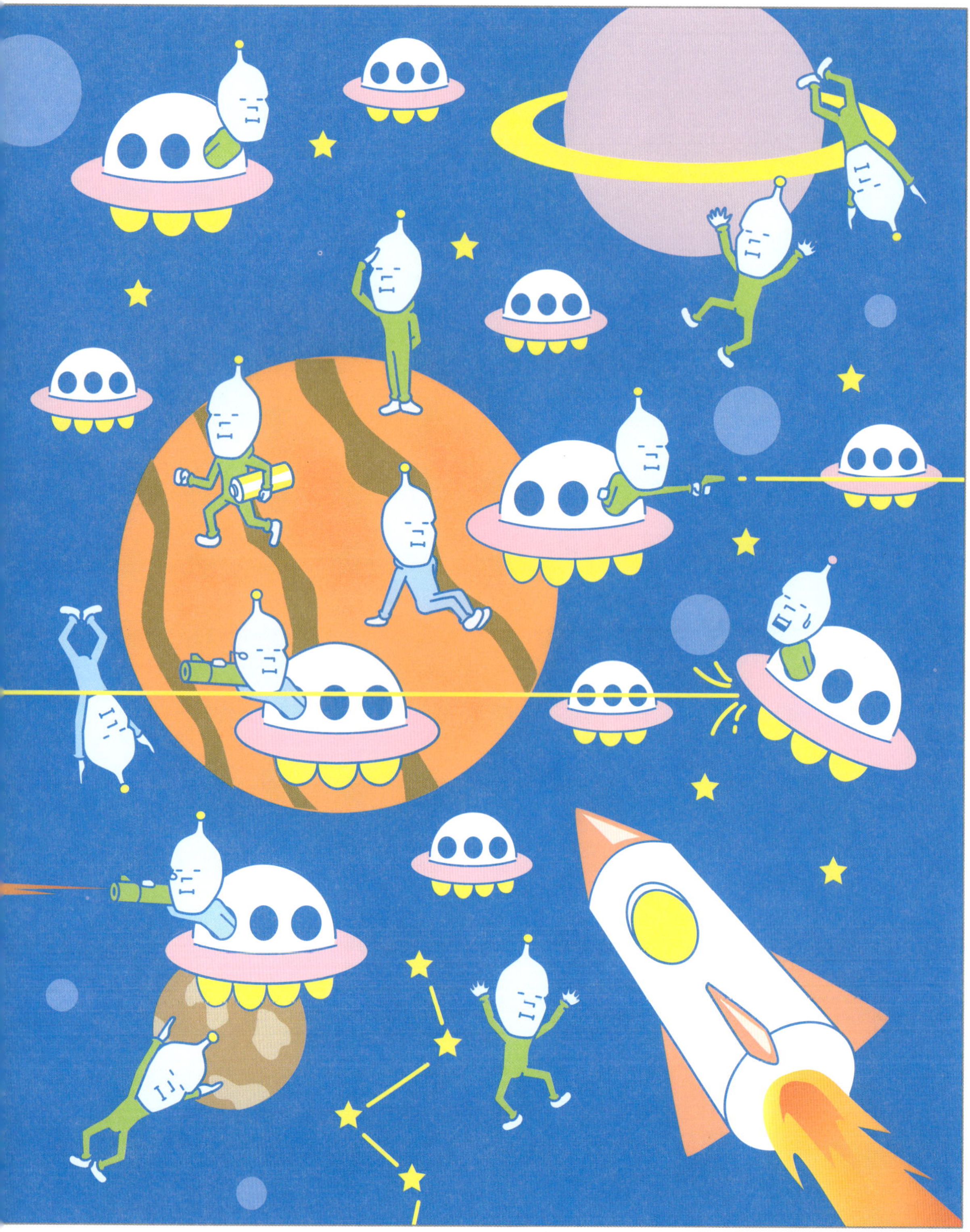

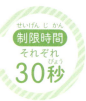

1 ①のうちゅう船《せん》が10機《き》、②のうちゅう船《せん》が10機《き》飛《と》んでいるよ。どこだ？　指《ゆび》を使《つか》わず目《め》だけで、①のうちゅう船《せん》、②のうちゅう船《せん》、①のうちゅう船《せん》…のじゅんばんで、全部《ぜんぶ》、見《み》つけよう。

2 青色《あおいろ》のうちゅう人《じん》が13人《にん》、緑色《みどりいろ》のうちゅう人《じん》が13人《にん》いるよ。どこだ？　指《ゆび》を使《つか》わず目《め》だけで、青《あお》のうちゅう人《じん》、緑《みどり》のうちゅう人《じん》、青《あお》のうちゅう人《じん》…のじゅんばんで、全員《ぜんいん》、見《み》つけよう。

3 **1**も**2**もできたら、頭《あたま》の中《なか》で絵《え》全体《ぜんたい》を思《おも》いうかべてみよう。

①のうちゅう船《せん》

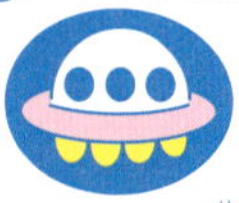

②のうちゅう船《せん》

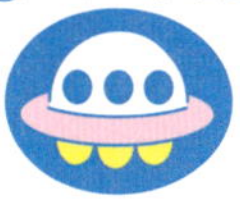

お父さん・お母さんへ　目をよくする遊び方のポイントは16ページへ。

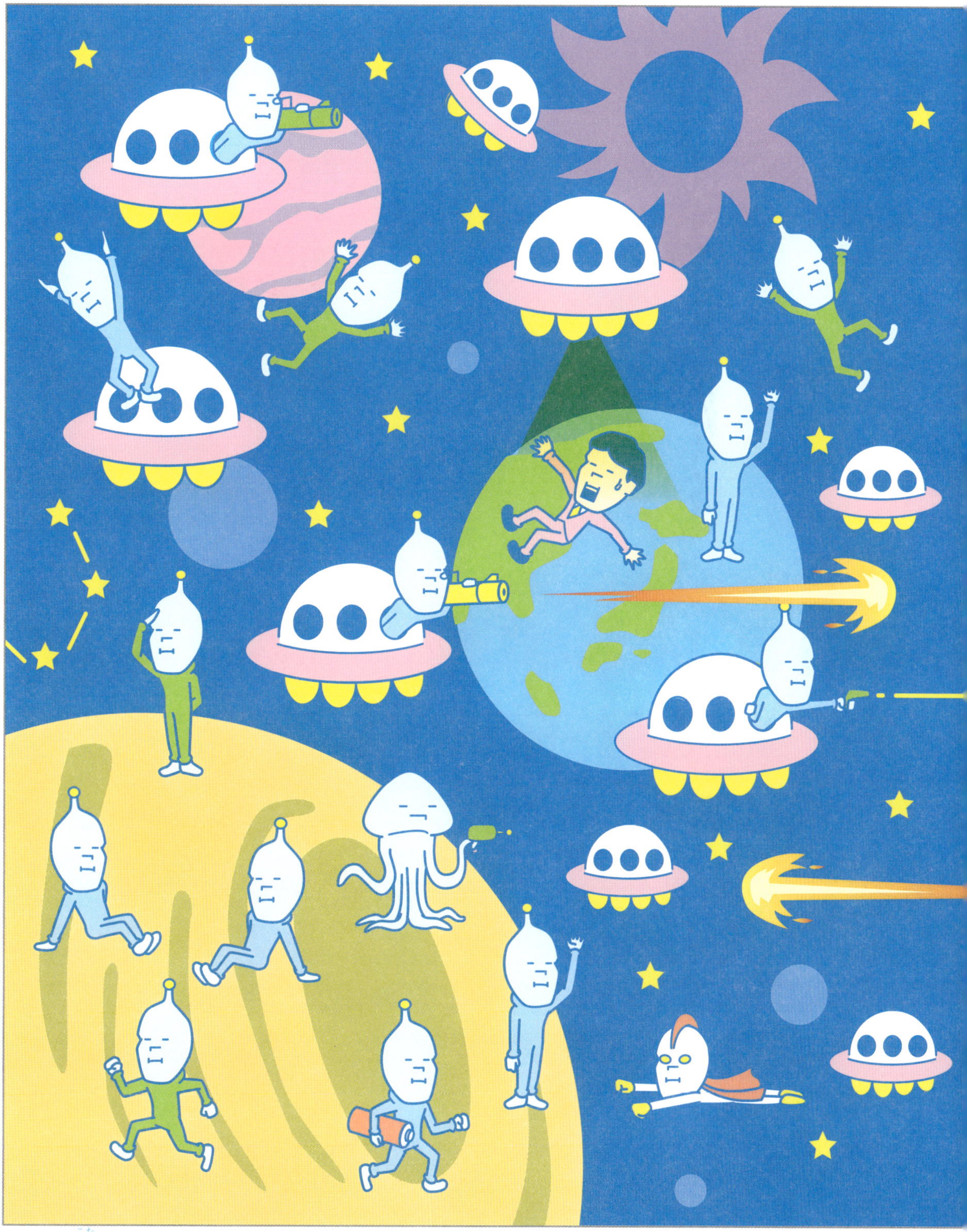

● 答《こた》えは139ページ

まちがいさがし❶

レベル
かんたん

制限《せいげん》時《じ》間《かん》
10秒《びょう》

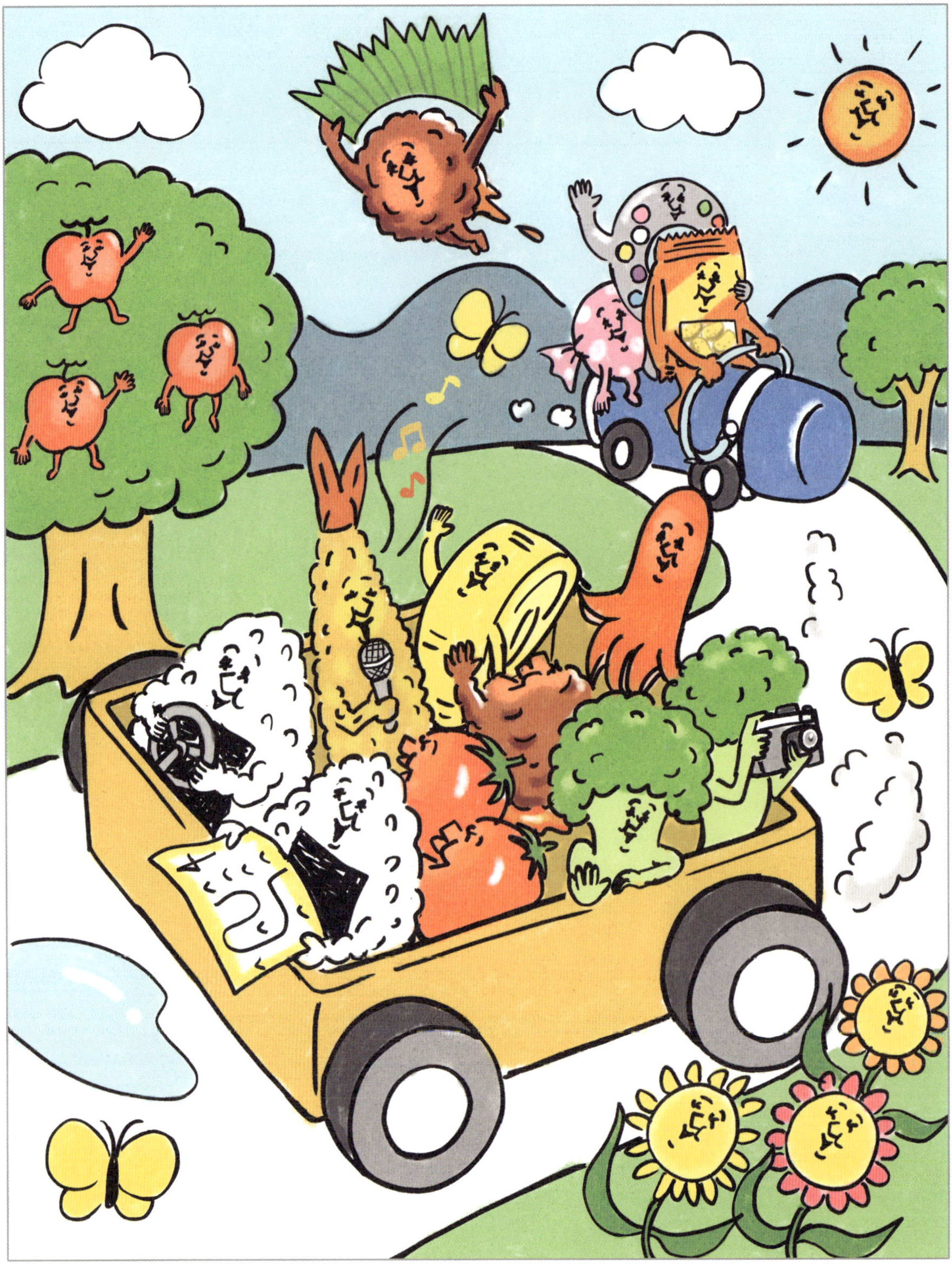

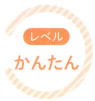

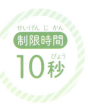

1. 2まいの絵《え》には**ちがうところが6つ**あるよ。
制限時間内《せいげんじかんない》に指《ゆび》は使《つか》わず、目《め》だけで、まちがいを見《み》つけよう。
2. 見《み》つけたまちがい6つを全《すべ》ていっしょに見《み》てみよう。さいしょは、なかなか、むずかしいかもしれないけれど、何回《なんかい》か続《つづ》けると、広《ひろ》いはんいが一度《いちど》に見《み》える「まほうの目《め》」が手《て》に入《はい》るよ。
3. まちがいを一気《いっき》に見《み》られるようになったら、頭《あたま》の中《なか》で絵全体《えぜんたい》を思《おも》いうかべてみよう。

お父さん・お母さんへ　目をよくする遊び方のポイントは17ページへ。

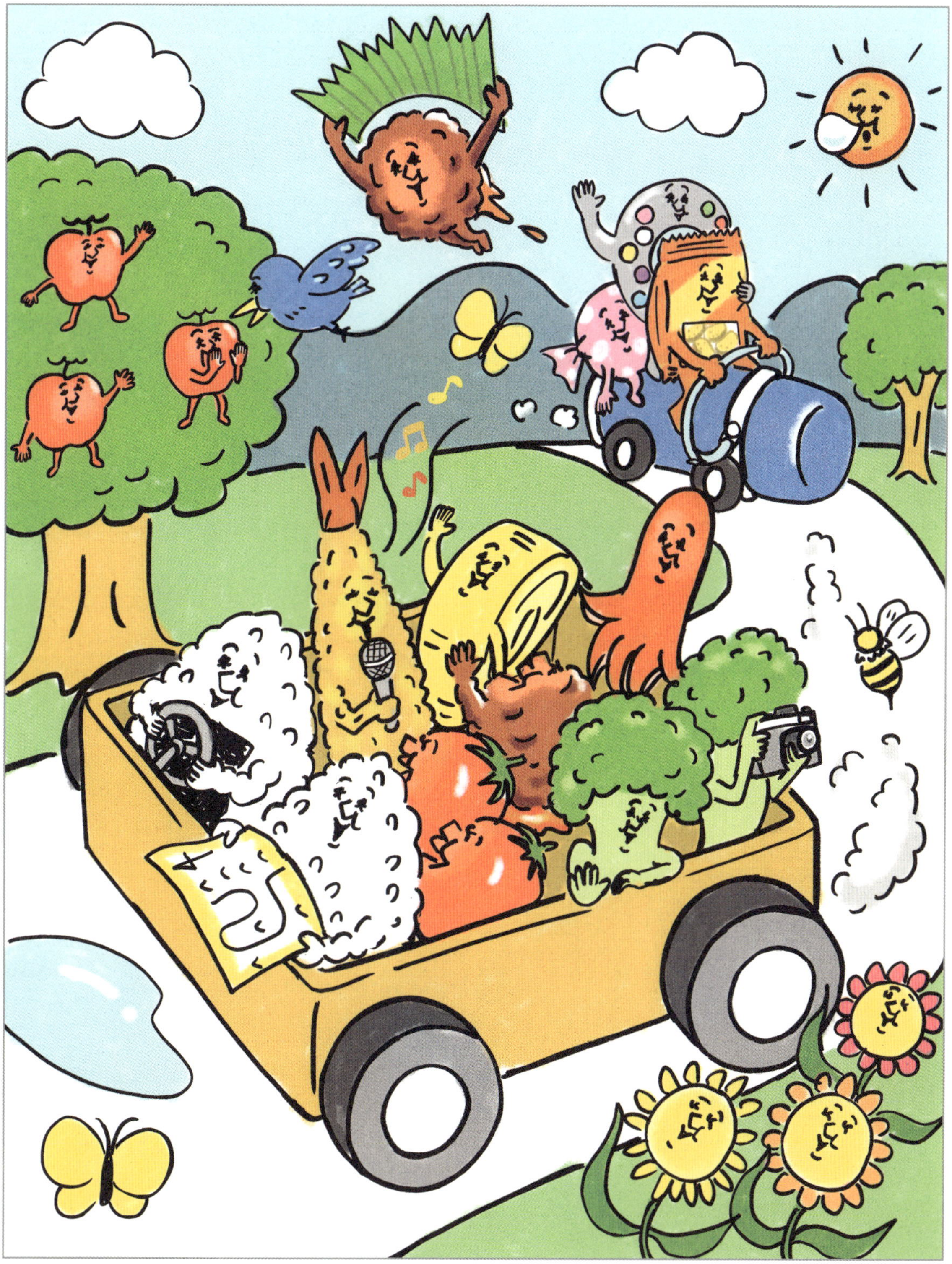

答《こた》えは139ページ

まちがいさがし❷

レベル
かんたん

制限《せいげん》時《じ》間《かん》
10秒《びょう》

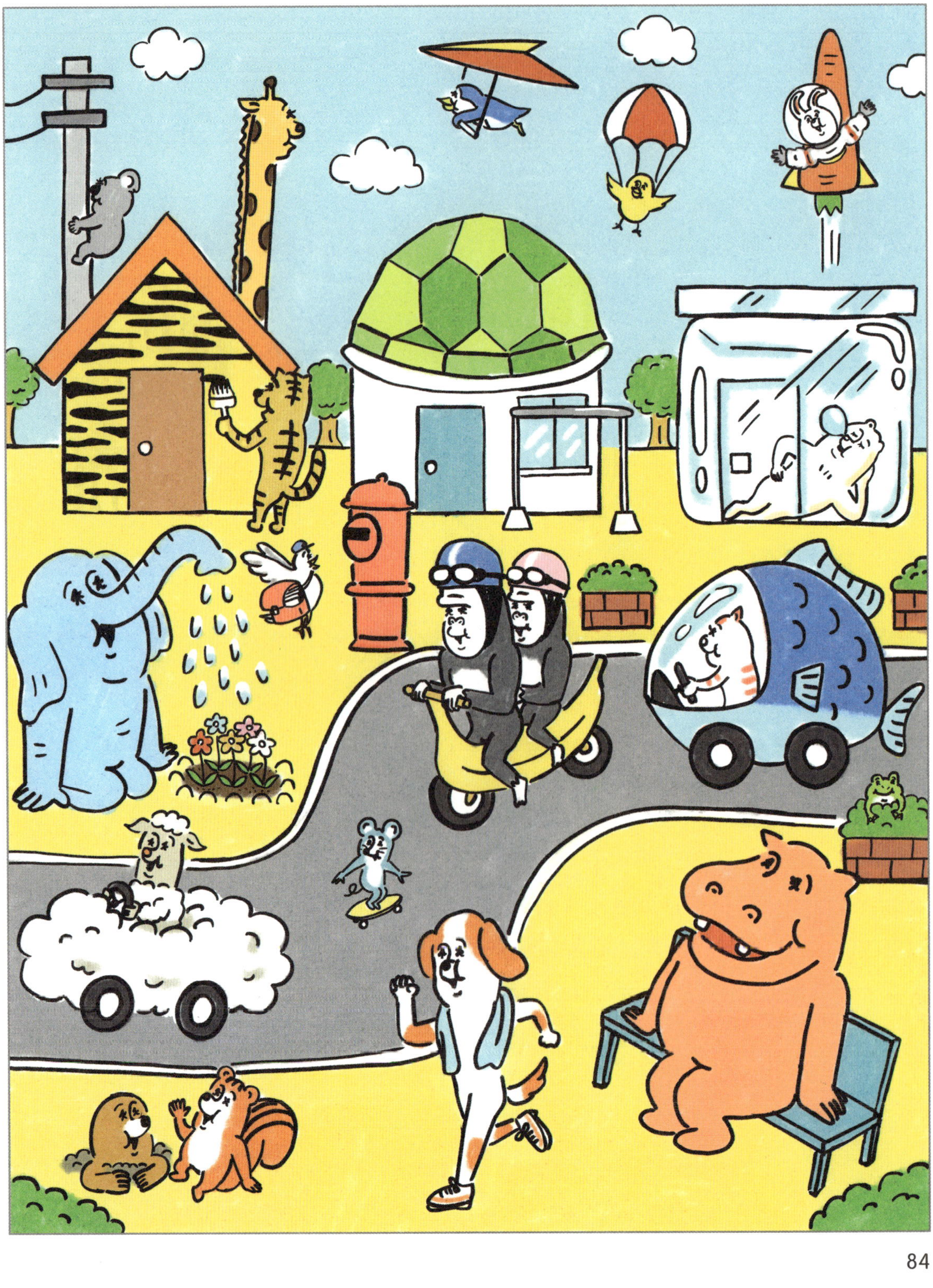

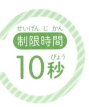

1. 2まいの絵《え》には**ちがうところが6つ**あるよ。
制限時間内《せいげんじかんない》に指《ゆび》は使《つか》わず、目《め》だけで、まちがいを見《み》つけよう。
2. 見《み》つけたまちがい6つを全《すべ》ていっしょに見《み》てみよう。さいしょは、なかなか、むずかしいかもしれないけれど、何回《なんかい》か続《つづ》けると、広《ひろ》いはんいが一度《いちど》に見《み》える「まほうの目《め》」が手《て》に入《はい》るよ。
3. まちがいを一気《いっき》に見《み》られるようになったら、頭《あたま》の中《なか》で絵全体《えぜんたい》を思《おも》いうかべてみよう。

お父さん・お母さんへ　目をよくする遊び方のポイントは17ページへ。

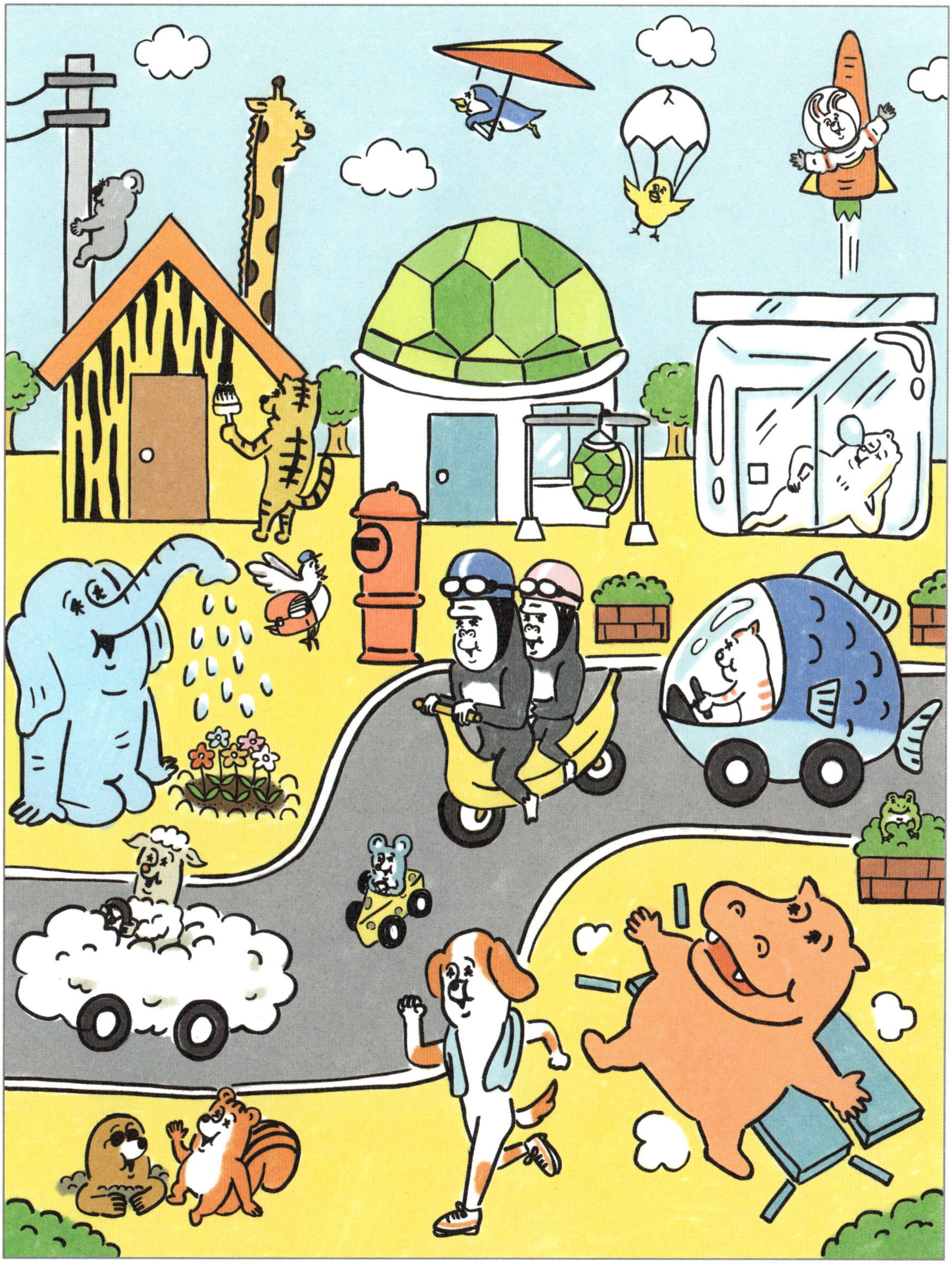

● 答《こた》えは139ページ

まちがいさがし③

レベル
むずかしい

制限時間《せいげんじかん》
30秒《びょう》

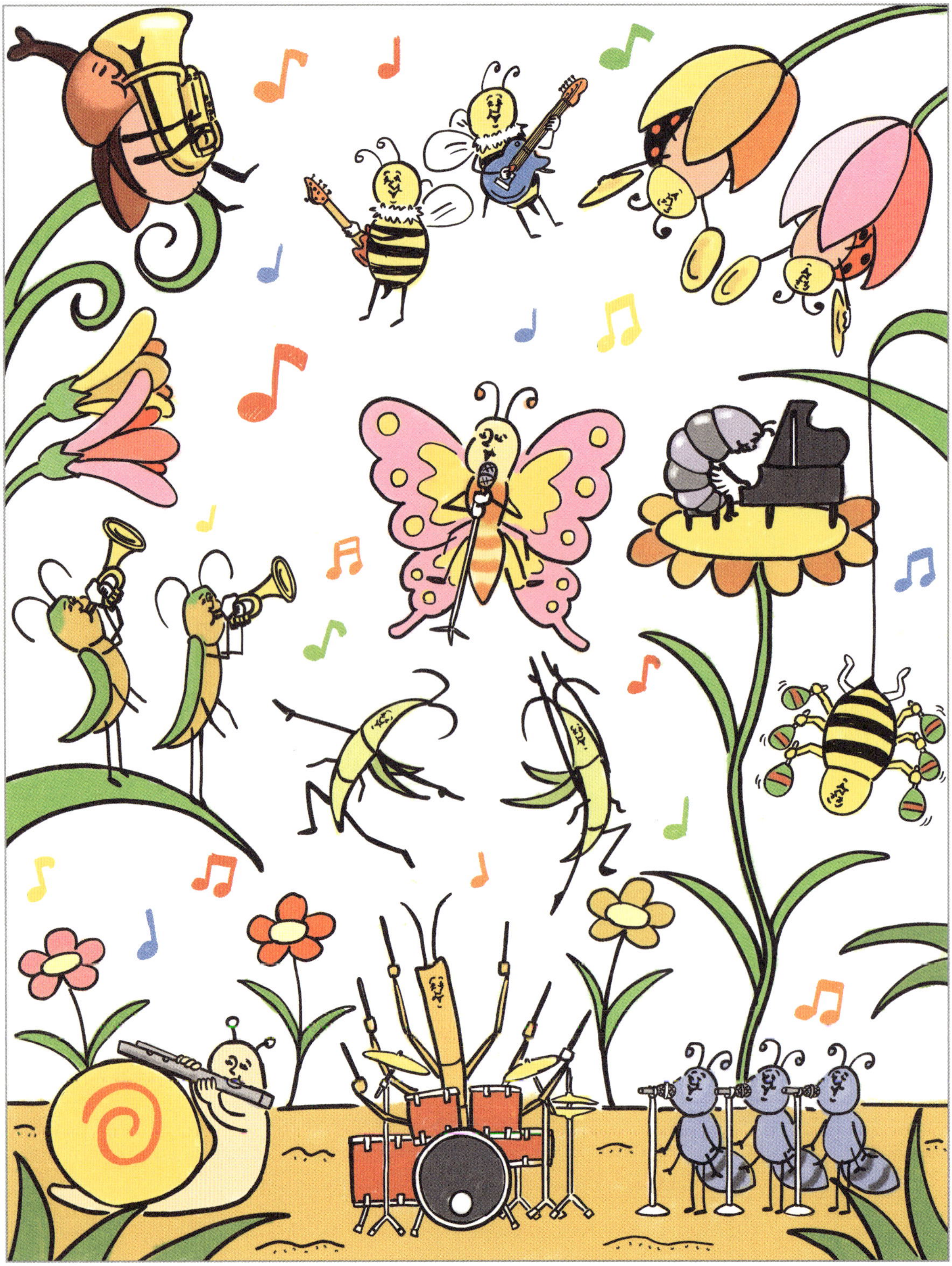

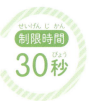

1. 2まいの絵《え》には**ちがうところが11こ**あるよ。
制限時間内《せいげんじかんない》に指《ゆび》は使《つか》わず、目《め》だけで、まちがいを見《み》つけよう。
2. 見《み》つけたまちがい11こを全《すべ》ていっしょに見《み》てみよう。さいしょは、なかなか、むずかしいかもしれないけれど、何回《なんかい》か続《つづ》けると、広《ひろ》いはんいが一度《いちど》に見《み》える「まほうの目《め》」が手《て》に入《はい》るよ。
3. まちがいを一気《いっき》に見《み》られるようになったら、頭《あたま》の中《なか》で絵全体《えぜんたい》を思《おも》いうかべてみよう。

お父さん・お母さんへ　目をよくする遊び方のポイントは17ページへ。

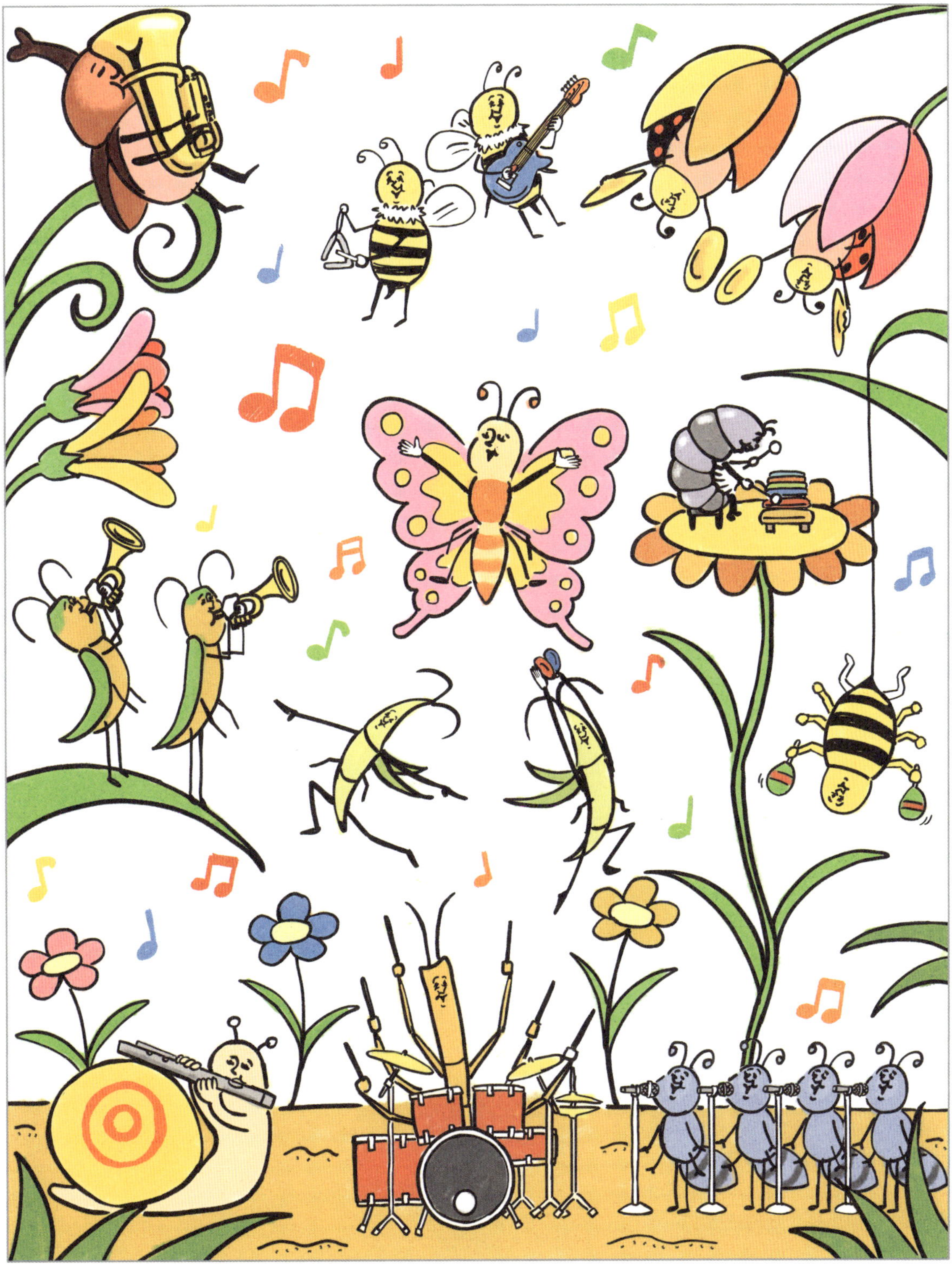

● 答《こた》えは139ページ

まちがいさがし④

レベル
むずかしい

制限《せいげん》時《じ》間《かん》
30秒《びょう》

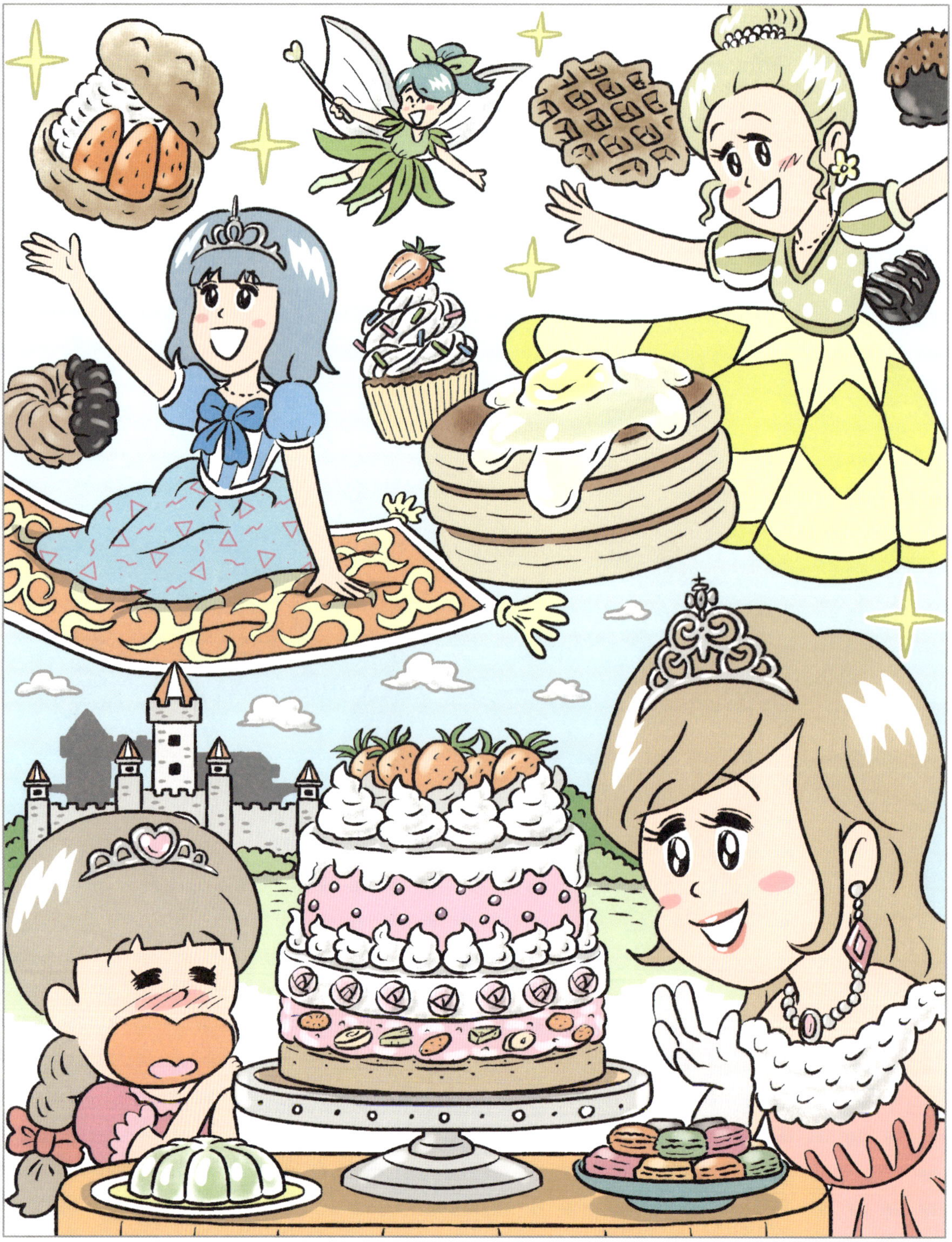

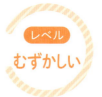

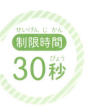

1. 2まいの絵《え》には**ちがうところが12こ**あるよ。
制限時間内《せいげんじかんない》に指《ゆび》は使《つか》わず、目《め》だけで、まちがいを見《み》つけよう。
2. 見《み》つけたまちがい12こを全《すべ》ていっしょに見《み》てみよう。さいしょは、なかなか、むずかしいかもしれないけれど、何回《なんかい》か続《つづ》けると、広《ひろ》いはんいが一度《いちど》に見《み》えるまほうの目《め》」が手《て》に入《はい》るよ。
3. まちがいを一気《いっき》に見《み》られるようになったら、頭《あたま》の中《なか》で絵全体《えぜんたい》を思《おも》いうかべてみよう。

お父さん・お母さんへ　目をよくする遊び方のポイントは17ページへ。

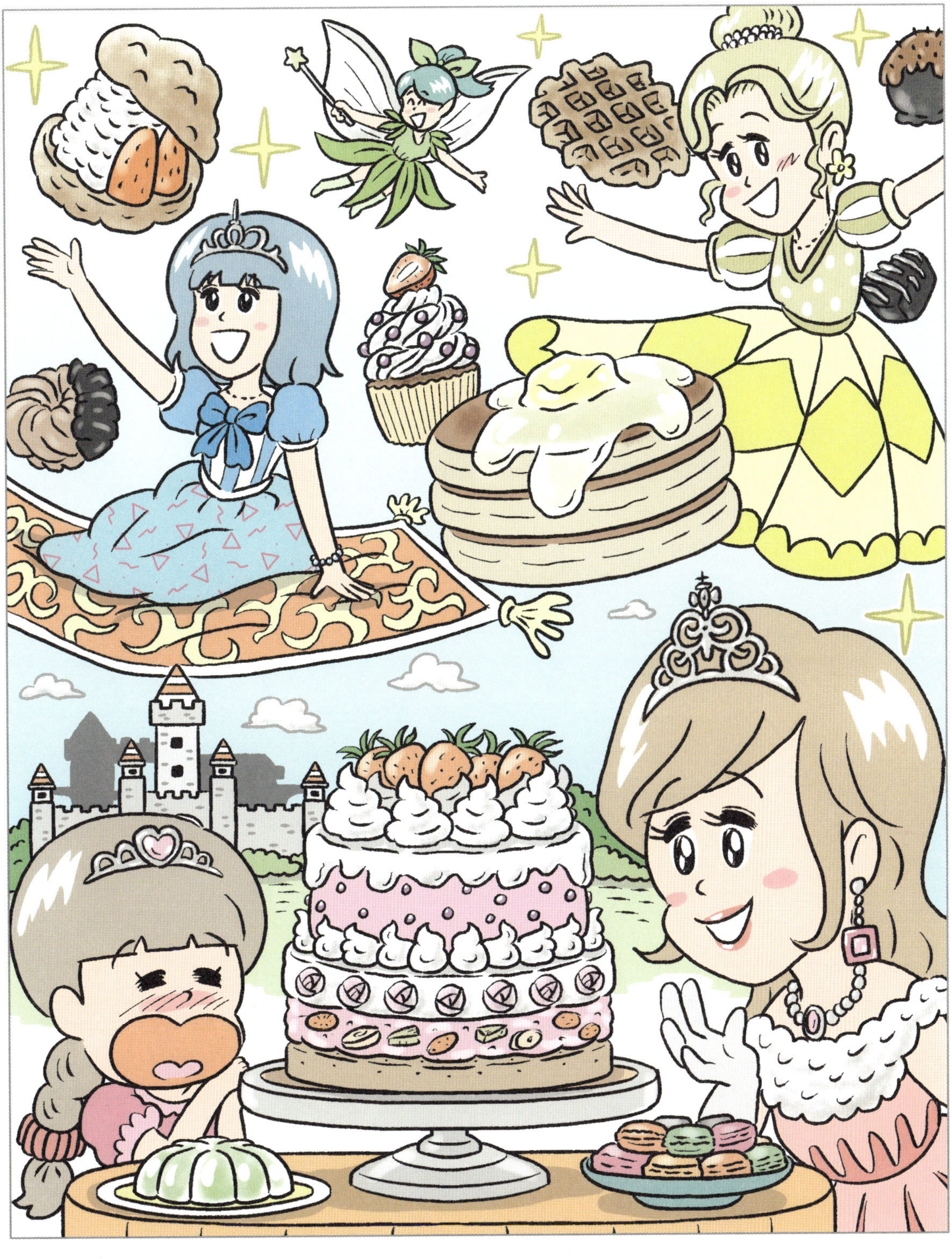

答《こた》えは139ページ

まちがいさがし⑤

レベル
むずかしい

制限《せいげん》時《じ》間《かん》
30秒《びょう》

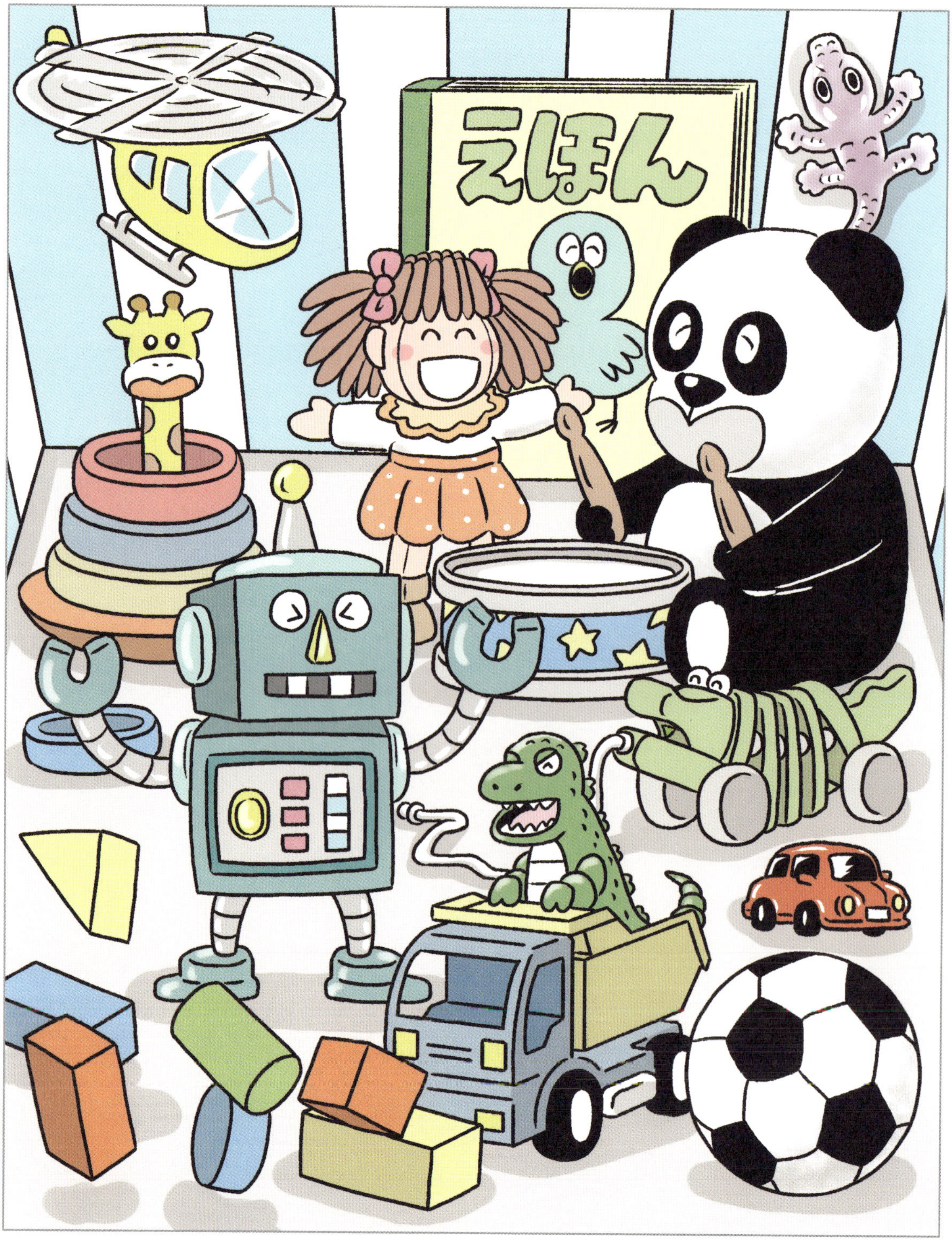

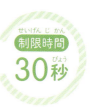

1. 2まいの絵《え》には**ちがうところが10こ**あるよ。
制限時間内《せいげんじかんない》に指《ゆび》は使《つか》わず、目《め》だけで、まちがいを見《み》つけよう。
2. 見《み》つけたまちがい10こを全《すべ》ていっしょに見《み》てみよう。さいしょは、なかなか、むずかしいかもしれないけれど、何回《なんかい》か続《つづ》けると、広《ひろ》いはんいが一度《いちど》に見《み》える「まほうの目《め》」が手《て》に入《はい》るよ。
3. まちがいを一気《いっき》に見《み》られるようになったら、頭《あたま》の中《なか》で絵全体《えぜんたい》を思《おも》いうかべてみよう。

お父さん・お母さんへ　目をよくする遊び方のポイントは17ページへ。

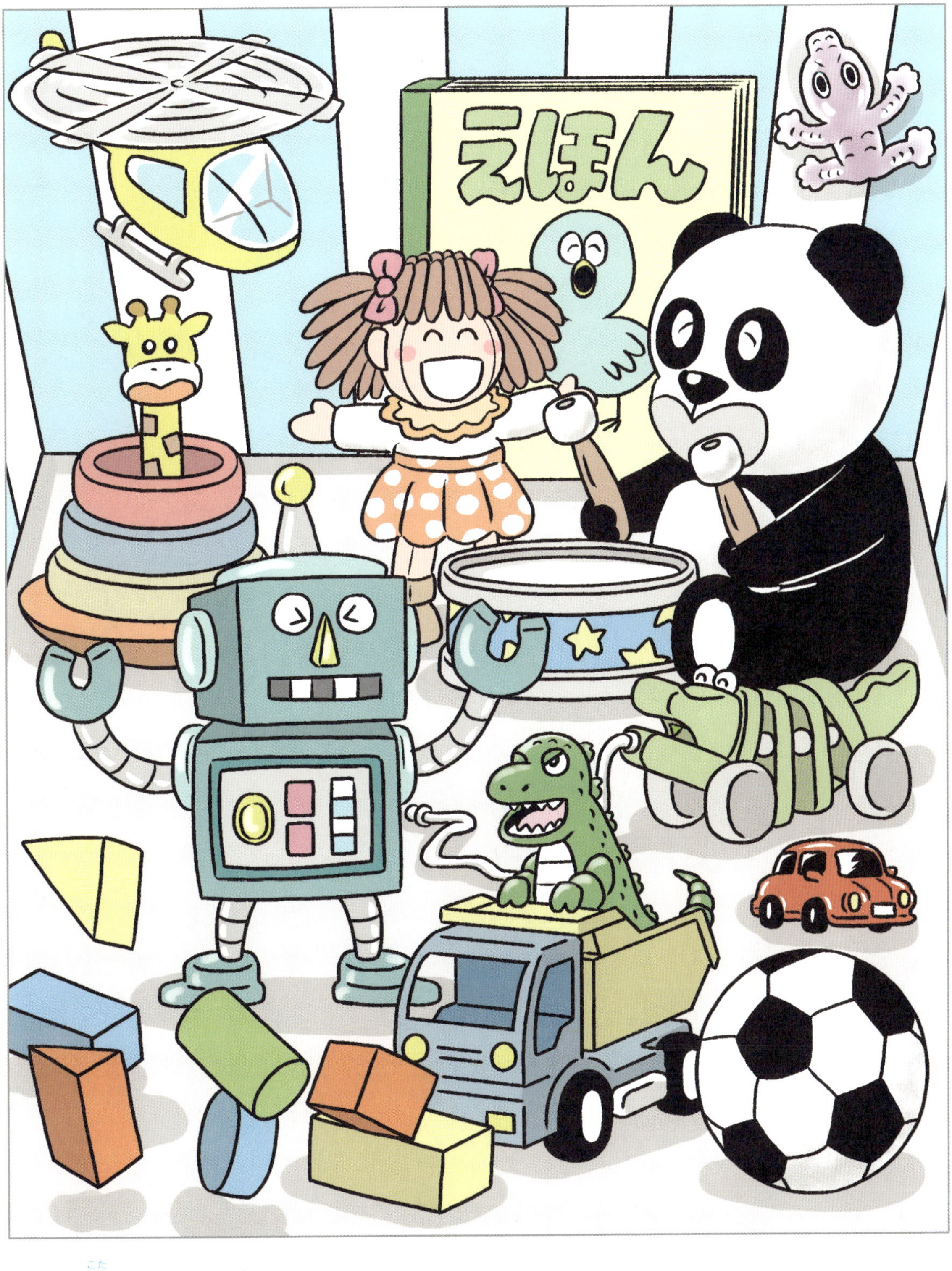

答《こた》えは140ページ

まちがいさがし❻

レベル
ふつう

制限時間《せいげんじかん》
20秒《びょう》

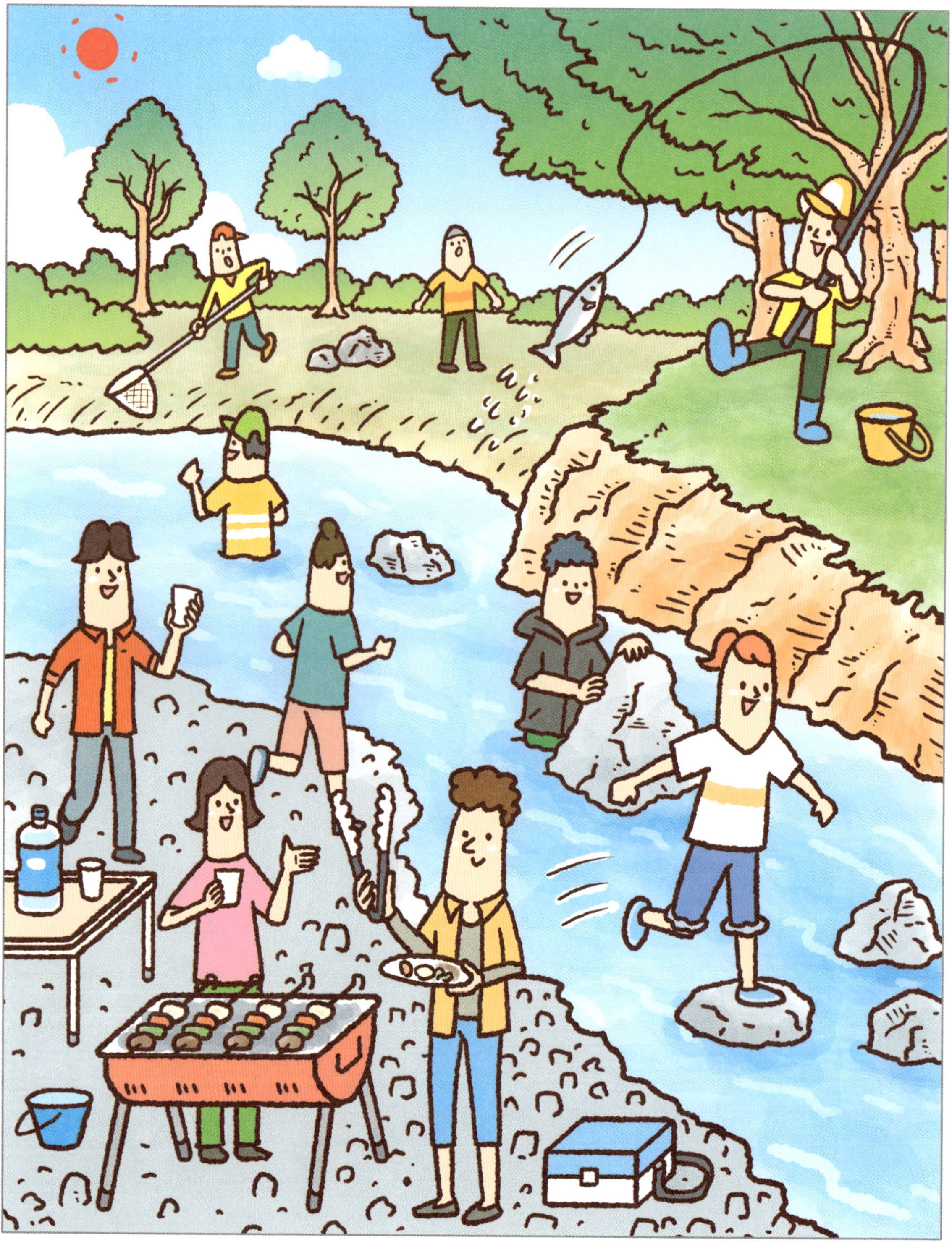

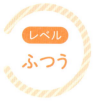

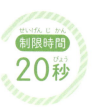

1 2まいの絵《え》には**ちがうところが8つ**あるよ。
制限時間内《せいげんじかんない》に指《ゆび》は使《つか》わず、目《め》だけで、まちがいを見《み》つけよう。

2 見《み》つけたまちがい8つを全《すべ》ていっしょに見《み》てみよう。さいしょは、なかなか、むずかしいかもしれないけれど、何回《なんかい》か続《つづ》けると、広《ひろ》いはんいが一度《いちど》に見《み》える「まほうの目《め》」が手《て》に入《はい》るよ。

3 まちがいを一気《いっき》に見《み》られるようになったら、頭《あたま》の中《なか》で絵全体《えぜんたい》を思《おも》いうかべてみよう。

お父さん・お母さんへ　目をよくする遊び方のポイントは17ページへ。

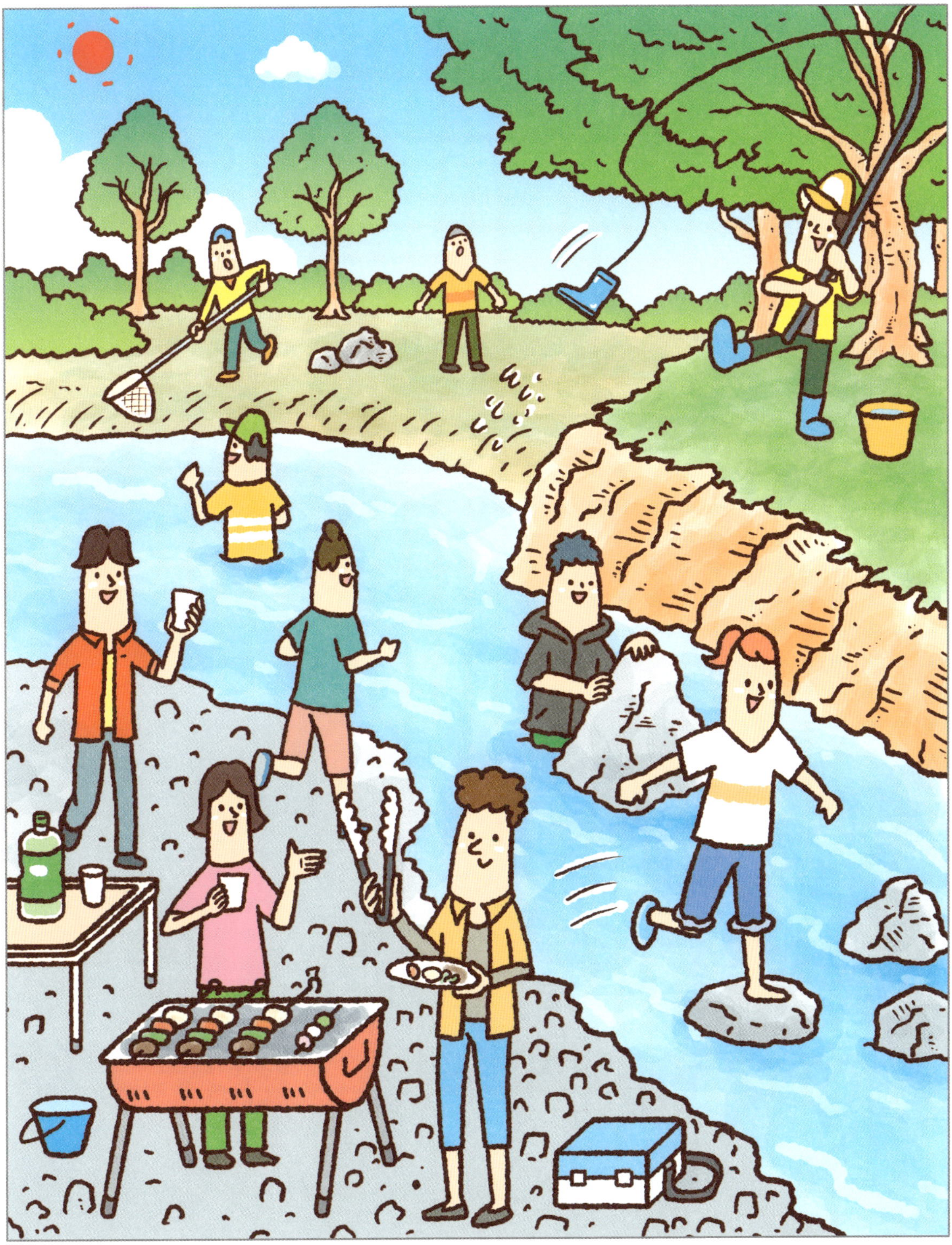

答《こた》えは140ページ

まちがいさがし 7

レベル
ふつう

制限《せいげん》時《じ》間《かん》
20秒《びょう》

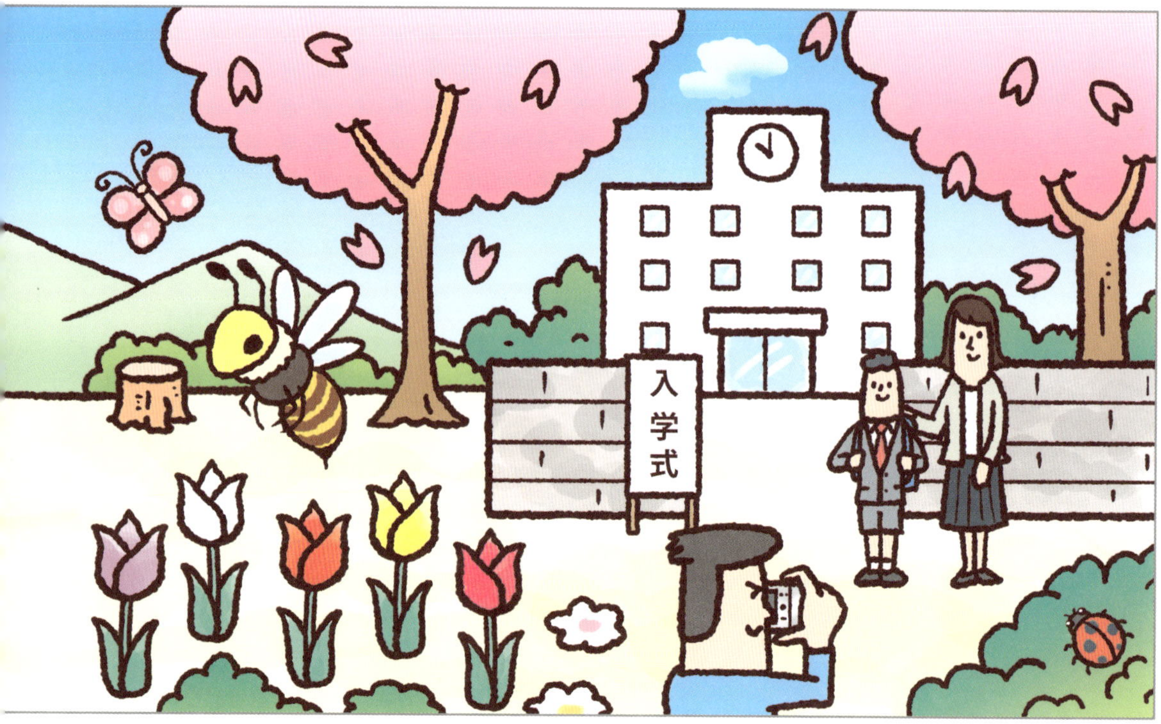

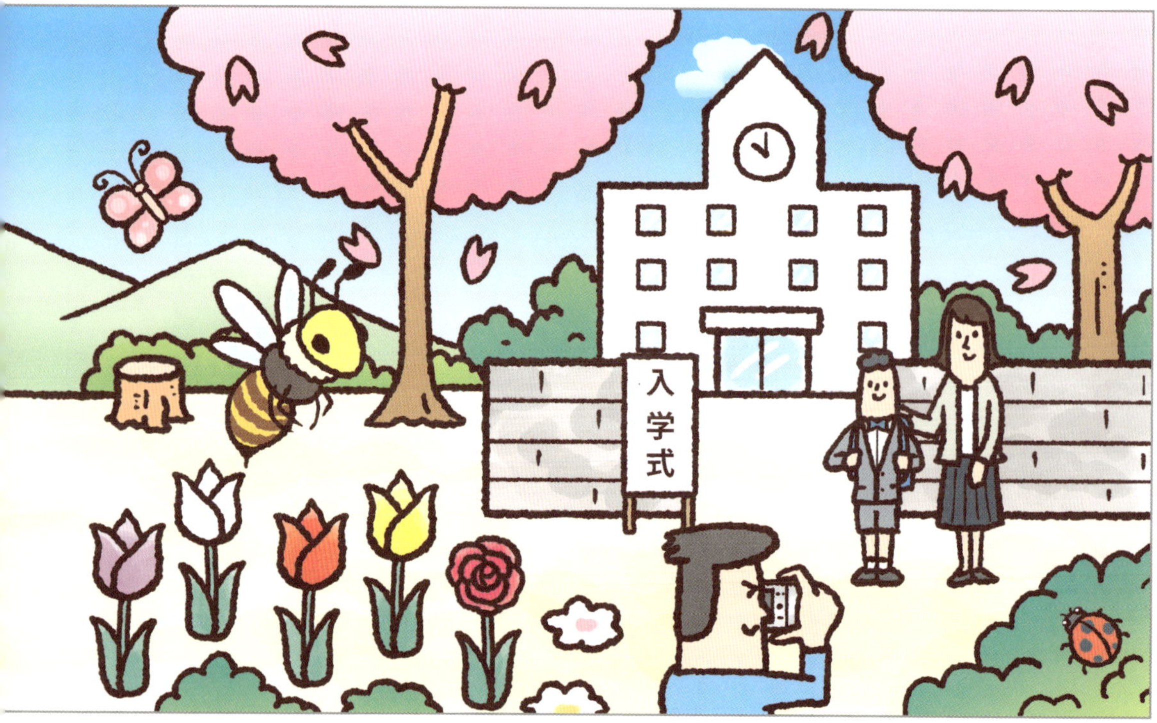

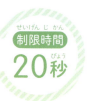

1 2まいの絵《え》には**ちがうところが8つ**あるよ。
制限《せいげん》時《じ》間内《かんない》に指《ゆび》は使《つか》わず、目《め》だけで、まちがいを見《み》つけよう。

2 見《み》つけたまちがい8つを全《すべ》ていっしょに見《み》てみよう。さいしょは、なかなか、むずかしいかもしれないけれど、何回《なんかい》か続《つづ》けると、広《ひろ》いはんいが一度《いちど》に見《み》える「まほうの目《め》」が手《て》に入《はい》るよ。

3 まちがいを一気《いっき》に見《み》られるようになったら、頭《あたま》の中《なか》で絵全体《えぜんたい》を思《おも》いうかべてみよう。

お父さん・お母さんへ　目をよくする遊び方のポイントは17ページへ。

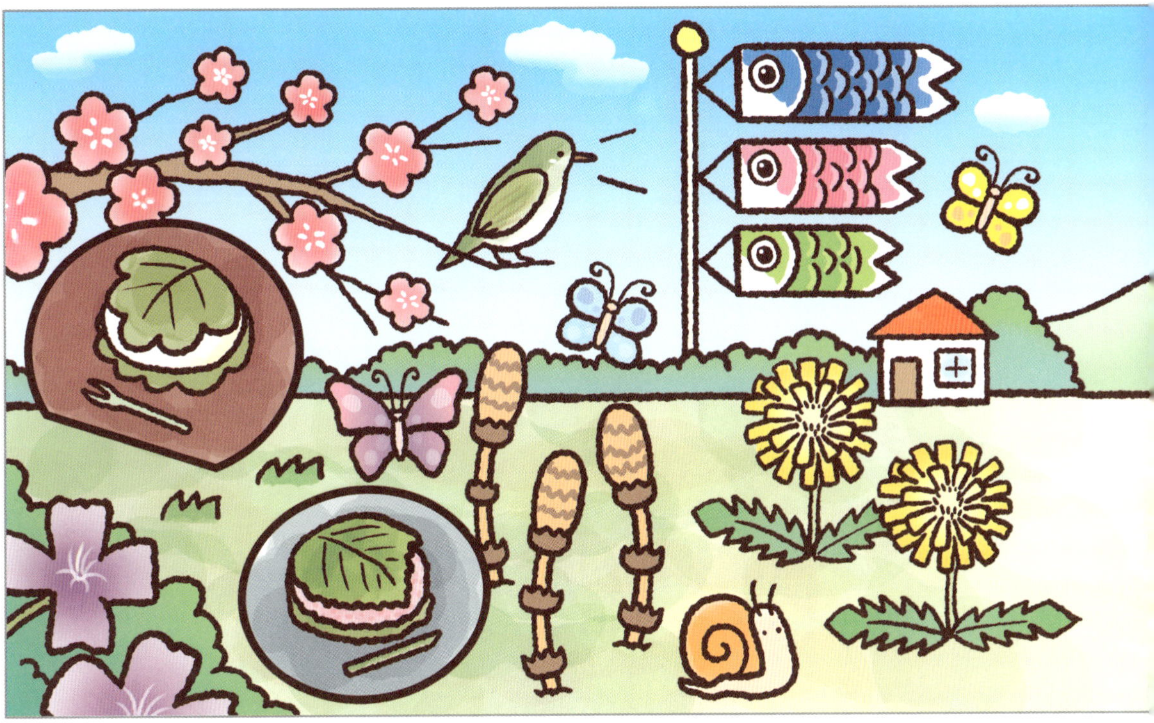

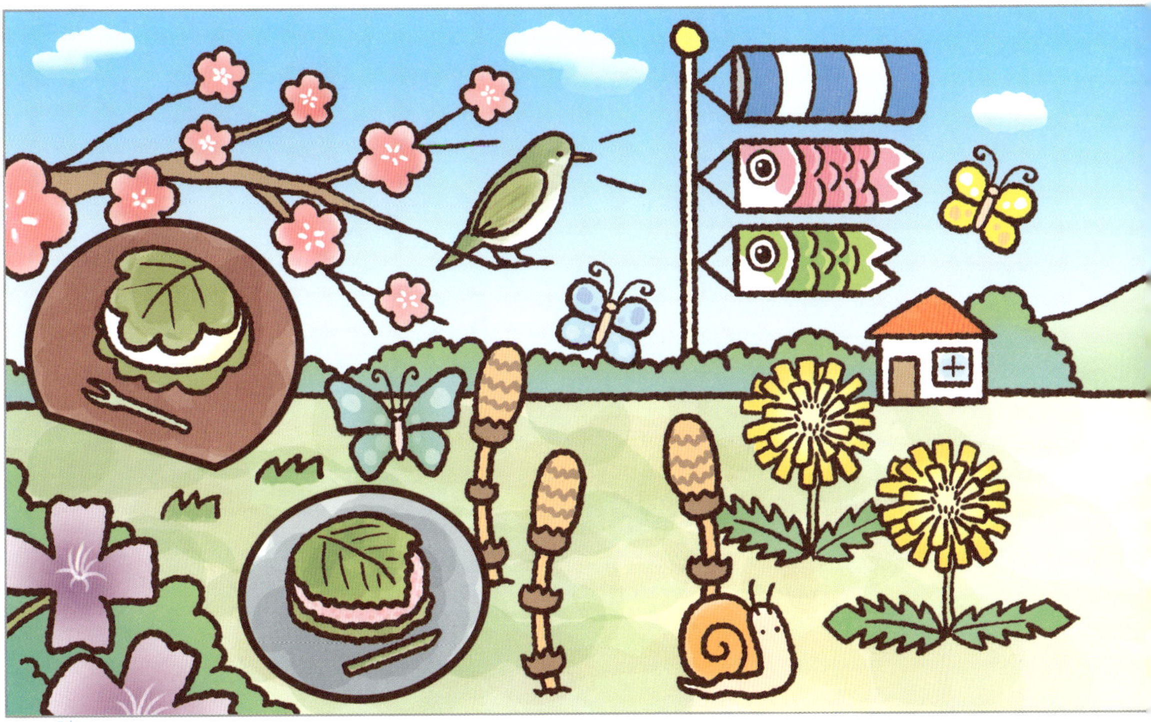

答《こた》えは140ページ

まちがいさがし❽

レベル
ふつう

制限《せいげん》時《じ》間《かん》
20秒《びょう》

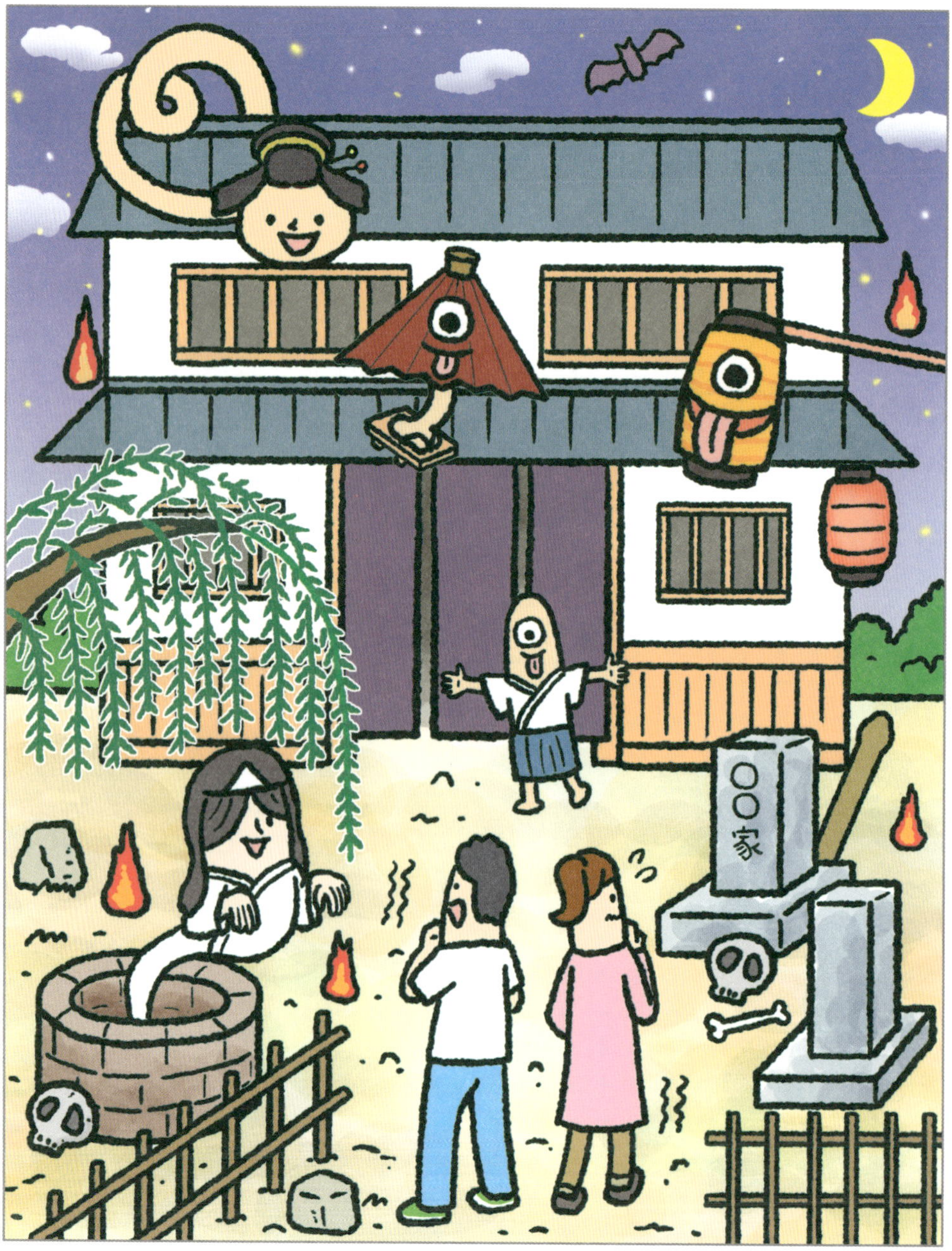

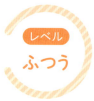

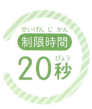

1. 2まいの絵《え》には**ちがうところが8つ**あるよ。
制限時間内《せいげんじかんない》に指《ゆび》は使《つか》わず、目《め》だけで、まちがいを見《み》つけよう。
2. 見《み》つけたまちがい8つを全《すべ》ていっしょに見《み》てみよう。さいしょは、なかなか、むずかしいかもしれないけれど、何回《なんかい》か続《つづ》けると、広《ひろ》いはんいが一度《いちど》に見《み》える「まほうの目《め》」が手《て》に入《はい》るよ。
3. まちがいを一気《いっき》に見《み》られるようになったら、頭《あたま》の中《なか》で絵《え》全体《ぜんたい》を思《おも》いうかべてみよう。

お父さん・お母さんへ　目をよくする遊び方のポイントは17ページへ。

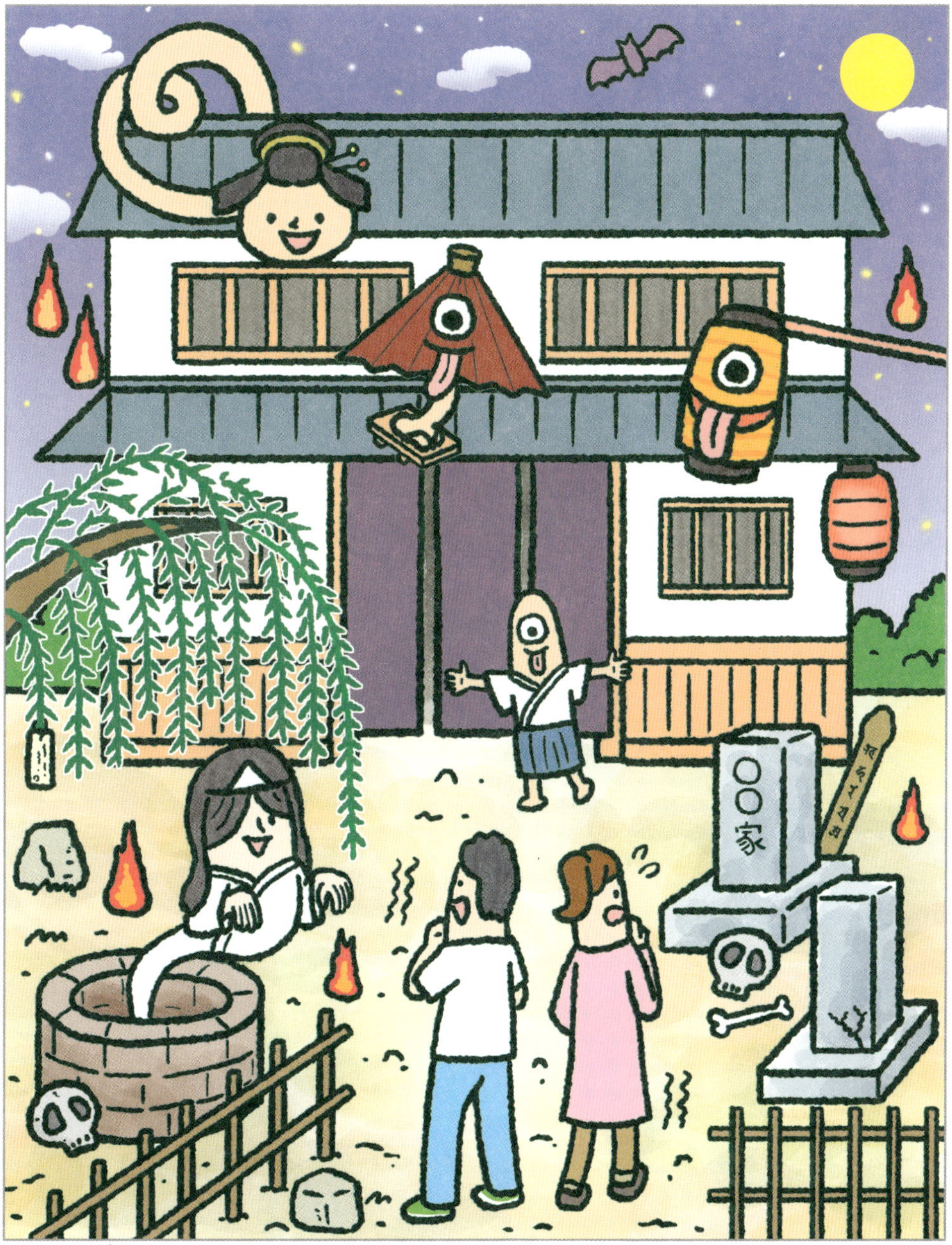

答《こた》えは140ページ

まちがいさがし 9

レベル
ふつう

制限《せいげん》時《じ》間《かん》
40秒《びょう》

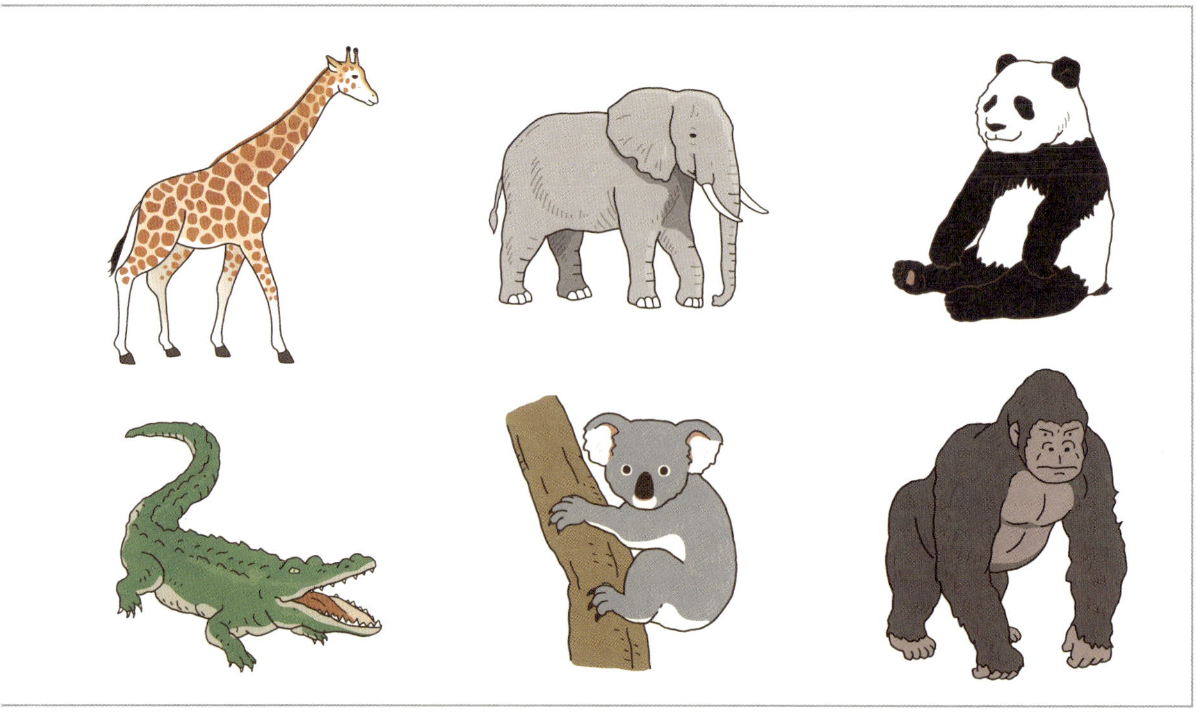

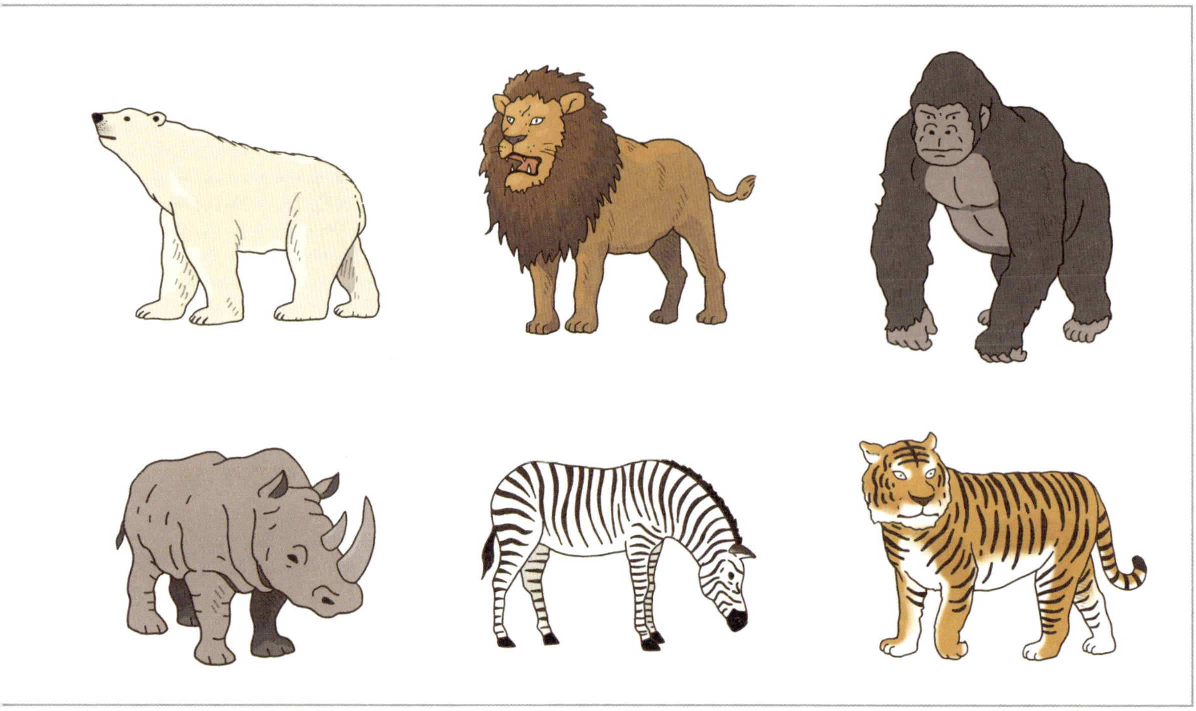

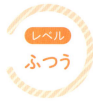

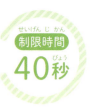

下《した》の絵《え》は上《うえ》の絵《え》を左右《さゆう》にひっくり返《かえ》したものだよ。ページ全体《ぜんたい》を見《み》て、①と②の質問《しつもん》に答《こた》えよう。

① 位置《いち》がちがっている動物《どうぶつ》が4体《たい》いるよ。どれかな？

② 絵自体《えじたい》がちがっている動物《どうぶつ》が2体《たい》いるよ。どーれだ?

まちがいを全部見《ぜんぶみ》つけたら、本《ほん》の中心《ちゅうしん》に視点《してん》を置《お》いて、2枚《まい》の絵全体《えぜんたい》を一度《いちど》に見《み》てみよう。

お父さん・お母さんへ　目をよくする遊び方のポイントは17ページへ。

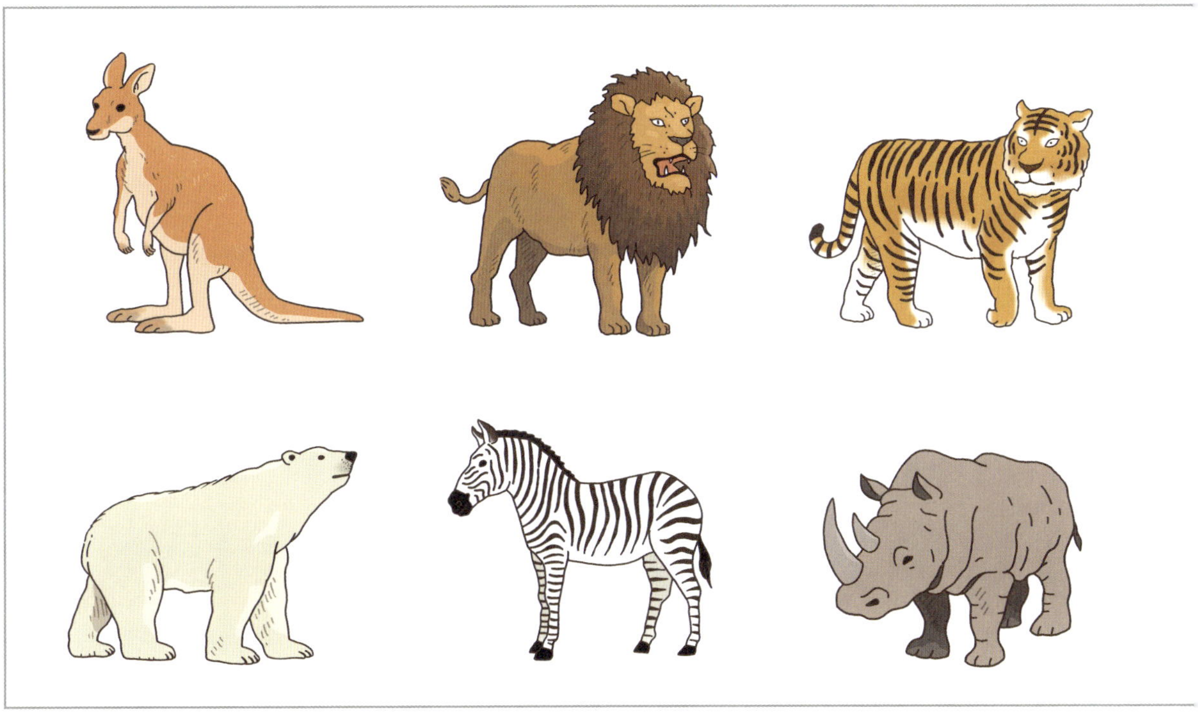

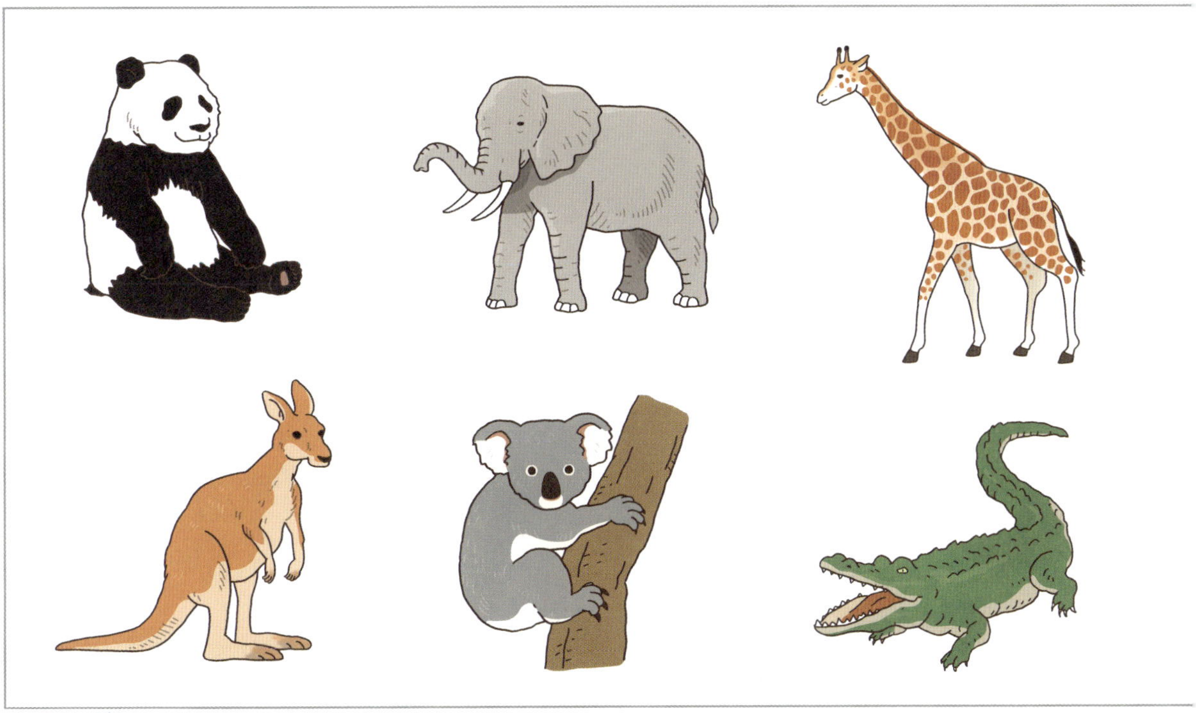

答《こた》えは140ページ

まちがいさがし⑩

レベル
ふつう

制限《せいげん》時《じ》間《かん》
20秒《びょう》

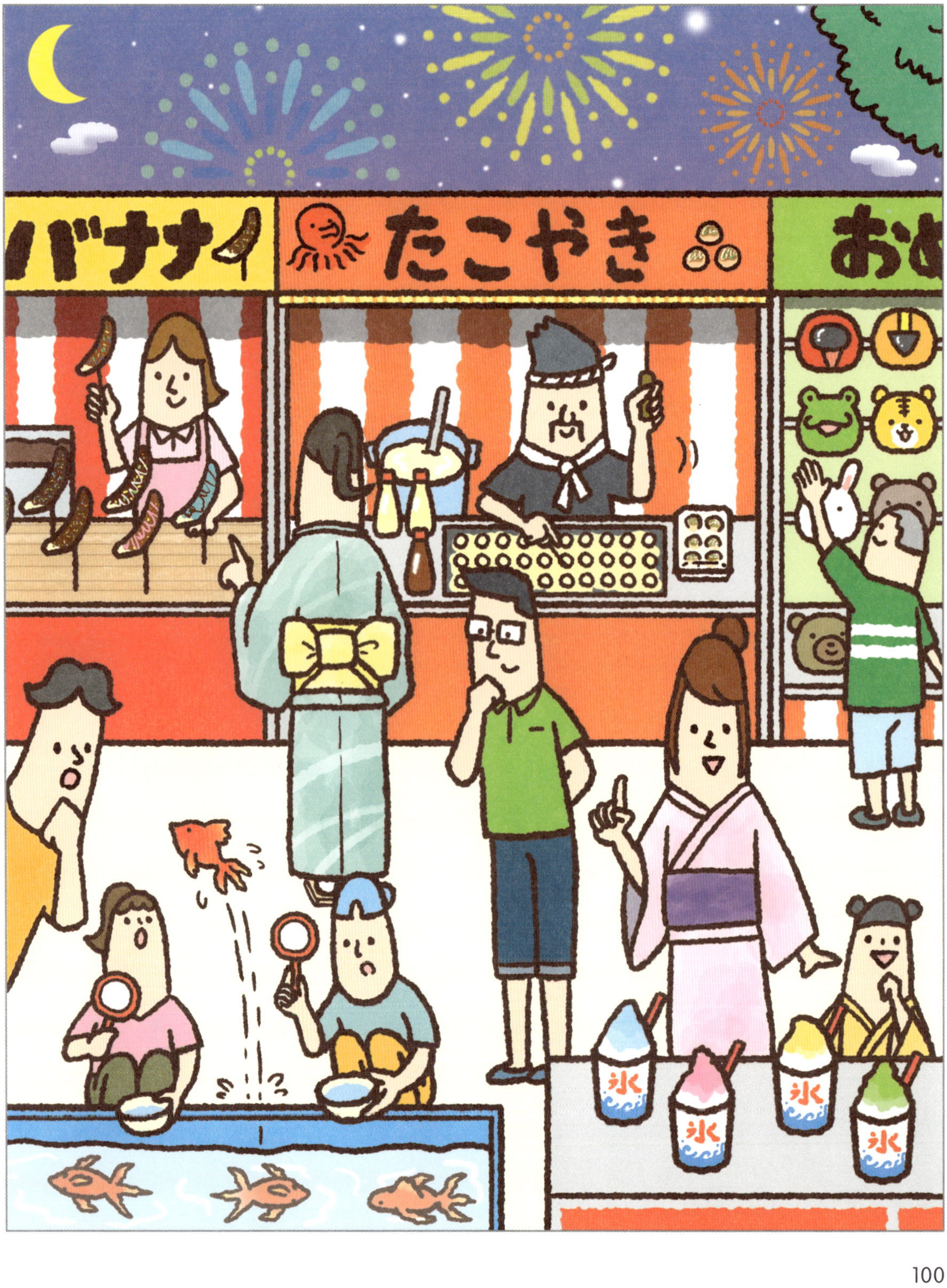

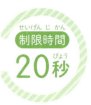

1 2まいの絵《え》にはちがうところが8つあるよ。
制限《せいげん》時間内《じかんない》に指《ゆび》は使《つか》わず、目《め》だけで、まちがいを見《み》つけよう。

2 見《み》つけたまちがい8つを全《すべ》ていっしょに見《み》てみよう。さいしょは、なかなか、むずかしいかもしれないけれど、何回《なんかい》か続《つづ》けると、広《ひろ》いはんいが一度《いちど》に見《み》える「まほうの目《め》」が手《て》に入《はい》るよ。

3 まちがいを一気《いっき》に見《み》られるようになったら、頭《あたま》の中《なか》で絵《え》全体《ぜんたい》を思《おも》いうかべてみよう。

お父さん・お母さんへ　目をよくする遊び方のポイントは17ページへ。

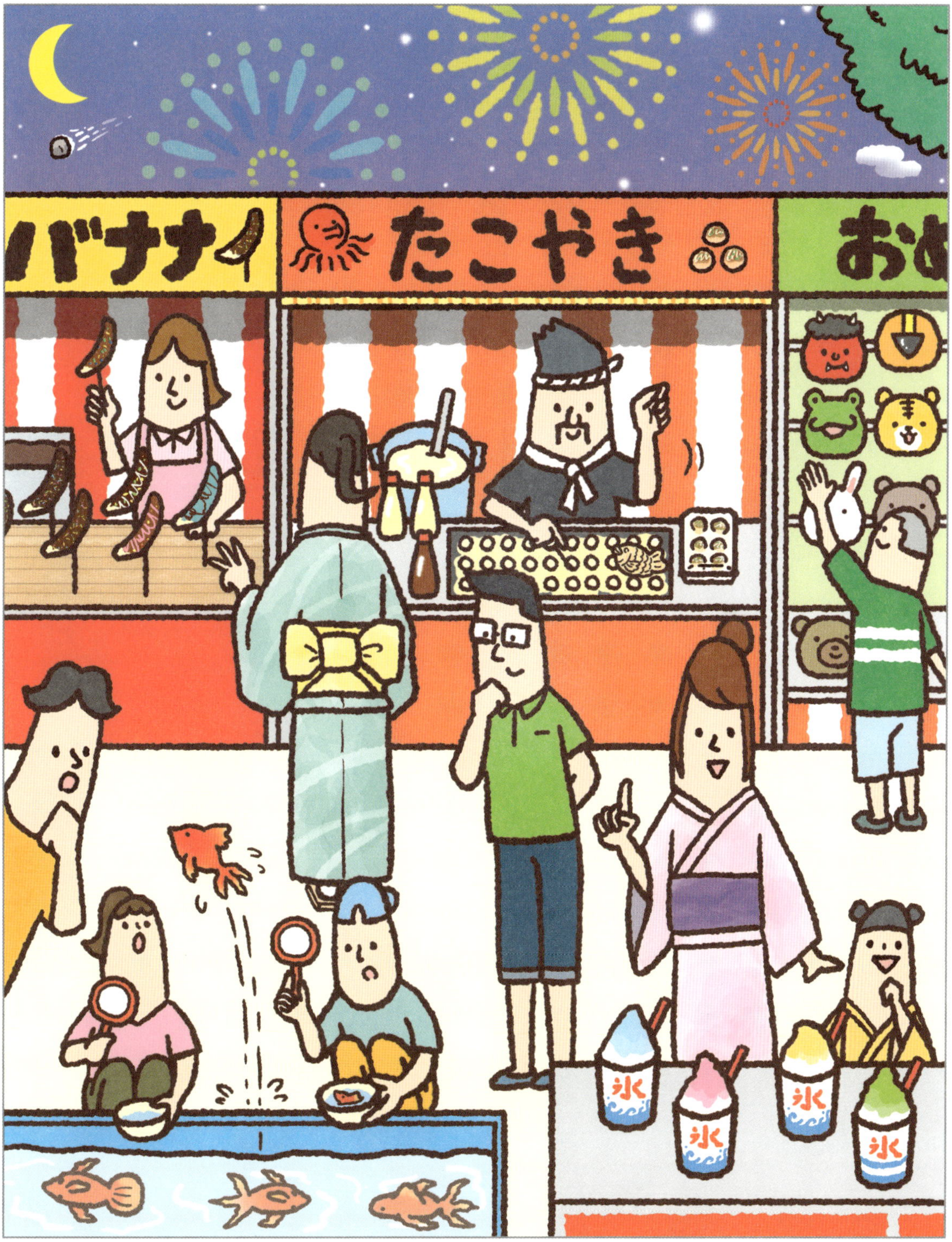

●答《こた》えは140ページ

まちがいさがし⑪

レベル
ふつう

制限《せいげん》時《じ》間《かん》
20秒《びょう》

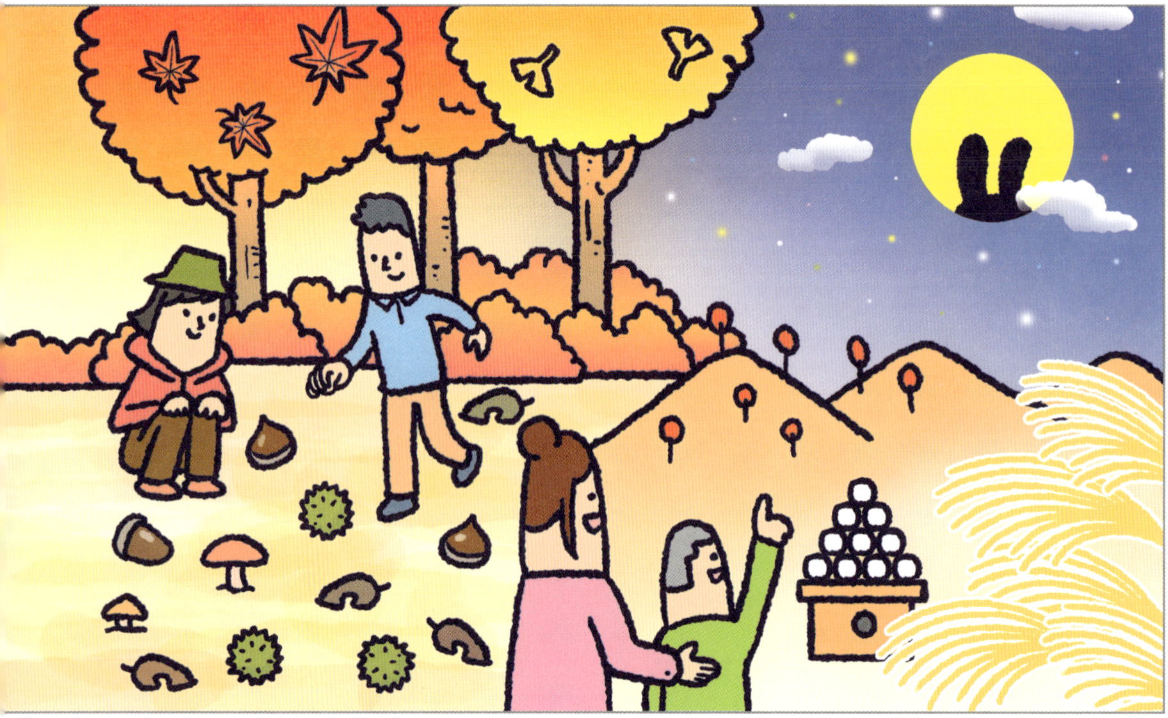

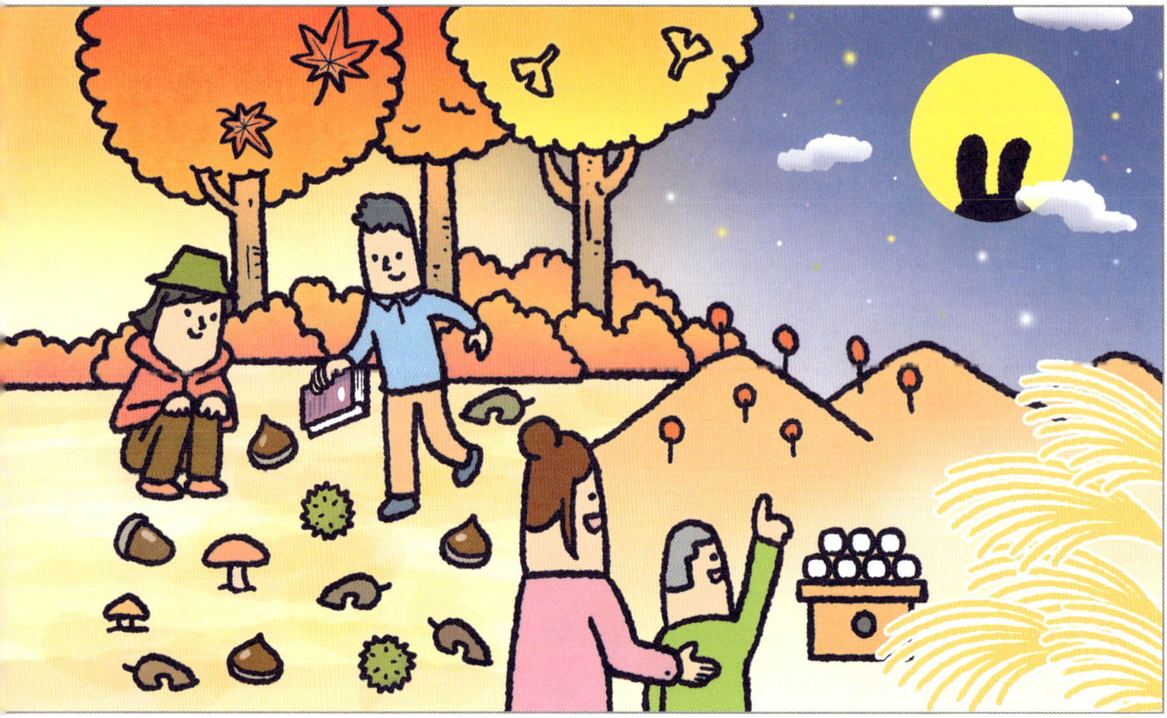

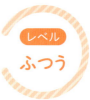

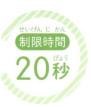

1. 2まいの絵《え》には**ちがうところが8つ**あるよ。
   制限時間内《せいげんじかんない》に指《ゆび》は使《つか》わず、目《め》だけで、まちがいを見《み》つけよう。
2. 見《み》つけたまちがい8つを全《すべ》ていっしょに見《み》てみよう。さいしょは、なかなか、むずかしいかもしれないけれど、何回《なんかい》か続《つづ》けると、広《ひろ》いはんいが一度《いちど》に見《み》える「まほうの目《め》」が手《て》に入《はい》るよ。
3. まちがいを一気《いっき》に見《み》られるようになったら、頭《あたま》の中《なか》で絵全体《えぜんたい》を思《おも》いうかべてみよう。

お父さん・お母さんへ　目をよくする遊び方のポイントは17ページへ。

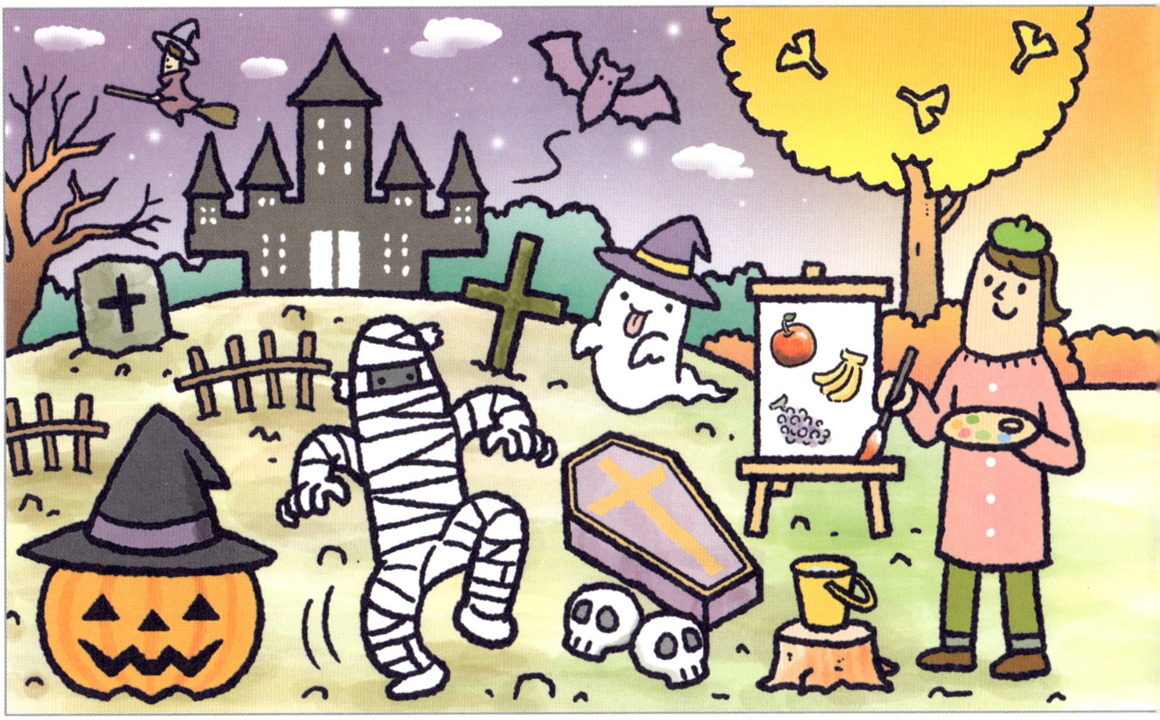

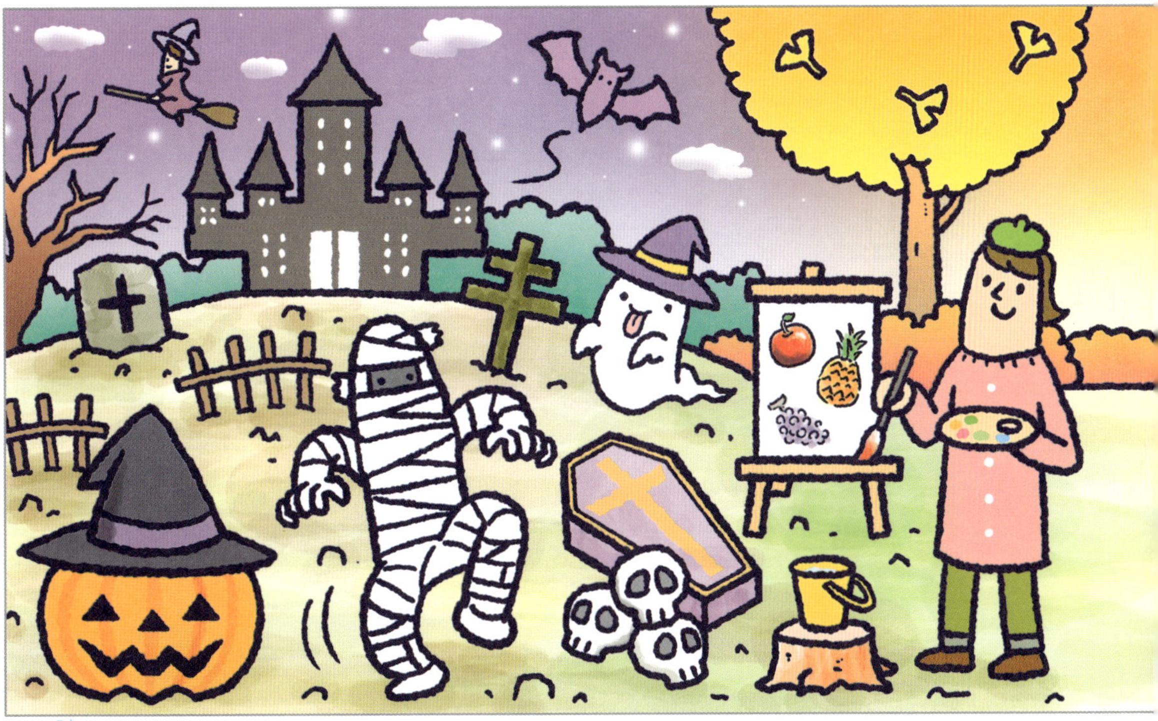

答《こた》えは141ページ

まちがいさがし⑫

レベル
ふつう

制限《せいげん》時《じ》間《かん》
20秒《びょう》

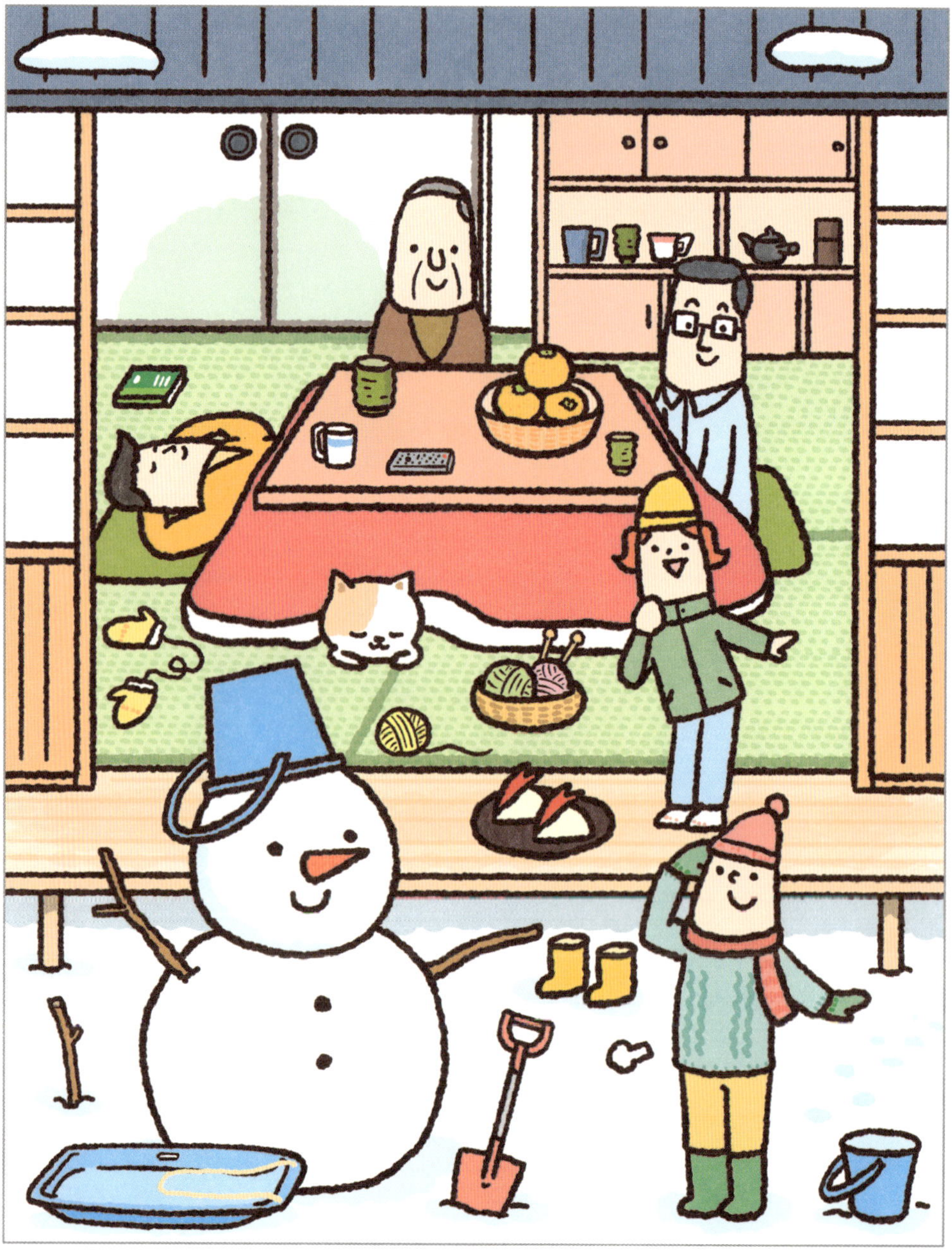

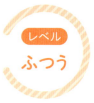

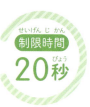

1 2まいの絵《え》には**ちがうところが8つ**あるよ。
制限時間内《せいげんじかんない》に指《ゆび》は使《つか》わず、目《め》だけで、まちがいを見《み》つけよう。

2 見《み》つけたまちがい8つを全《すべ》ていっしょに見《み》てみよう。さいしょは、なかなか、むずかしいかもしれないけれど、何回《なんかい》か続《つづ》けると、広《ひろ》いはんいが一度《いちど》に見《み》える「まほうの目《め》」が手《て》に入《はい》るよ。

3 まちがいを一気《いっき》に見《み》られるようになったら、頭《あたま》の中《なか》で絵全体《えぜんたい》を思《おも》いうかべてみよう。

お父さん・お母さんへ　目をよくする遊び方のポイントは17ページへ。

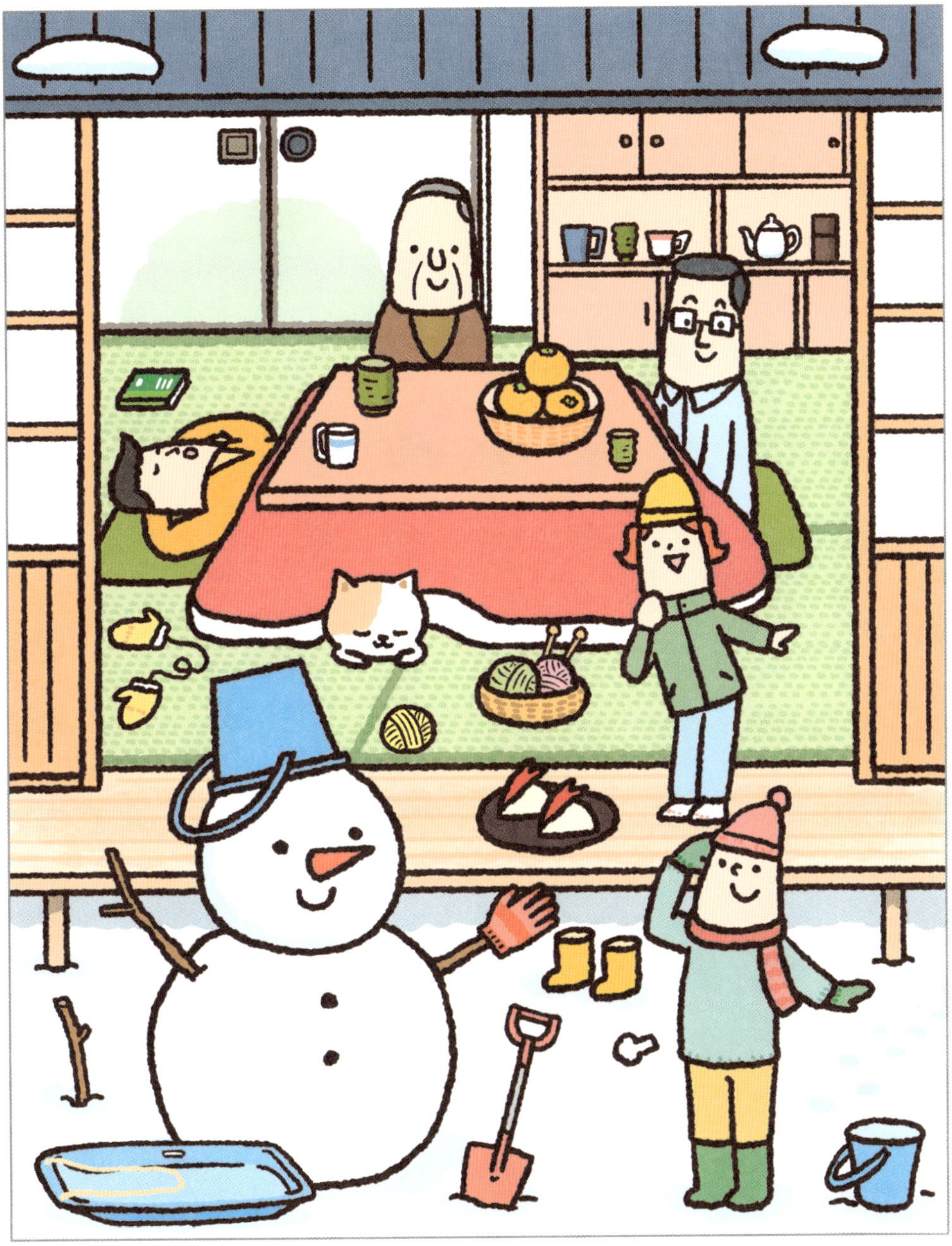

 答《こた》えは141ページ

まちがいさがし⑬

レベル
ふつう

制限《せいげん》時《じ》間《かん》
40秒《びょう》

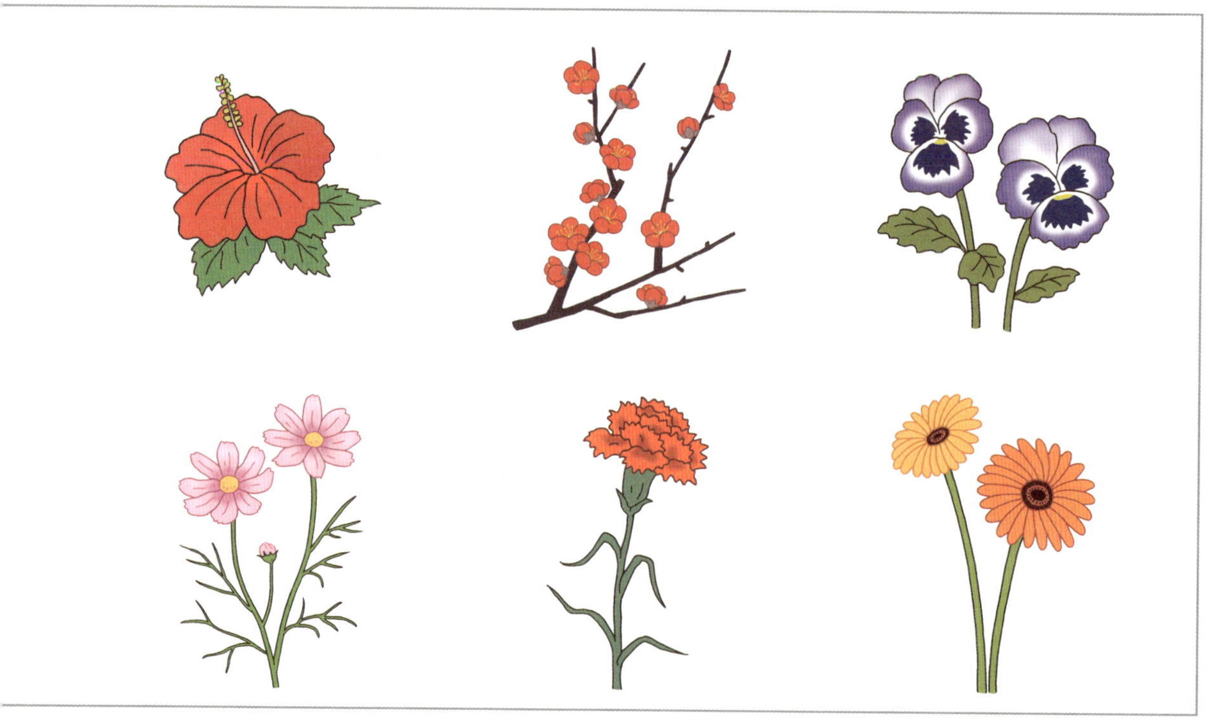

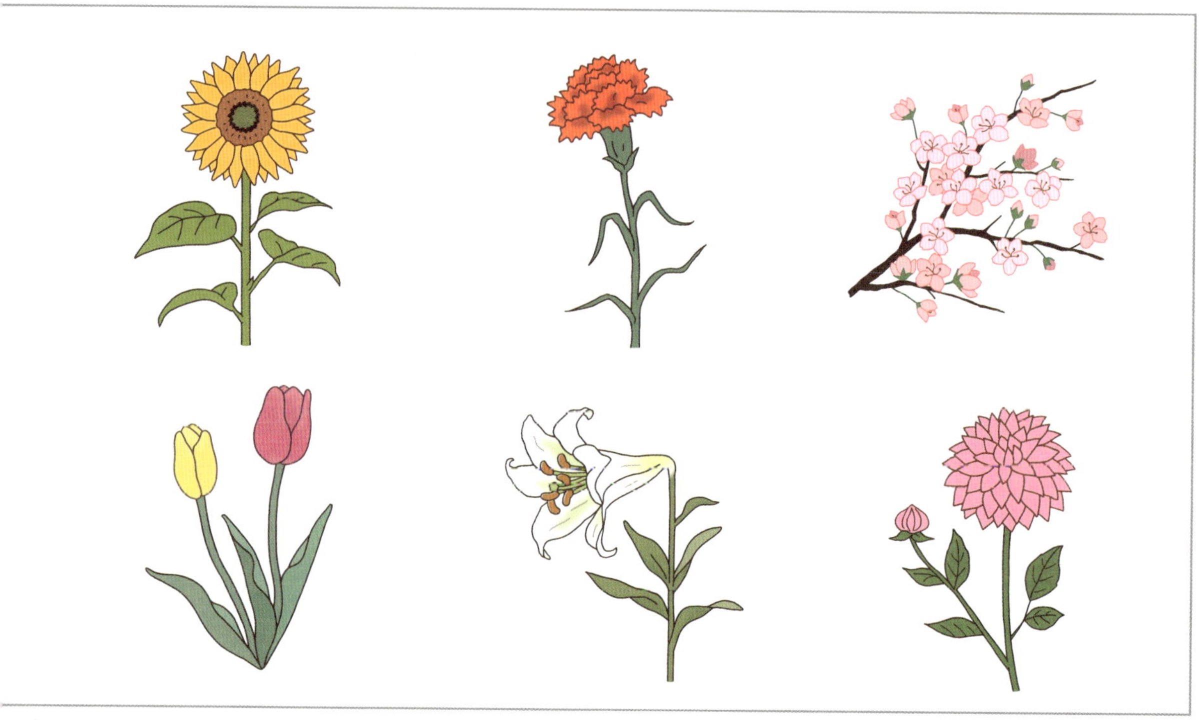

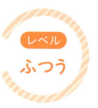

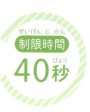

下《した》の絵《え》は上《うえ》の絵《え》を左右《さゆう》にひっくり返《かえ》したものだよ。①と②の質問《しつもん》に答《こた》えよう。

① 位置《いち》がちがっている花《はな》が4つあるよ。どれかな？

② 絵自体《えじたい》がちがっている花《はな》が2つあるよ。どーれだ？

まちがいを全部《ぜんぶ》、見《み》つけたら、本《ほん》の中心《ちゅうしん》に視点《してん》を置《お》いて、2枚《まい》の絵全体《えぜんたい》を一度《いちど》に見《み》てみよう。

お父さん・お母さんへ　目をよくする遊び方のポイントは17ページへ。

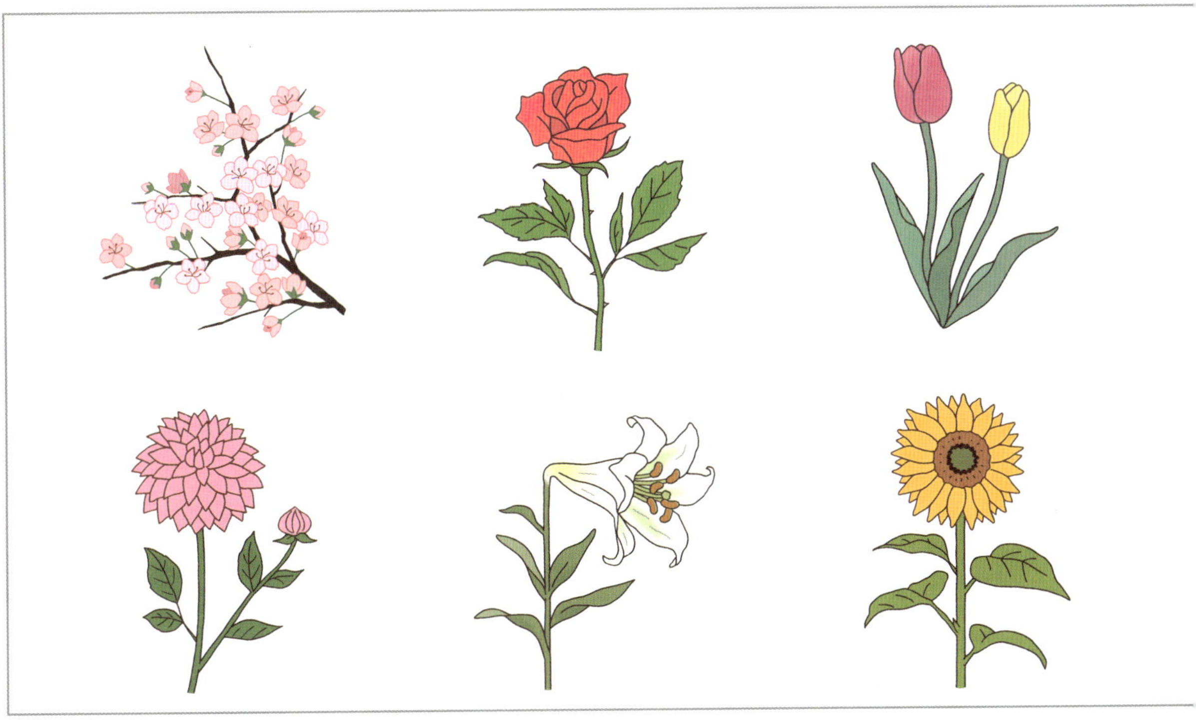

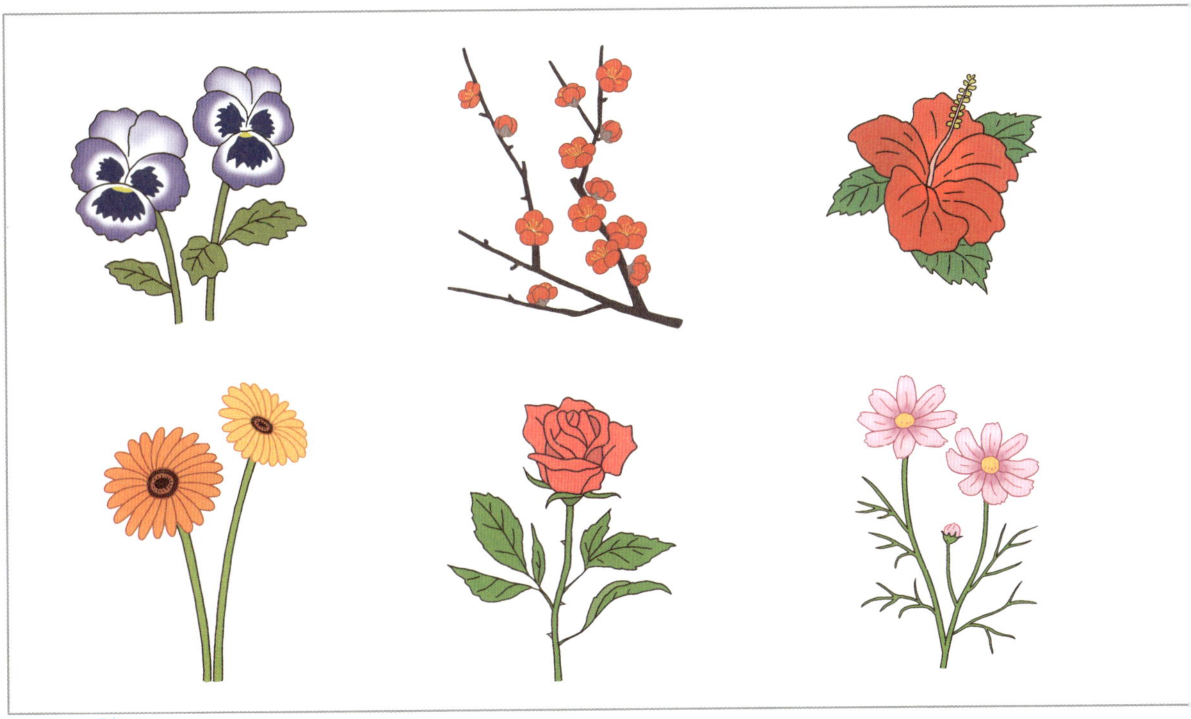

●答《こた》えは141ページ

まちがいさがし⑭

レベル
ふつう

制限《せいげん》時《じ》間《かん》
20秒《びょう》

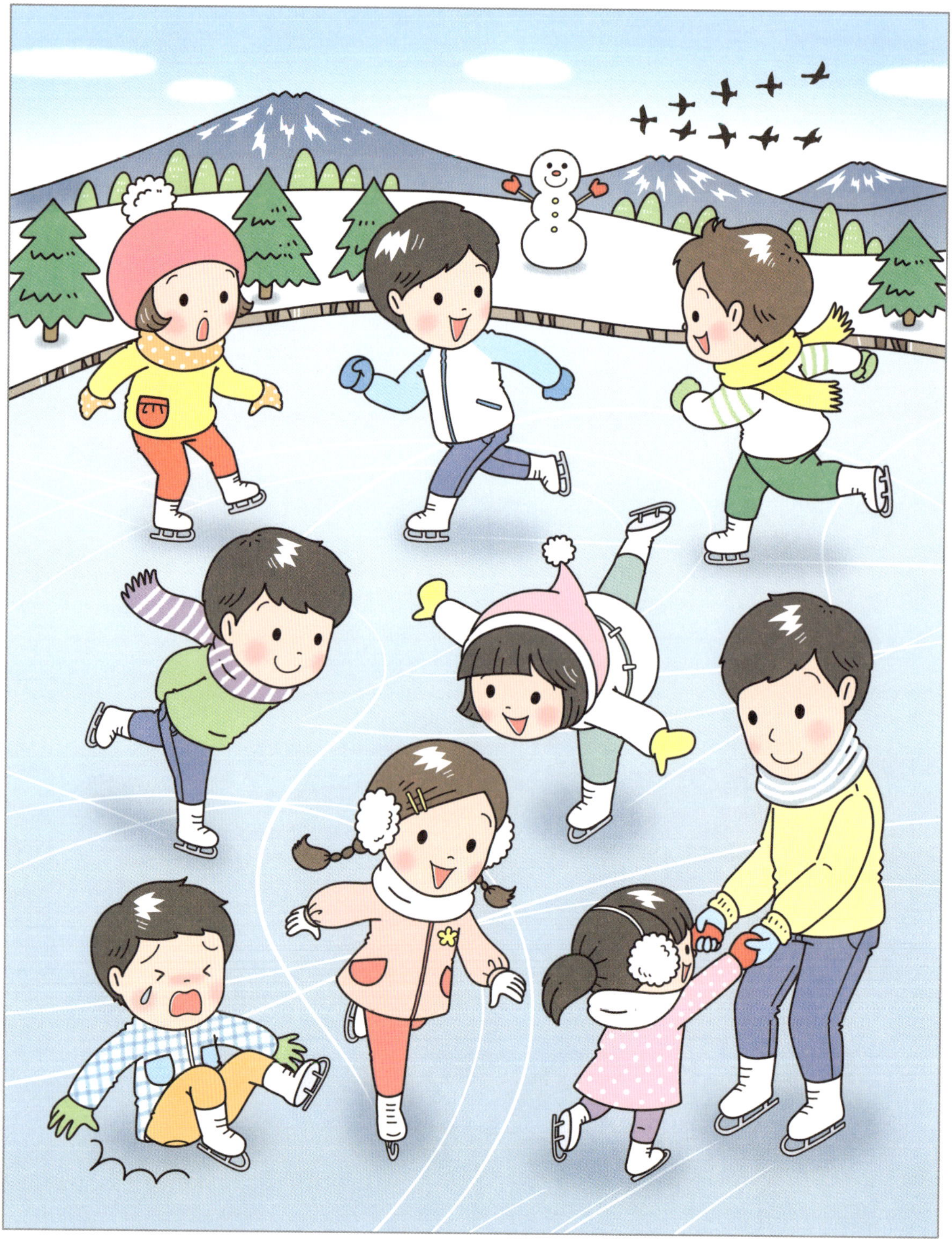

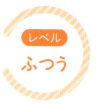

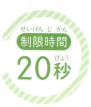

1. 2まいの絵《え》には**ちがうところが8つ**あるよ。
制限時間内《せいげんじかんない》に指《ゆび》は使《つか》わず、目《め》だけで、まちがいを見《み》つけよう。
2. 見《み》つけたまちがい8つを全《すべ》ていっしょに見《み》てみよう。さいしょは、なかなか、むずかしいかもしれないけれど、何回《なんかい》か続《つづ》けると、広《ひろ》いはんいが一度《いちど》に見《み》える「まほうの目《め》」が手《て》に入《はい》るよ。
3. まちがいを一気《いっき》に見《み》られるようになったら、頭《あたま》の中《なか》で絵全体《えぜんたい》を思《おも》いうかべてみよう。

お父さん・お母さんへ　目をよくする遊び方のポイントは17ページへ。

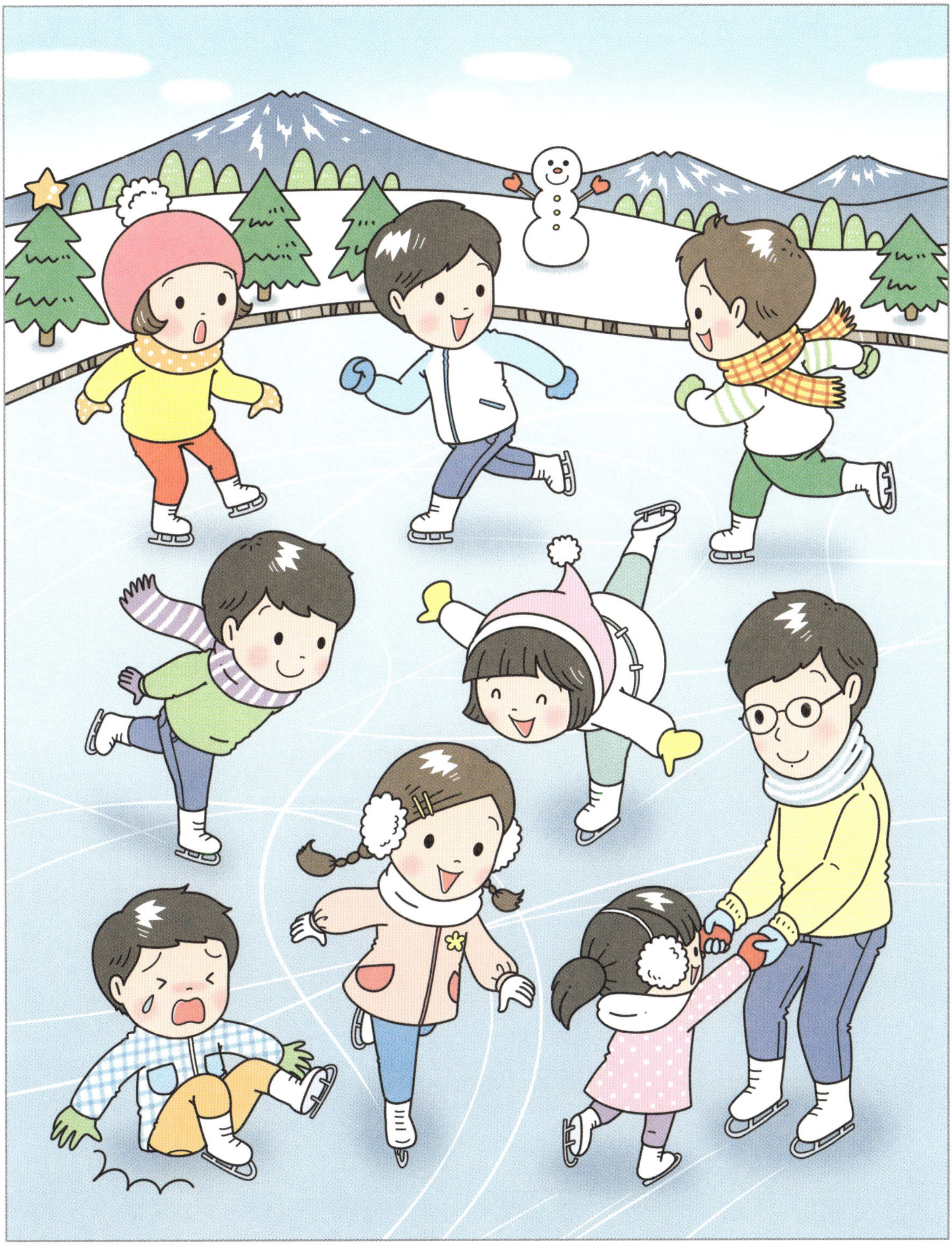

●答《こた》えは141ページ

まちがいさがし⑮

レベル
ふつう

制限《せいげん》時《じ》間《かん》
20秒《びょう》

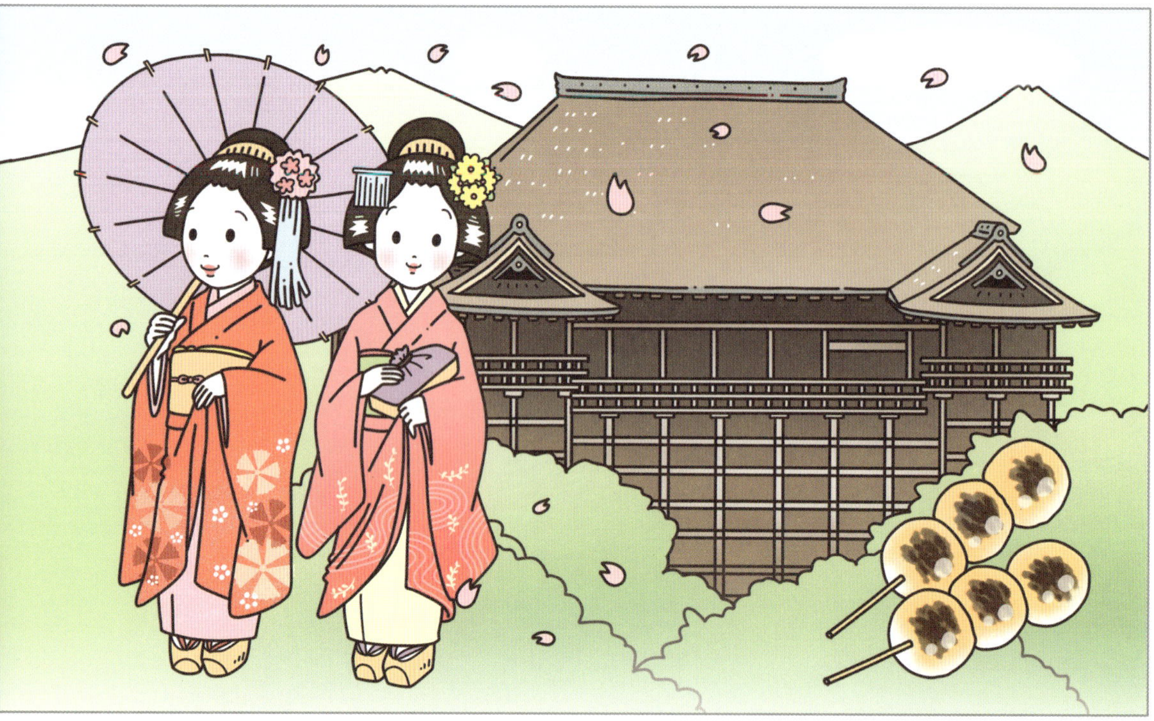

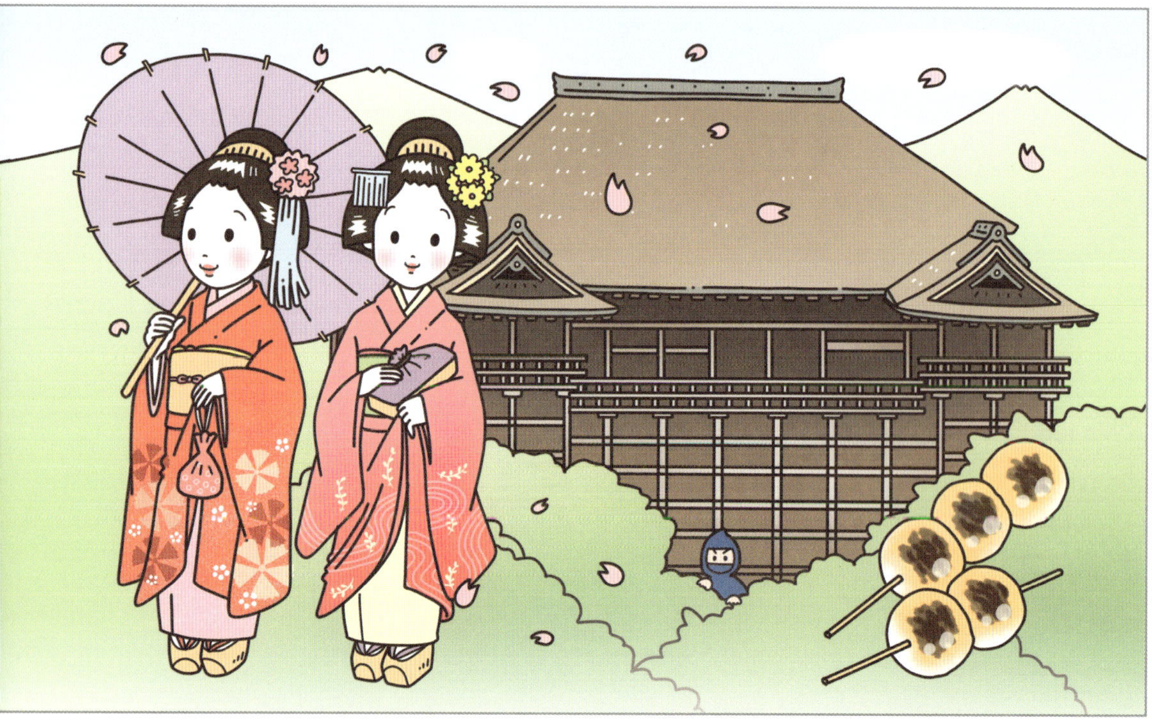

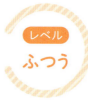

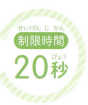

1. 2まいの絵《え》には**ちがうところが8つ**あるよ。
制限《せいげん》時間《じかん》内《ない》に指《ゆび》は使《つか》わず、目《め》だけで、まちがいを見《み》つけよう。
2. 見《み》つけたまちがい8つを全《すべ》ていっしょに見《み》てみよう。さいしょは、なかなか、むずかしいかもしれないけれど、何回《なんかい》か続《つづ》けると、広《ひろ》いはんいが一度《いちど》に見《み》える「まほうの目《め》」が手《て》に入《はい》るよ。
3. まちがいを一気《いっき》に見《み》られるようになったら、頭《あたま》の中《なか》で絵《え》全体《ぜんたい》を思《おも》いうかべてみよう。

お父さん・お母さんへ　目をよくする遊び方のポイントは17ページへ。

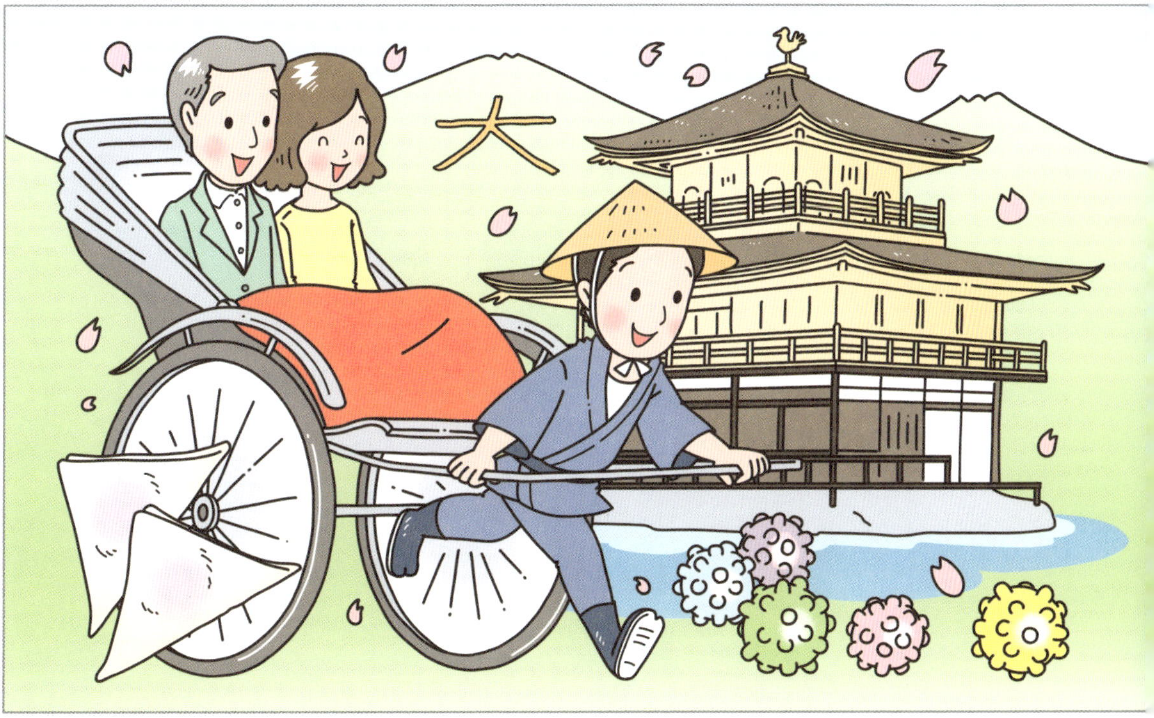

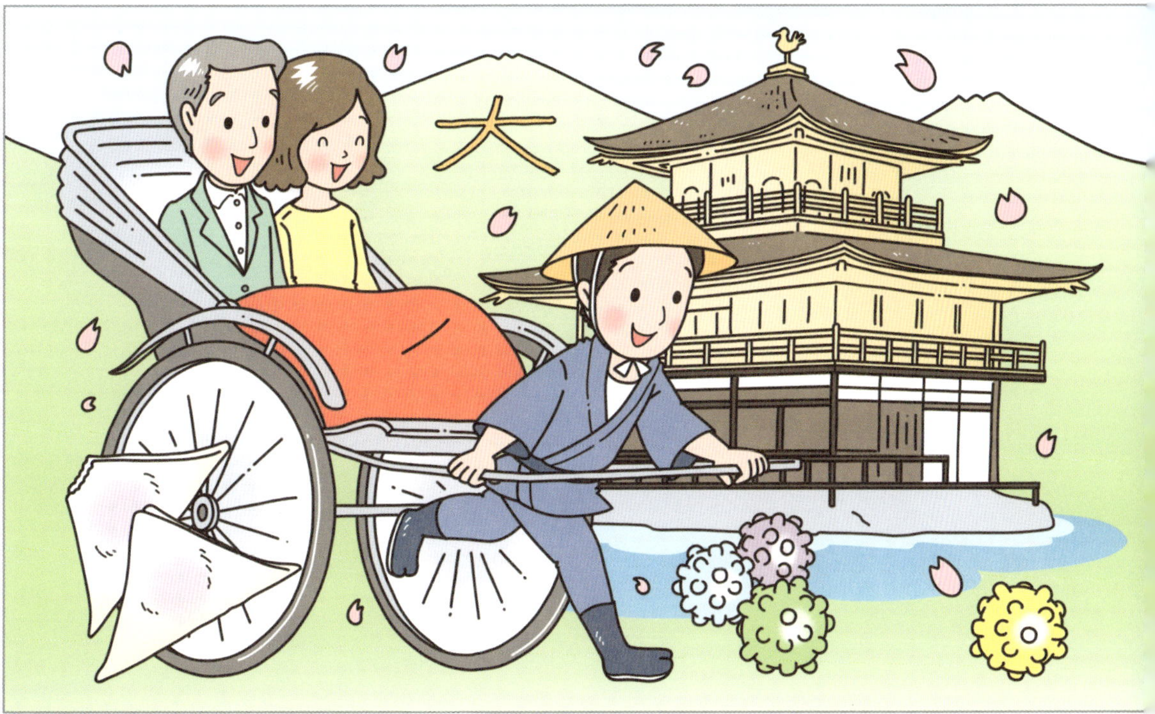

答《こた》えは141ページ

まちがいさがし⑯

レベル
ふつう

制限《せいげん》時《じ》間《かん》
20秒《びょう》

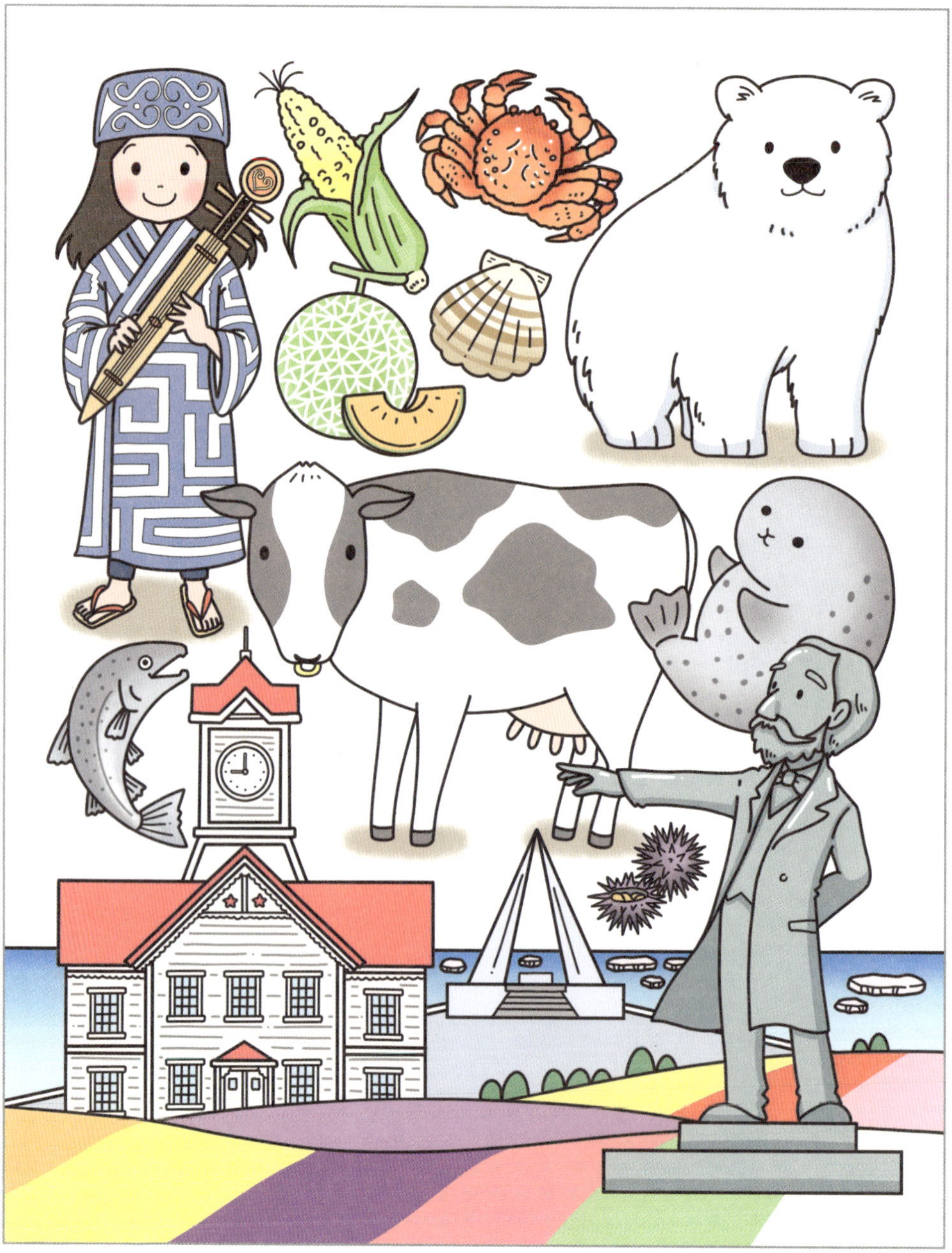

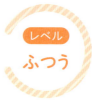

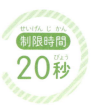

1. 2まいの絵《え》には**ちがうところが8つ**あるよ。
制限時間内《せいげんじかんない》に指《ゆび》は使《つか》わず、目《め》だけで、まちがいを見《み》つけよう。
2. 見《み》つけたまちがい8つを全《すべ》ていっしょに見《み》てみよう。さいしょは、なかなか、むずかしいかもしれないけれど、何回《なんかい》か続《つづ》けると、広《ひろ》いはんいが一度《いちど》に見《み》える「まほうの目《め》」が手《て》に入《はい》るよ。
3. まちがいを一気《いっき》に見《み》られるようになったら、頭《あたま》の中《なか》で絵全体《えぜんたい》を思《おも》いうかべてみよう。

お父さん・お母さんへ　目をよくする遊び方のポイントは17ページへ。

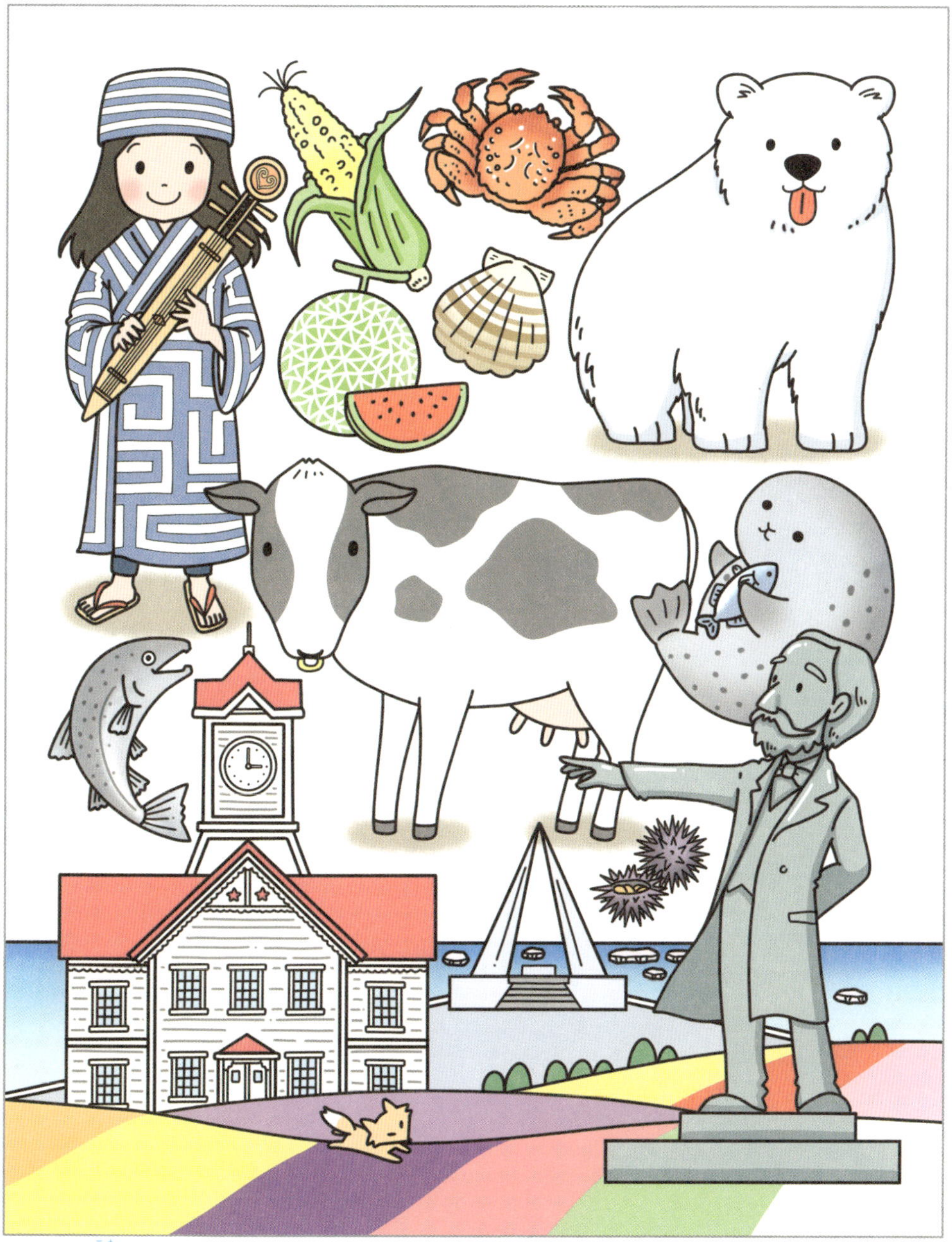

答《こた》えは141ページ

まちがいさがし⑰

レベル ふつう

制限時間《せいげんじかん》 20秒《びょう》

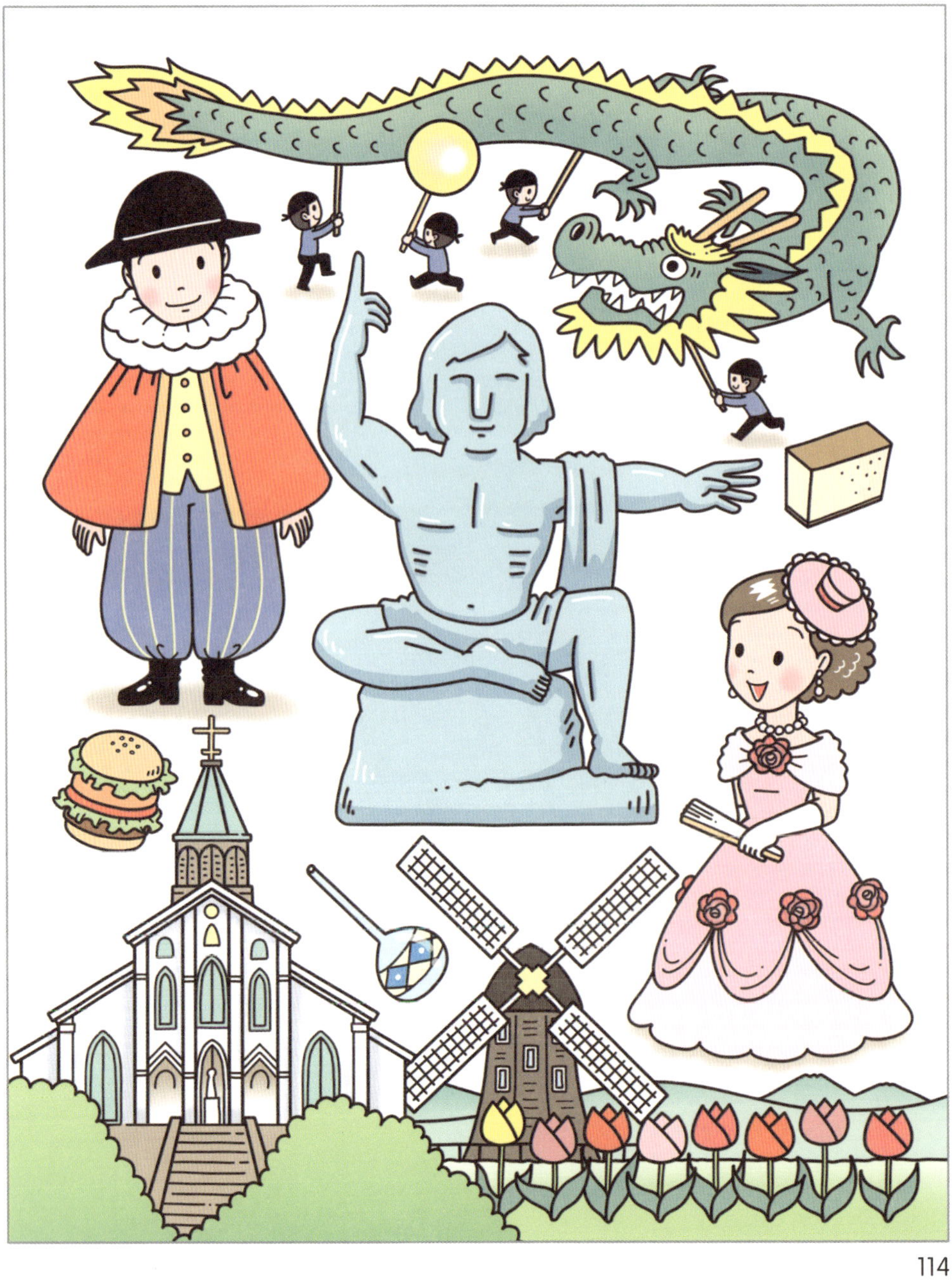

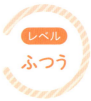

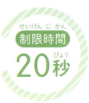

1 2まいの絵《え》には**ちがうところが8つ**あるよ。
制限時間内《せいげんじかんない》に指《ゆび》は使《つか》わず、目《め》だけで、まちがいを見《み》つけよう。

2 見《み》つけたまちがい8つを全《すべ》ていっしょに見《み》てみよう。さいしょは、なかなか、むずかしいかもしれないけれど、何回《なんかい》か続《つづ》けると、広《ひろ》いはんいが一度《いちど》に見《み》える「まほうの目《め》」が手《て》に入《はい》るよ。

3 まちがいを一気《いっき》に見《み》られるようになったら、頭《あたま》の中《なか》で絵《え》全体《ぜんたい》を思《おも》いうかべてみよう。

お父さん・お母さんへ　目をよくする遊び方のポイントは17ページへ。

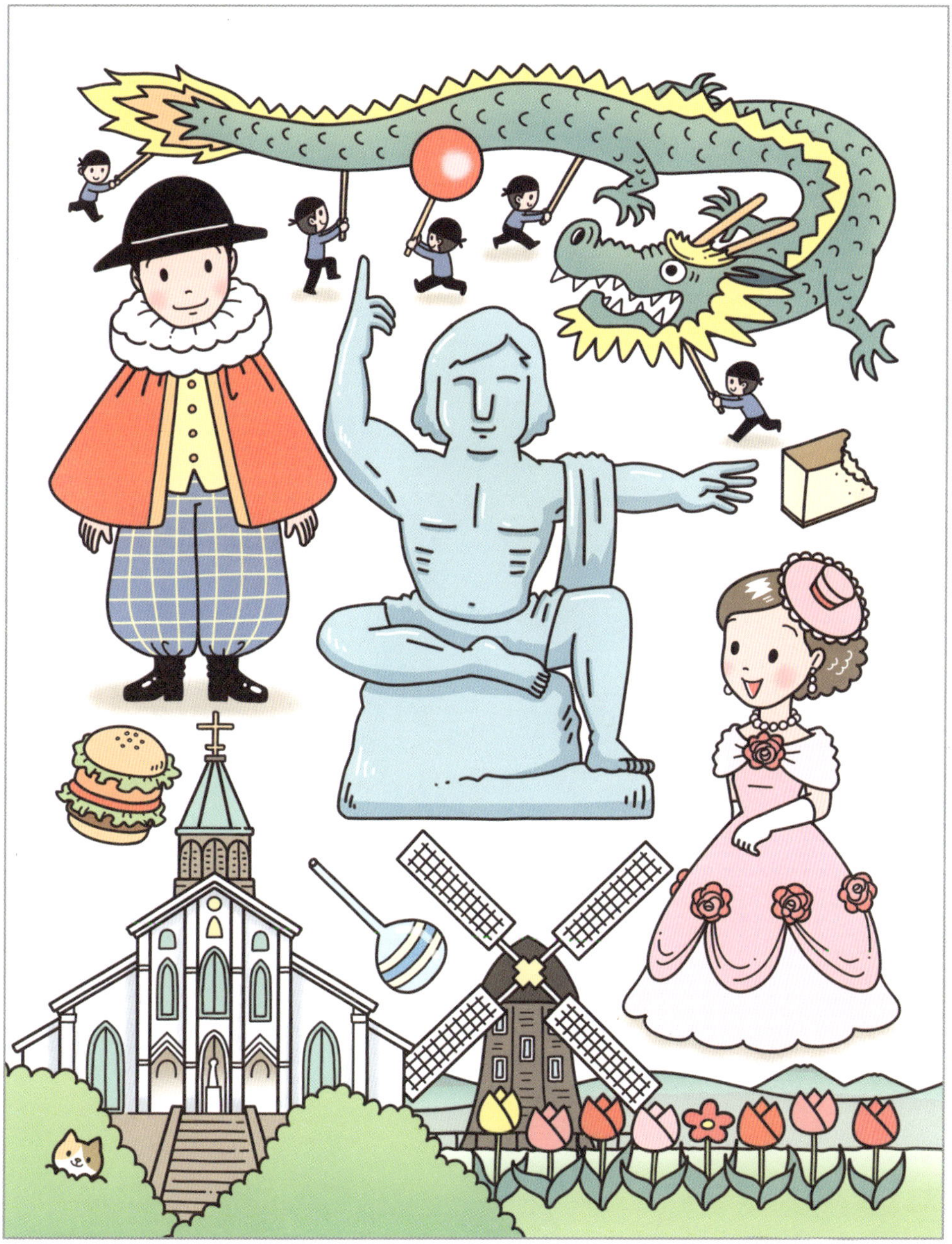

答《こた》えは142ページ

まちがいさがし⑱

レベル
ふつう

制限《せいげん》時《じ》間《かん》
40秒《びょう》

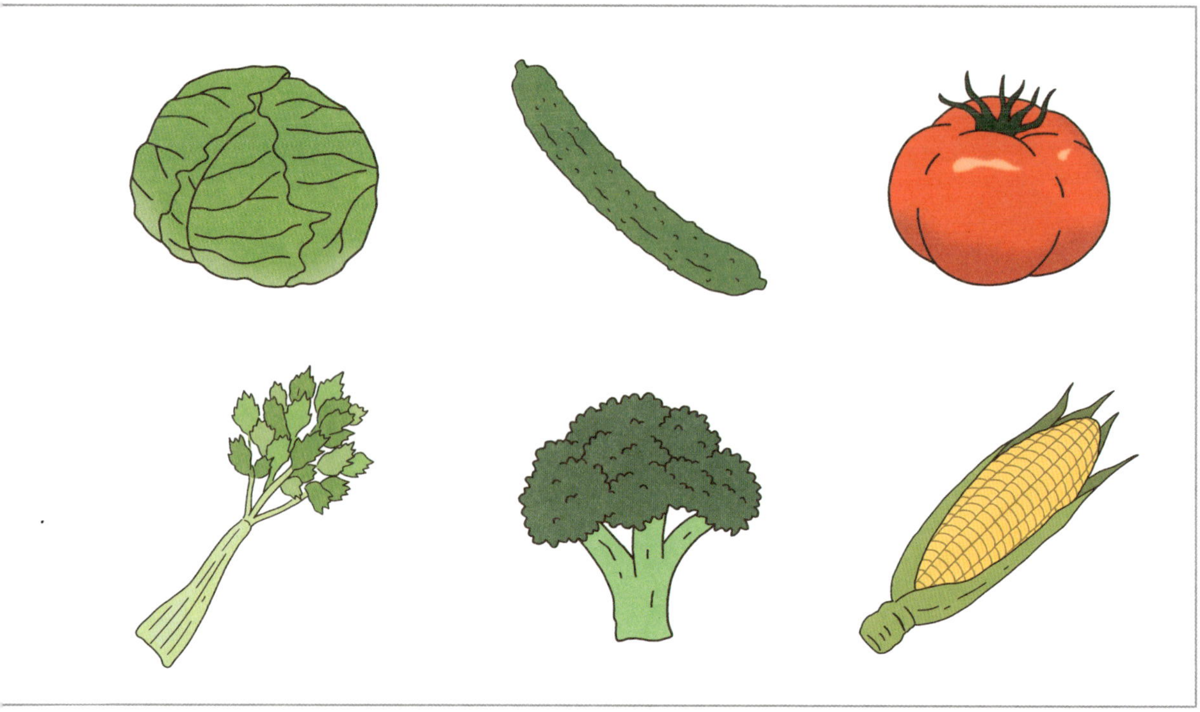

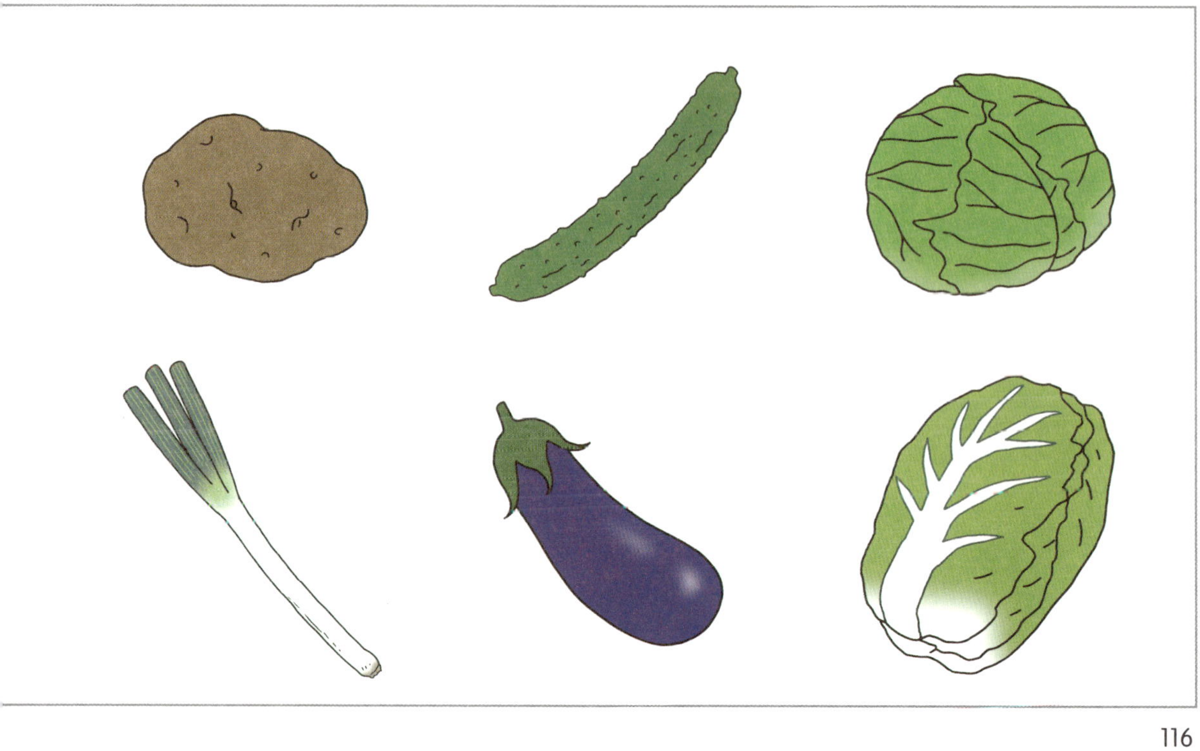

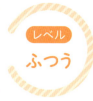

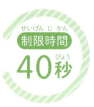

下《した》の絵《え》は上《うえ》の絵《え》を左右《さゆう》にひっくり返《かえ》したものだよ。①と②の質問《しつもん》に答《こた》えよう。
① 位置《いち》がちがっている野菜《やさい》が4つあるよ。どーれだ?
② 絵自体《えじたい》がちがっている野菜《やさい》が2つあるよ。どれかな?
まちがいを全部《ぜんぶ》、見《み》つけたら、本《ほん》の中心《ちゅうしん》に視点《してん》を置《お》いて、2枚《まい》の絵全体《えぜんたい》を一度《いちど》に見《み》てみよう。

お父さん・お母さんへ　目をよくする遊び方のポイントは17ページへ。

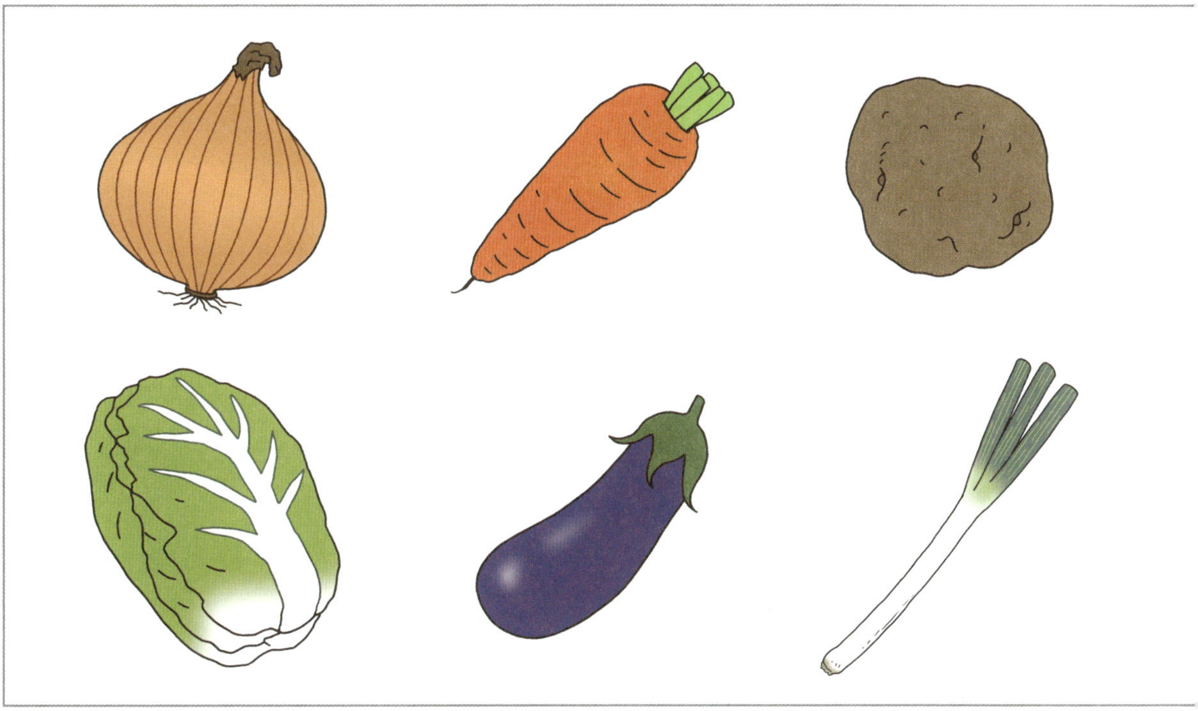

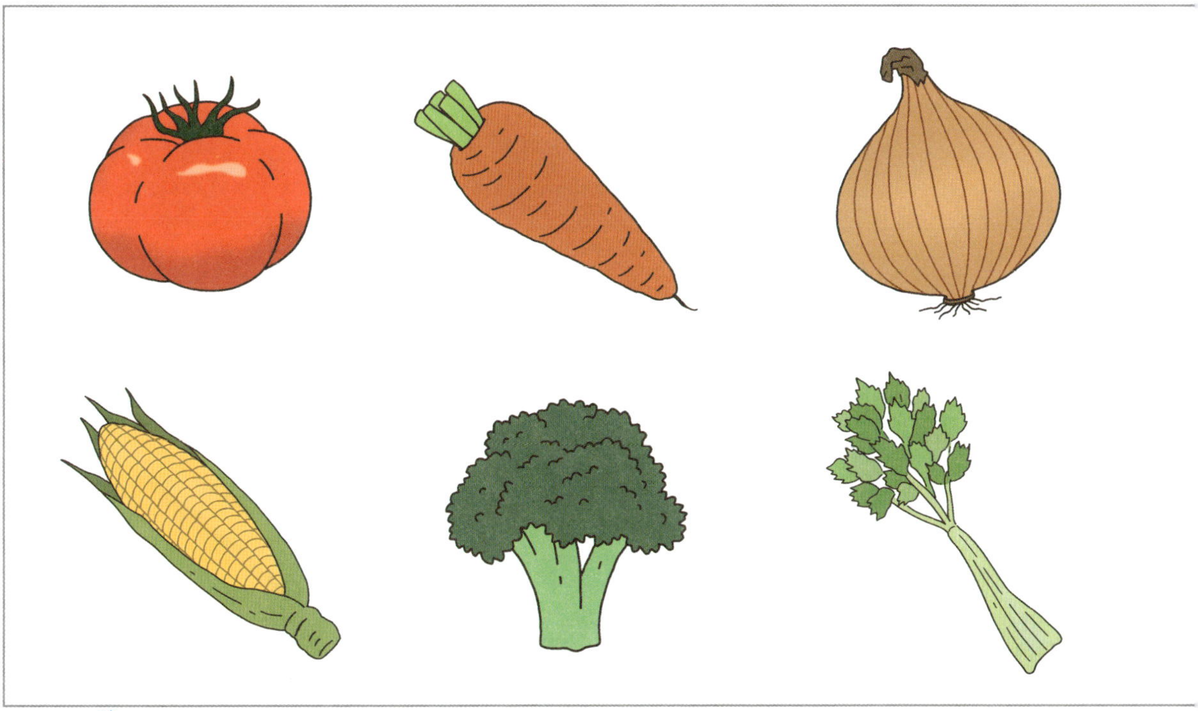

● 答《こた》えは142ページ

まちがいさがし⑲

レベル
ふつう

制限《せいげん》時《じ》間《かん》
20秒《びょう》

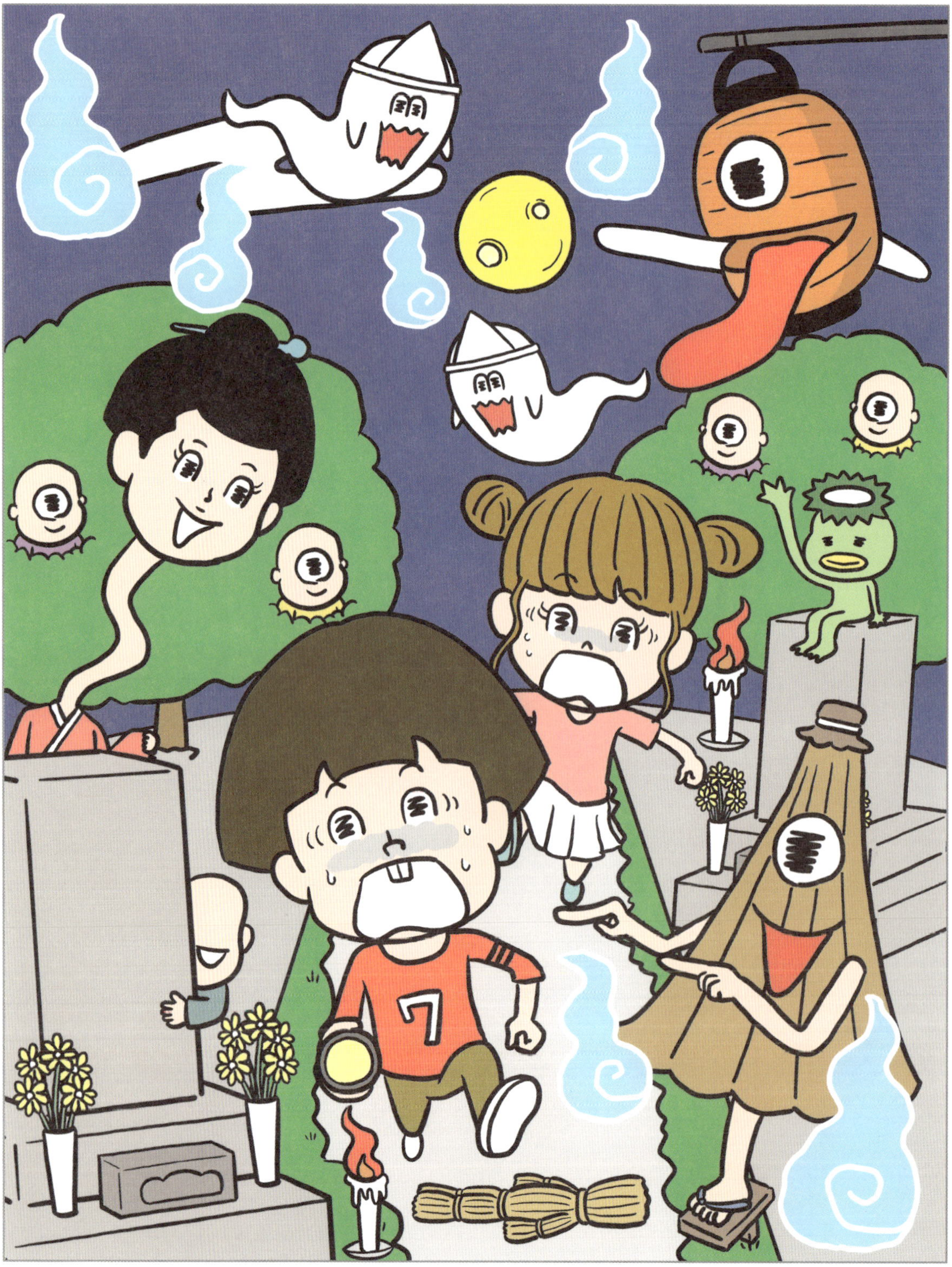

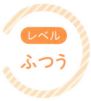

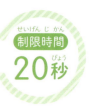

1. 2まいの絵《え》にはちがうところが9つあるよ。
制限時間内《せいげんじかんない》に指《ゆび》は使《つか》わず、目《め》だけで、まちがいを見《み》つけよう。
2. 見《み》つけたまちがい9つを全《すべ》ていっしょに見《み》てみよう。さいしょは、なかなか、むずかしいかもしれないけれど、何回《なんかい》か続《つづ》けると、広《ひろ》いはんいが一度《いちど》に見《み》える「まほうの目《め》」が手《て》に入《はい》るよ。
3. まちがいを一気《いっき》に見《み》られるようになったら、頭《あたま》の中《なか》で絵全体《えぜんたい》を思《おも》いうかべてみよう。

お父さん・お母さんへ　目をよくする遊び方のポイントは17ページへ。

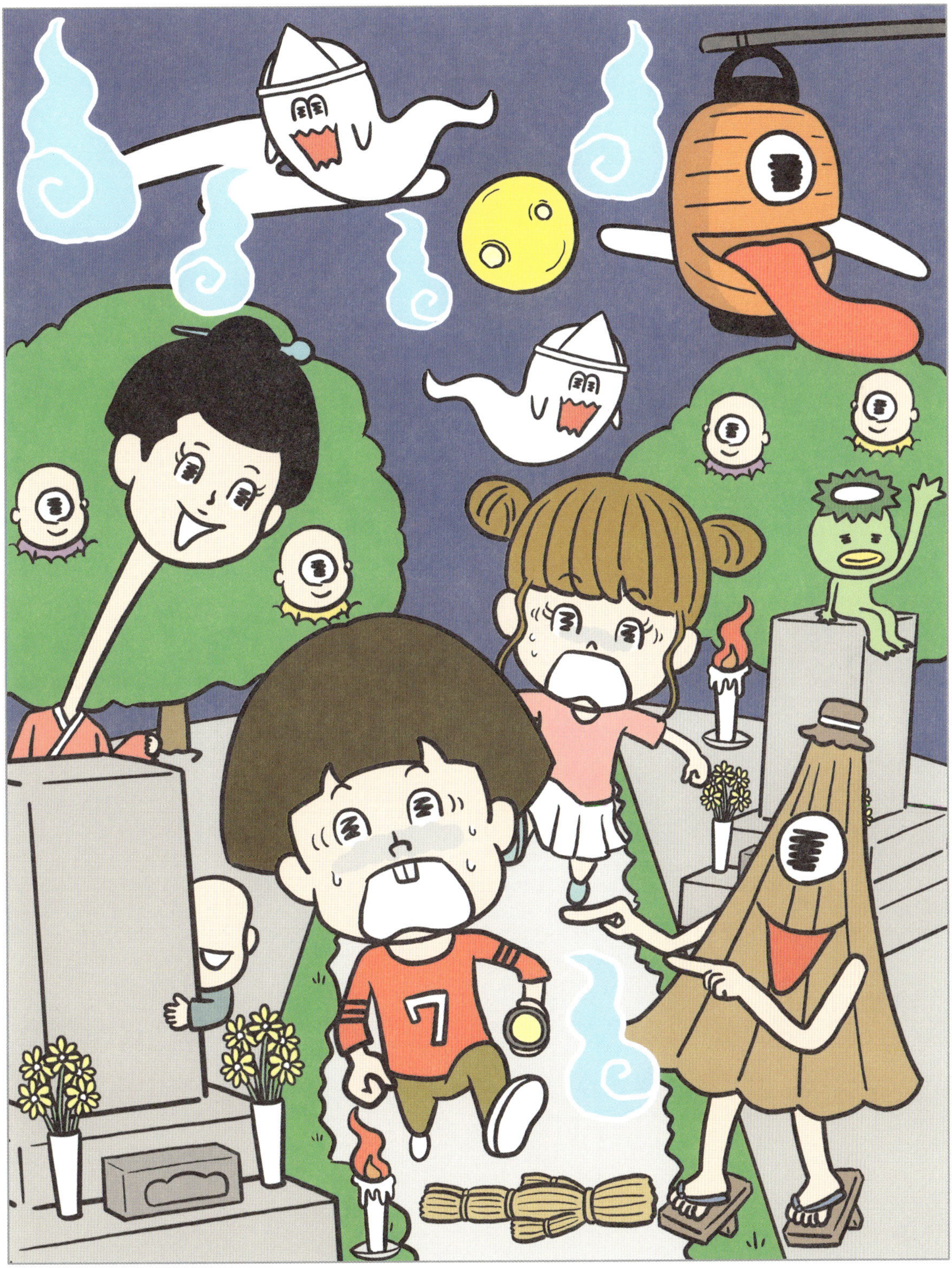

答《こた》えは142ページ

まちがいさがし⑳

レベル
ふつう

制限《せいげん》時《じ》間《かん》
20秒《びょう》

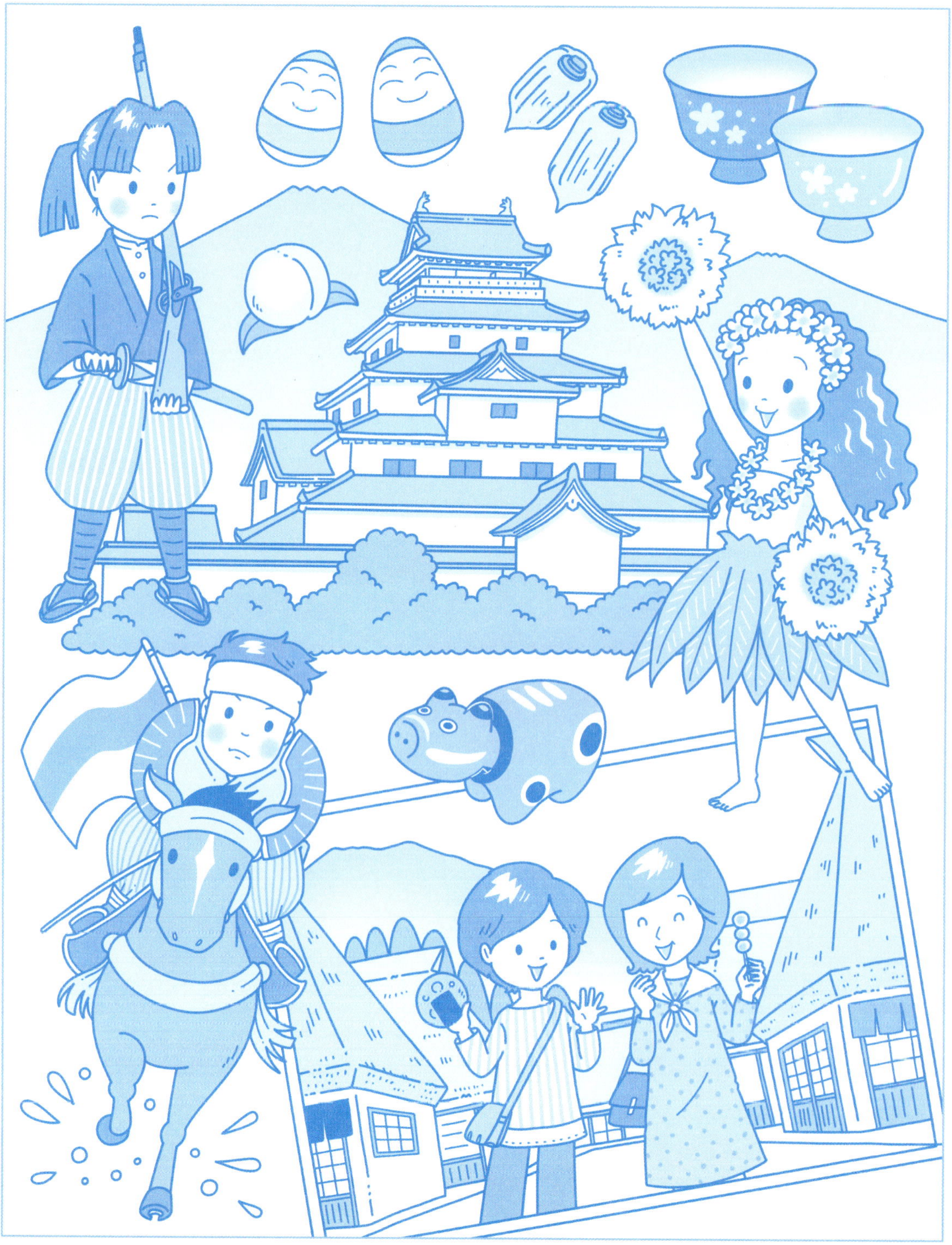

❶ 2まいの絵《え》には**ちがうところが8つ**あるよ。
制限時間内《せいげんじかんない》に指《ゆび》は使《つか》わず、目《め》だけで、まちがいを見《み》つけよう。

❷ 見《み》つけたまちがい8つを全《すべ》ていっしょに見《み》てみよう。さいしょは、なかなか、むずかしいかもしれないけれど、何回《なんかい》か続《つづ》けると、広《ひろ》いはんいが一度《いちど》に見《み》える「まほうの目《め》」が手《て》に入《はい》るよ。

❸ まちがいを一気《いっき》に見《み》られるようになったら、頭《あたま》の中《なか》で絵全体《えぜんたい》を思《おも》いうかべてみよう。

お父さん・お母さんへ　目をよくする遊び方のポイントは17ページへ。

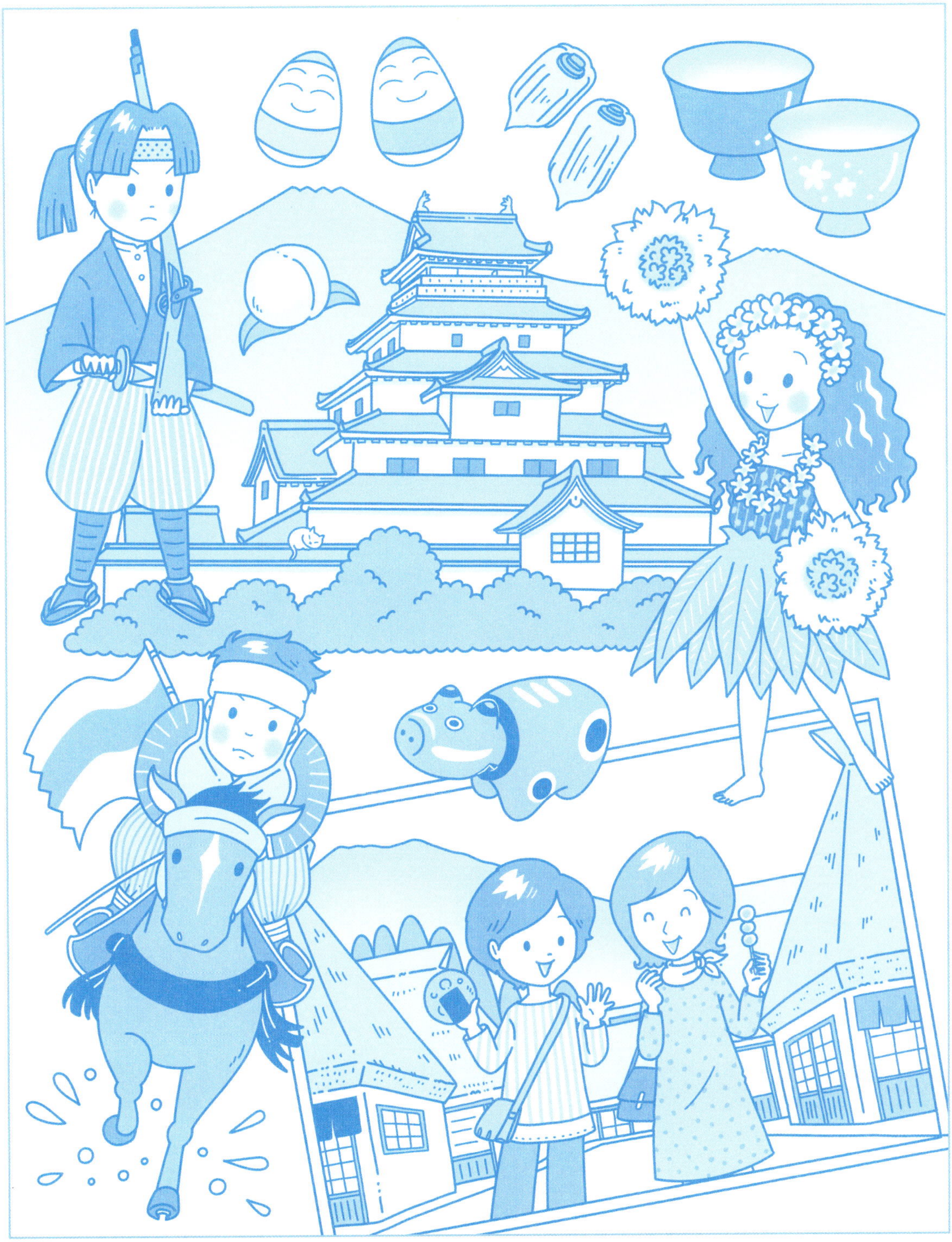

● 答《こた》えは142ページ

まちがいさがし㉑

レベル
ふつう

制限《せいげん》時《じ》間《かん》
20秒《びょう》

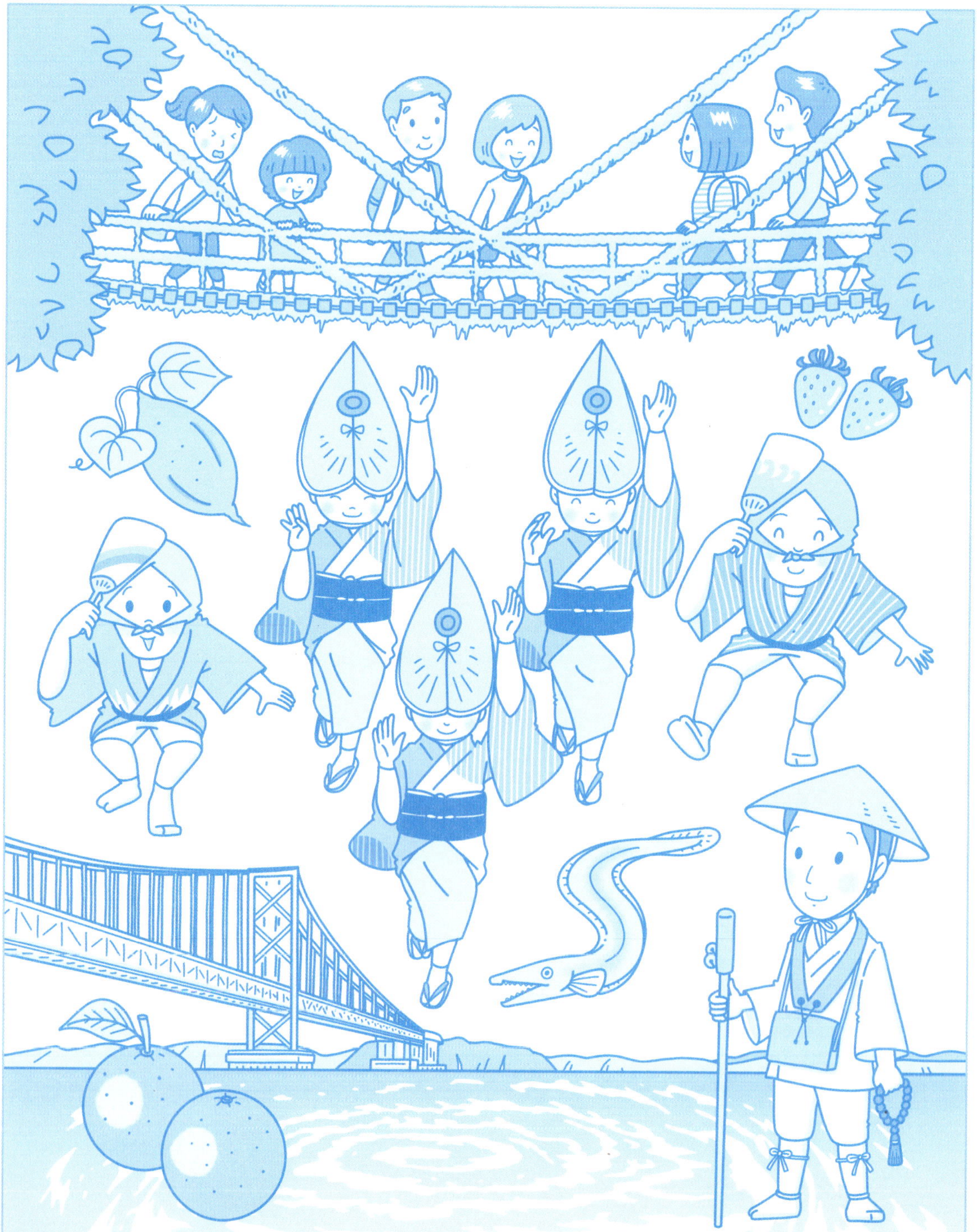

1 2まいの絵《え》には**ちがうところが8つ**あるよ。
制限時間内《せいげんじかんない》に指《ゆび》は使《つか》わず、目《め》だけで、まちがいを見《み》つけよう。

2 見《み》つけたまちがい8つを全《すべ》ていっしょに見《み》てみよう。さいしょは、なかなか、むずかしいかもしれないけれど、何回《なんかい》か続《つづ》けると、広《ひろ》いはんいが一度《いちど》に見《み》える「まほうの目《め》」が手《て》に入《はい》るよ。

3 まちがいを一気《いっき》に見《み》られるようになったら、頭《あたま》の中《なか》で絵全体《えぜんたい》を思《おも》いうかべてみよう。

お父さん・お母さんへ　目をよくする遊び方のポイントは17ページへ。

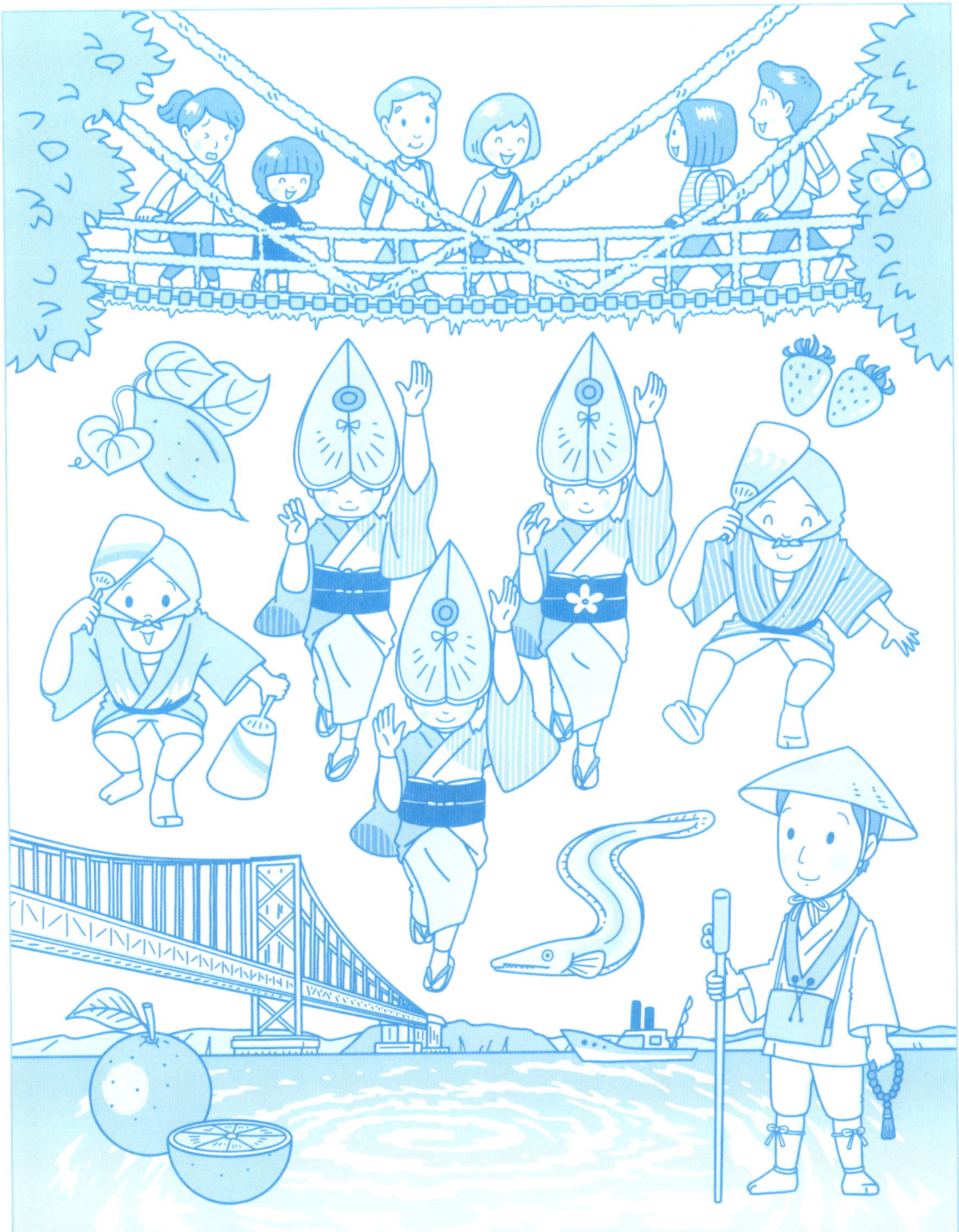

 ● 答《こた》えは142ページ

まちがいさがし㉒

レベル
ふつう

制限《せいげん》時《じ》間《かん》
20秒《びょう》

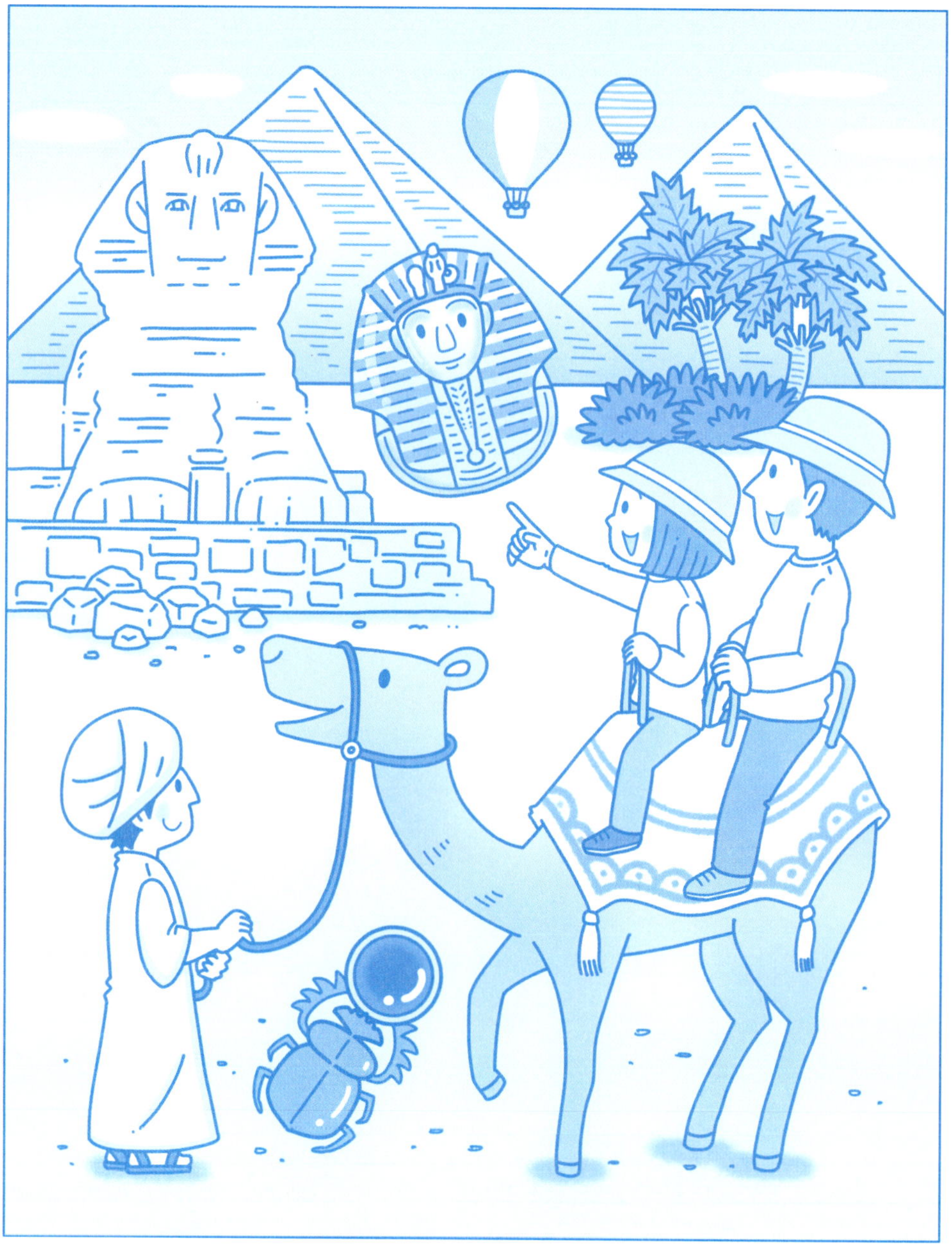

1. 2まいの絵《え》には**ちがうところが8つ**あるよ。
制限《せいげん》時《じ》間内《かんない》に指《ゆび》は使《つか》わず、目《め》だけで、まちがいを見《み》つけよう。
2. 見《み》つけたまちがい8つを全《すべ》ていっしょに見《み》てみよう。さいしょは、なかなか、むずかしいかもしれないけれど、何回《なんかい》か続《つづ》けると、広《ひろ》いはんいが一度《いちど》に見《み》える「まほうの目《め》」が手《て》に入《はい》るよ。
3. まちがいを一気《いっき》に見《み》られるようになったら、頭《あたま》の中《なか》で絵全体《えぜんたい》を思《おも》いうかべてみよう。

お父さん・お母さんへ　目をよくする遊び方のポイントは17ページへ。

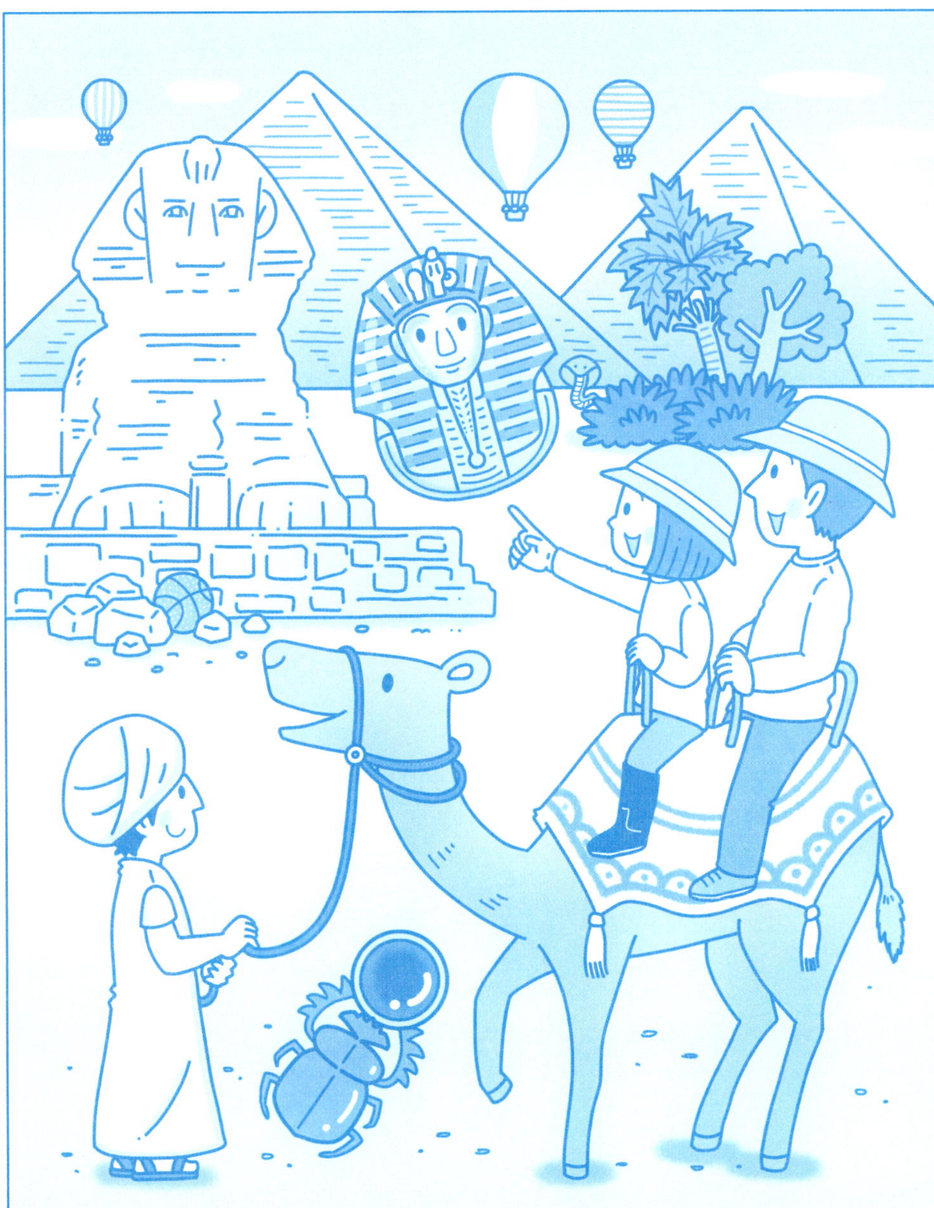

●答《こた》えは142ページ

漢《かん》字《じ》クイズ❶

レベル
ふつう

制限時間《せいげんじかん》
90秒《びょう》

桜桜桜桜桜桜桜桜桜桜桜桜
杉桜桜桜桜桜桜桜桜桜桜桜
桜桜桜桜桜桜楓桜桜桜桜桜
桜桜桜桜桜桜桜桜桜桜桜桜
桜桜桜桜桜桜桜桜桜桜桜桜
桜桜桜桜桜桜桜桜桜桜桜桜
桜桜桜桜桜桜桜桜桜桜桜梅
桜桜桜桜桜桜桜桜桜桜桜桜
桜桜桜柳桜桜桜桜桜桜桜桜
桜桜桜桜桜桜桜桜桜桜桜桜
桜桜桜桜桜桜桜桜桜桜桜桜
桜桜桜桜桜桜桜桜桜桜桜桜
桜桜桜桜桜桜桜桜桜桜桜桜
桜桜桜桜桜桜桜桜桜桜桜桜

❶「桜《さくら》」ではない字《じ》が、10こ、かくれているよ。制限《せいげん》時間内《じかんない》に指《ゆび》を使《つか》わず、目《め》だけで探《さが》してね。
❷見《み》つけた10この字《じ》を全《すべ》ていっしょに見《み》てみよう。

お父さん・お母さんへ　目をよくする遊び方のポイントは18ページへ。

桜 桜 桜 桜 柿 桜 桜 桜 桜 桜 桜 桜
桜 桜 桜 桜 桜 桜 桜 桜 桜 桜 桜 桜
桜 桜 桜 桜 桜 桜 桜 桜 桜 桜 桜 桜
桜 桜 桜 桜 桜 桜 桜 桜 桜 桜 檜 桜
桜 桜 桜 桜 桜 桜 桜 桜 桜 桜 桜 桜
桜 桜 桜 桜 桜 桜 桜 桜 桜 桜 桜 桜
桜 桜 桜 桜 桜 桜 椿 桜 桜 桜 桜 桜
桜 桜 桜 松 桜 桜 桜 桜 桜 桜 桜 桜
桜 桜 桜 桜 桜 桜 桜 桜 桜 桜 桜 桜
桜 桜 桜 桜 桜 桜 桜 桜 桜 桜 桜 柊
桜 桜 桜 桜 桜 桜 桜 桜 桜 桜 桜 桜
桜 桜 桜 桜 桜 桜 桜 桜 桜 桜 桜 桜
桜 桜 桜 桜 桜 桜 桜 桃 桜 桜 桜 桜
桜 桜 桜 桜 桜 桜 桜 桜 桜 桜 桜 桜

●答《こた》えは143ページ

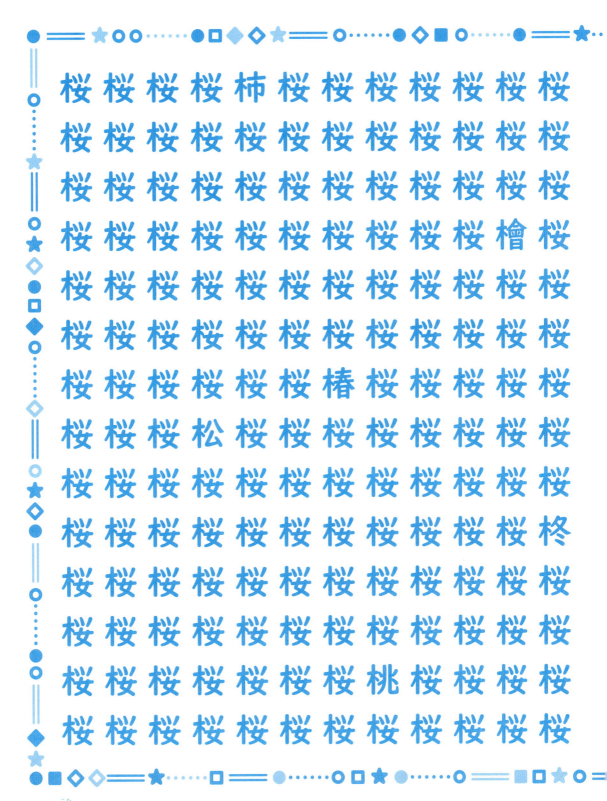

漢《かん》字《じ》クイズ❷

レベル
ふつう

制限《せいげん》時間《じかん》
90秒《びょう》

鮨 鮨 鮨 鮨 鮨 鮨 鮨 鮨 鰤 鮨 鮨 鮨
鮨 鮨 鮨 鮨 鮨 鮨 鮨 鮨 鮨 鮨 鮨 鮨
鮨 鮨 鮨 鮨 鮨 鮨 鮨 鮨 鮨 鮨 鮨 鮨
鮨 鯛 鮨 鮨 鮨 鮨 鮨 鮨 鮨 鮨 鮨 鮨
鮨 鮨 鮨 鮨 鮨 鮨 鮨 鮨 鮨 鮨 鮨 鮨
鮨 鮨 鮨 鮨 鮨 鮨 鮨 鮨 鮨 鮨 鮨 鮨
鮨 鮨 鮨 鮨 鮨 鮨 鯖 鮨 鮨 鮨 鮨 鮨
鮨 鮨 鮨 鮨 鮨 鮨 鮨 鮨 鮨 鮨 鮨 鮨
鮨 鮨 鮨 鮨 鮨 鮨 鮨 鮨 鮨 鮨 鮨 鮨
鰯 鮨 鮨 鮨 鮨 鮨 鮨 鮨 鮨 鰹 鮨 鮨
鮨 鮨 鮨 鮨 鮨 鮨 鮨 鮨 鮨 鮨 鮨 鮨
鮨 鮨 鮨 鮨 鯵 鮨 鮨 鮨 鮨 鮨 鮨 鮨
鮨 鮨 鮨 鮨 鮨 鮨 鮨 鮨 鮨 鮨 鮨 鮨
鮨 鮨 鮨 鮨 鮨 鮨 鮨 鮨 鮨 鮨 鮨 鮨

❶「鮨《すし》」ではない字《じ》が、10こ、かくれているよ。制限時間内《せいげんじかんない》に指《ゆび》を使《つか》わず、目《め》だけで探《さが》してね。
❷見《み》つけた10この字《じ》を全《すべ》ていっしょに見《み》てみよう。

お父さん・お母さんへ　目をよくする遊び方のポイントは18ページへ。

鮨 鮨 鮨 鮨 鮨 鮨 鮨 鮨 鮨 鮨 鮨 鮨
鮨 鮨 鮨 鮨 鮨 鮨 鮨 鮨 鮨 鮨 鮨 鮨
鮨 鮨 鮨 鮨 鮨 鮨 鮨 鮨 鮨 鮨 鮨 鮪
鮨 鮨 鮨 鮨 鮨 鮨 鮨 鮨 鮨 鮨 鮨 鮨
鮨 鮨 鮨 鮨 鮨 鮨 鮨 鮨 鮨 鮨 鮨 鮨
鮨 鮨 鮨 鮨 鮨 鮨 鮨 鮨 鮨 鮨 鮨 鮨
鮨 鮨 鮨 鮨 鮃 鮨 鮨 鮨 鮨 鮨 鮨 鮨
鮨 鮨 鮨 鮨 鮨 鮨 鮨 鮨 鮨 鮨 鮨 鮨
鮨 鮨 鮨 鮨 鮨 鮨 鮨 鮨 鮨 鮨 鮨 鮨
鮨 鮨 鮨 鮨 鮨 鮨 鮑 鮨 鮨 鮨 鮨 鮨
鮨 鮨 鮨 鮨 鮨 鮨 鮨 鮨 鮨 鮨 鮨 鮨
鮨 鮨 鮨 鮨 鮨 鮨 鮨 鮨 鮨 鮨 鮨 鮨
鮨 鮭 鮨 鮨 鮨 鮨 鮨 鮨 鮨 鮨 鮨 鮨
鮨 鮨 鮨 鮨 鮨 鮨 鮨 鮨 鮨 鮨 鮨 鮨

●答《こた》えは143ページ

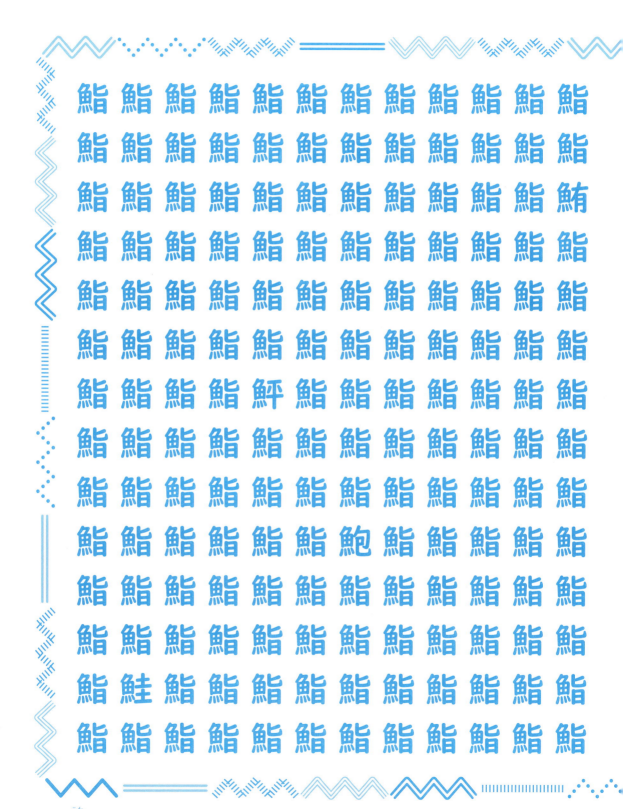

漢《かん》字《じ》クイズ❸

レベル
ふつう

制限《せいげん》時《じ》間《かん》
90秒《びょう》

雲霞雲雲雲雲雲雲雲雲雲雲
雲雲雲雲雲雲雲雲雲雲雲雲
雲雲雲雲雲雲雲雲雲雲雲雲
雲雲雲雲雲雲雲雲雲雲雲雲
雲雲雲雲雲雲雲雲雲雲雲雲
雲雲雲雲雲露雲雲雲雲雲雲
雲雲雲雲雲雲雲雲雲雲雲雲
雲雲雲雲雲雲雲雲雲雲霙雲
雲雲雲雲雲雲雲雲雲雲雲雲
雲雲雲雲雲雲雲雲雲雲雲雲
雲雲雲霜雲雲雲雲雲雲雲雲
雲雲雲雲雲雲雲雲雲雲雲雲
雲雲雲雲雲雲雲雲雲雲雲雫
雲雲雲雲雲雲雲雲雲雲雲雲

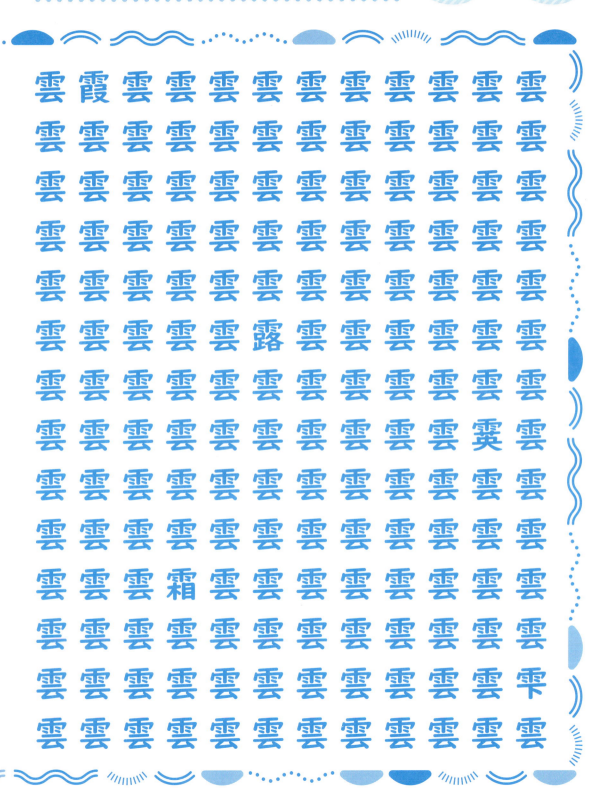

❶「雲《くも》」ではない字《じ》が、10こ、かくれているよ。制限時間内《せいげんじかんない》に指《ゆび》を使《つか》わず、目《め》だけで探《さが》してね。
❷ 見《み》つけた10この字《じ》を全《すべ》ていっしょに見《み》てみよう。

お父さん・お母さんへ　目をよくする遊び方のポイントは18ページへ。

雲 雲 雲 雲 霧 雲 雲 雲 雲 雲 雲 雲
雲 雲 雲 雲 雲 雲 雲 雲 雲 雲 雲 雲
雹 雲 雲 雲 雲 雲 雲 雲 雲 雲 雲 雲
雲 雲 雲 雲 雲 雲 雲 雨 雲 雲 雲 雲
雲 雲 雲 雲 雲 雲 雲 雲 雲 雲 雲 雲
雲 雲 雲 雲 雲 雲 雲 雲 雲 雲 雲 雲
雲 雲 雲 雲 雲 雲 雲 雲 雲 雲 雲 雲
雲 雲 雲 雲 雲 雲 雲 雲 雪 雲 雲 雲
雲 雲 雲 雲 雲 雲 雲 雲 雲 雲 雲 雲
雲 雲 雲 雲 雲 雲 雲 雲 雲 雲 雲 雲
雲 雲 雲 雲 雲 雲 雲 雲 雲 雲 雲 雲
雲 雲 雲 雲 雲 雷 雲 雲 雲 雲 雲 雲
雲 雲 雲 雲 雲 雲 雲 雲 雲 雲 雲 雲
雲 雲 雲 雲 雲 雲 雲 雲 雲 雲 雲 雲

答《こた》えは143ページ

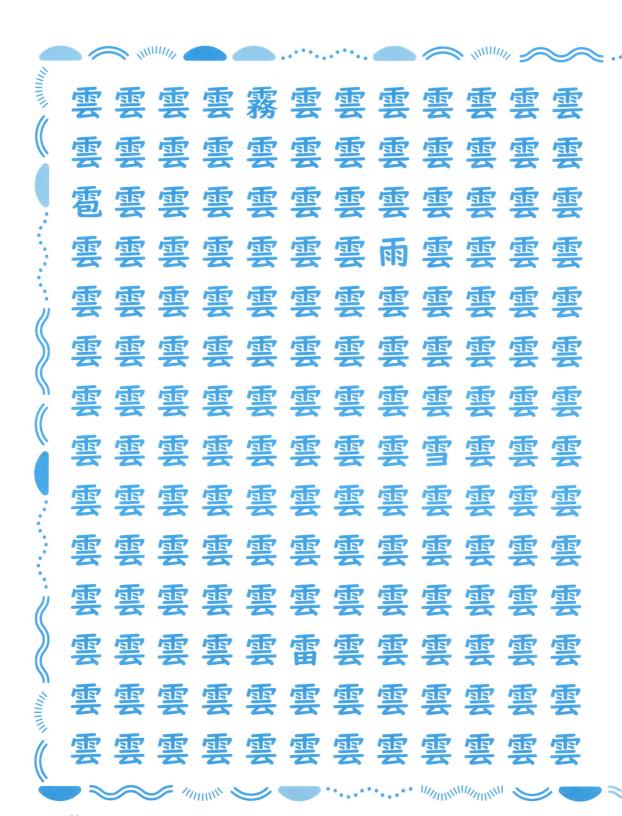

漢《かん》字《じ》クイズ④

レベル
ふつう

制限《せいげん》時《じ》間《かん》
90秒《びょう》

萩	萩	萩	萩	萩	萩	萩	茸	萩	萩	萩	萩
萩	萩	萩	萩	萩	萩	萩	萩	萩	萩	萩	萩
萩	萩	萩	萩	萩	萩	萩	萩	萩	萩	萩	萩
萩	葛	萩	萩	萩	萩	萩	萩	萩	萩	萩	萩
萩	萩	萩	萩	萩	萩	萩	萩	萩	萩	萩	萩
萩	萩	萩	萩	萩	萩	萩	萩	萩	萩	芹	萩
萩	萩	萩	萩	萩	菓	萩	萩	萩	萩	萩	萩
萩	萩	萩	萩	萩	萩	萩	萩	萩	萩	萩	萩
萩	萩	萩	萩	萩	萩	萩	萩	萩	萩	萩	萩
萩	萩	萩	萩	萩	萩	萩	萩	萩	萩	萩	萩
萩	萩	萩	萩	萩	萩	萩	芋	萩	萩	萩	萩
萩	萩	萩	萩	萩	萩	萩	萩	萩	萩	萩	萩
萩	萩	菜	萩	萩	萩	萩	萩	萩	萩	萩	萩
萩	萩	萩	萩	萩	萩	萩	萩	萩	萩	萩	萩

❶「萩《はぎ》」ではない字《じ》が、10こ、かくれているよ。制限時間内《せいげんじかんない》に指《ゆび》を使《つか》わず、目《め》だけで探《さが》してね。
❷ 見《み》つけた10この字《じ》を全《すべ》ていっしょに見《み》てみよう。

お父さん・お母さんへ　目をよくする遊び方のポイントは18ページへ。

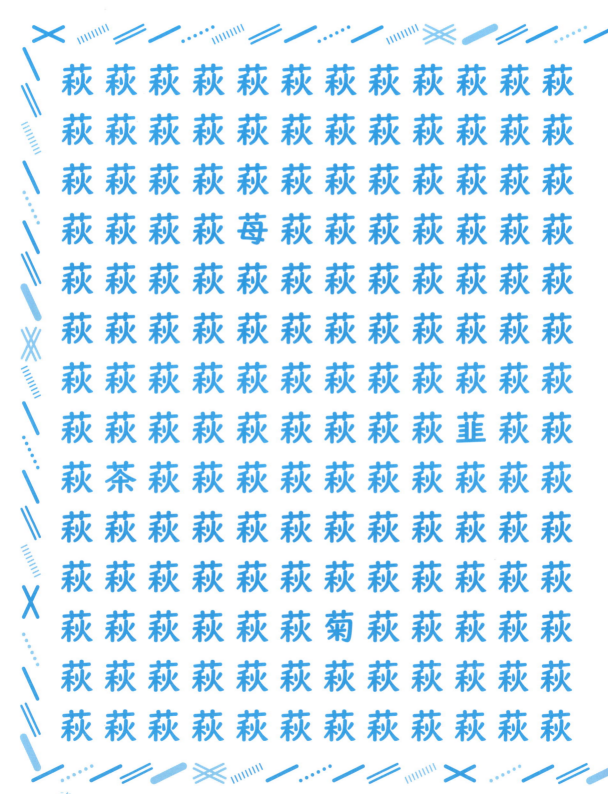

萩 萩 萩 萩 萩 萩 萩 萩 萩 萩 萩 萩
萩 萩 萩 萩 萩 萩 萩 萩 萩 萩 萩 萩
萩 萩 萩 萩 萩 萩 萩 萩 萩 萩 萩 萩
萩 萩 萩 萩 苺 萩 萩 萩 萩 萩 萩 萩
萩 萩 萩 萩 萩 萩 萩 萩 萩 萩 萩 萩
萩 萩 萩 萩 萩 萩 萩 萩 萩 萩 萩 萩
萩 萩 萩 萩 萩 萩 萩 萩 萩 萩 萩 萩
萩 萩 萩 萩 萩 萩 萩 萩 萩 韮 萩 萩
萩 茶 萩 萩 萩 萩 萩 萩 萩 萩 萩 萩
萩 萩 萩 萩 萩 萩 萩 萩 萩 萩 萩 萩
萩 萩 萩 萩 萩 萩 萩 萩 萩 萩 萩 萩
萩 萩 萩 萩 萩 萩 菊 萩 萩 萩 萩 萩
萩 萩 萩 萩 萩 萩 萩 萩 萩 萩 萩 萩
萩 萩 萩 萩 萩 萩 萩 萩 萩 萩 萩 萩

 ●答《こた》えは143ページ

めいろの答《こた》え

※めいろの答《こた》えはあくまで一例《いちれい》です。

めいろ ❶

（20−21ページ）

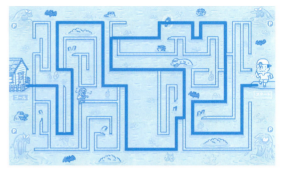

めいろ ❷

（22−23ページ）

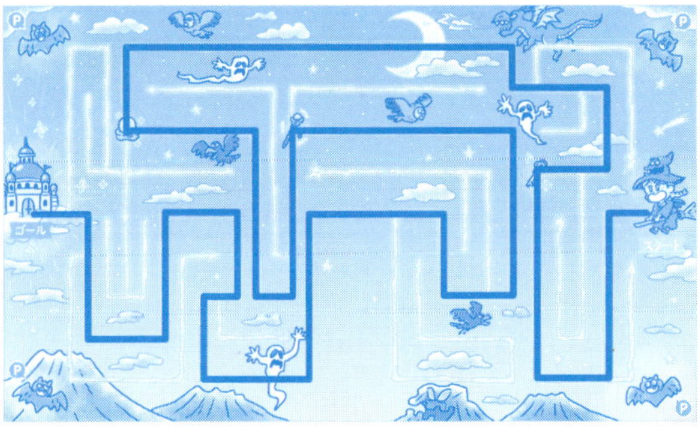

めいろ ❸

（24−25ページ）

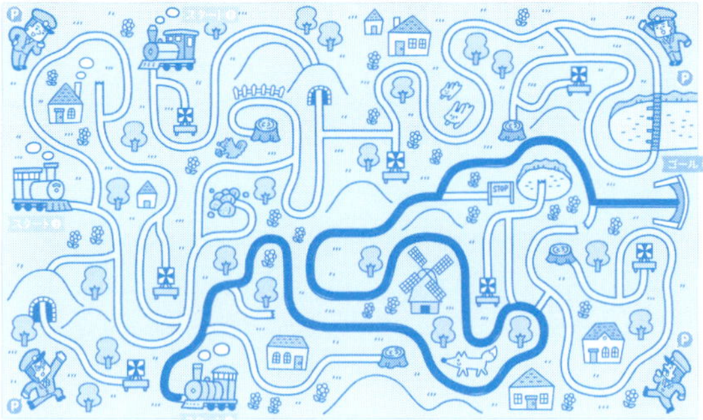

めいろ ❹

（26−27ページ）

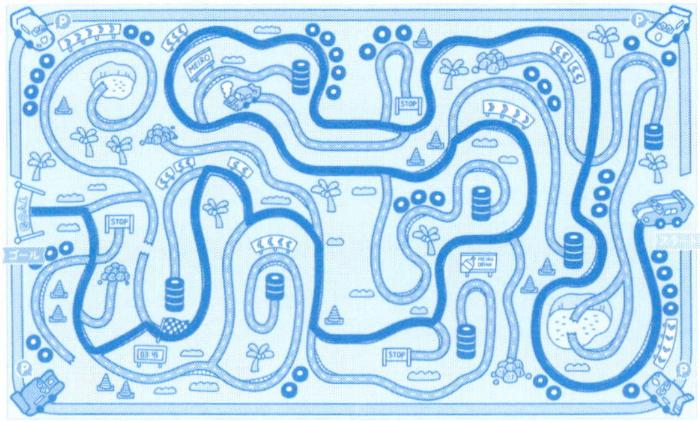

めいろ ❺

（28−29ページ）

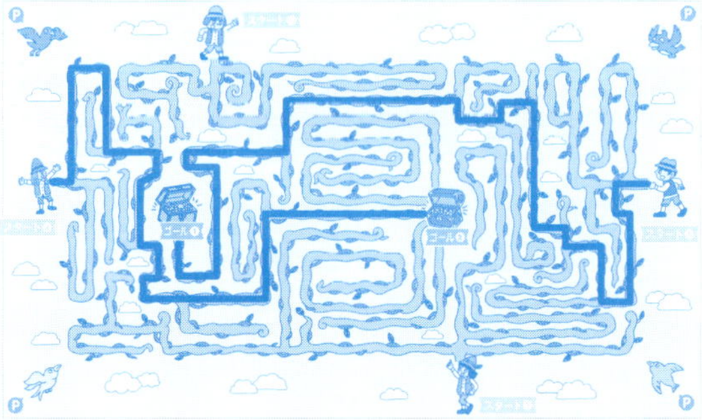

めいろ ❻

（30−31ページ）

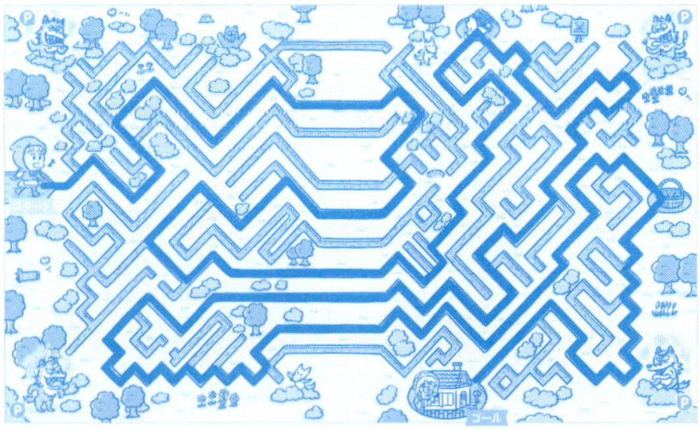

めいろ❼

（32−33ページ）

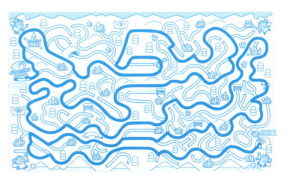

めいろ❽

（34−35ページ）

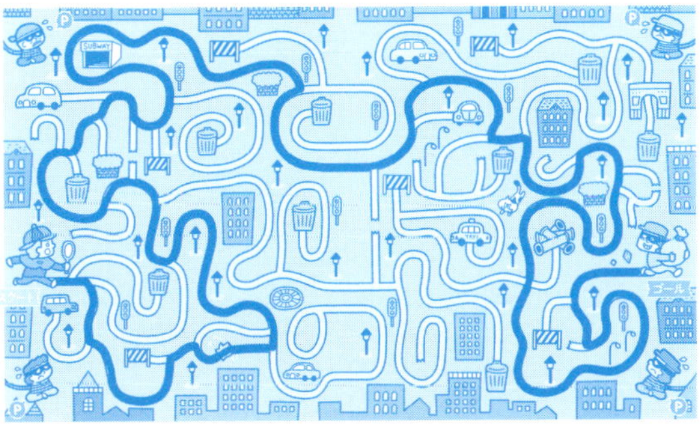

めいろ❾

（36−37ページ）

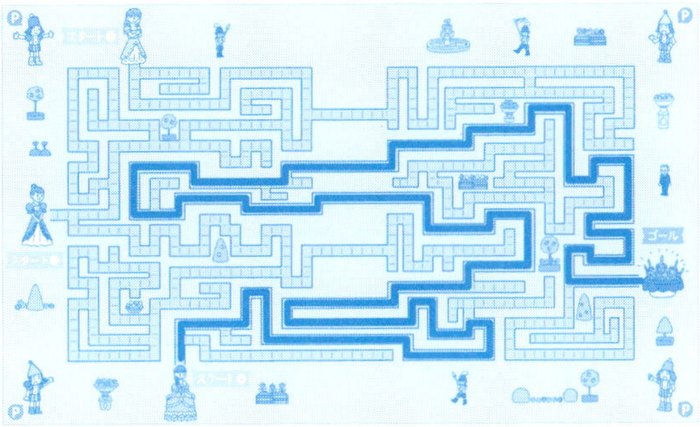

めいろ❿

（38−39ページ）

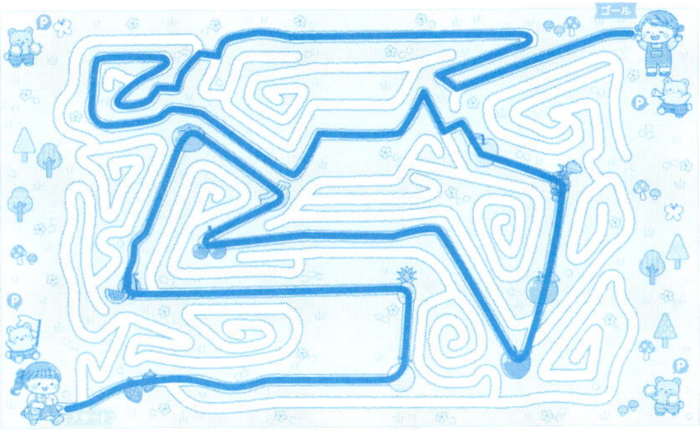

めいろ⓫

（40−41ページ）

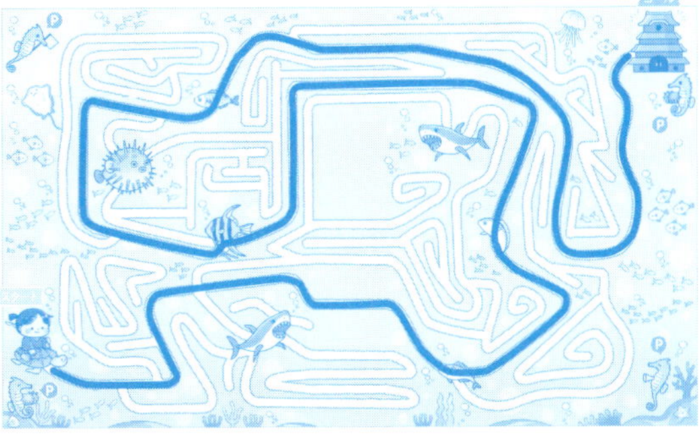

めいろ⓬

（42−43ページ）

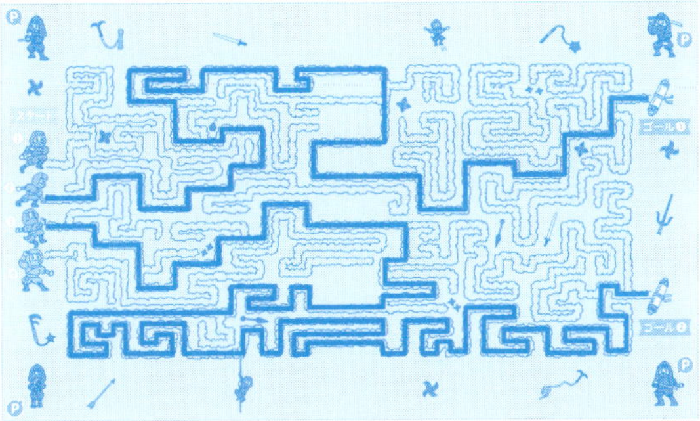

めいろ ⑬

（44−45ページ）

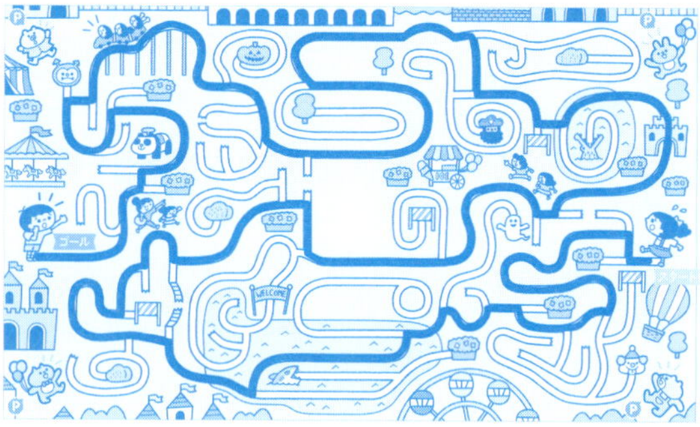

めいろ ⑭

（46−47ページ）

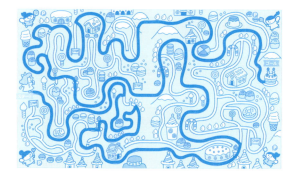

めいろ ⑮

（48−49ページ）

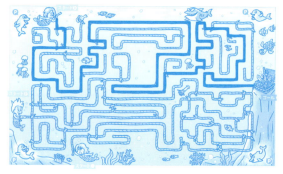

めいろ ⑯

（50−51ページ）

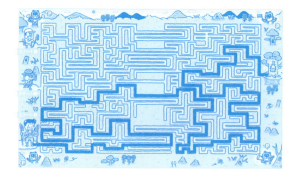

めいろ ⑰

（52−53ページ）

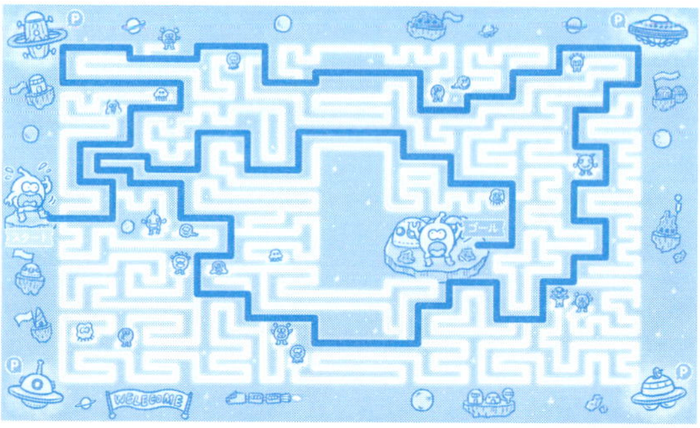

めいろ ⑱

（54−55ページ）

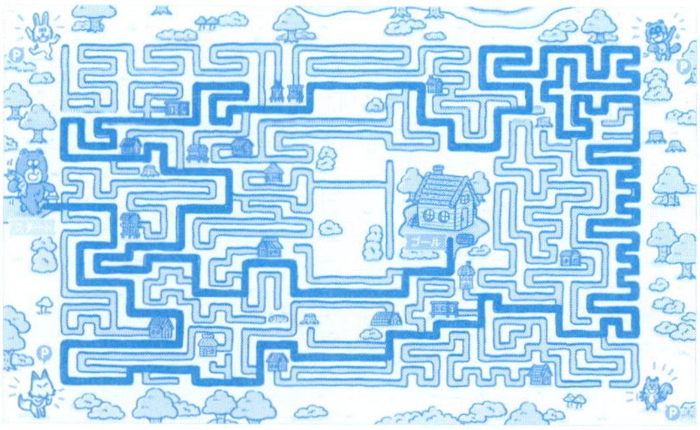

点《てん》つなぎの答《こた》え

点《てん》つなぎ ❶

（56−57ページ）

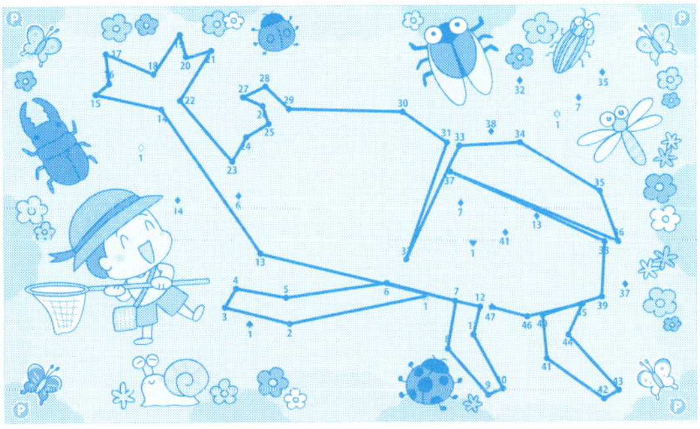

点《てん》つなぎ ❷

（58−59ページ）

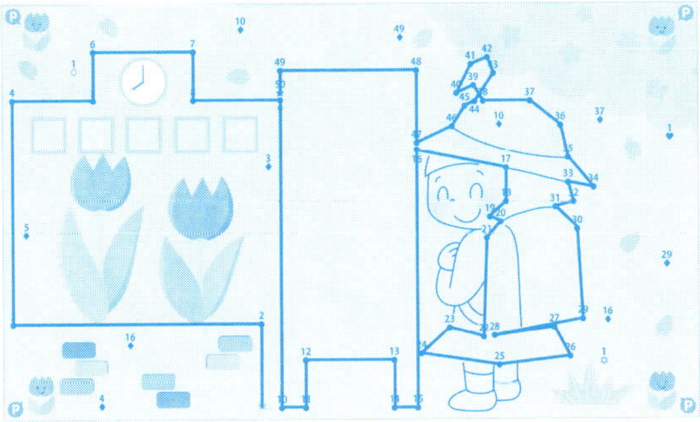

点《てん》つなぎ ❸

（60−61ページ）

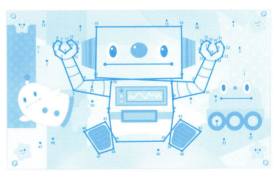

点《てん》つなぎ ❹

（62−63ページ）

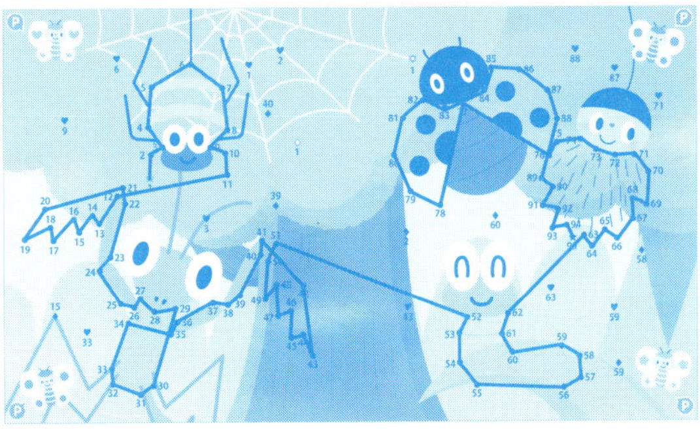

点《てん》つなぎ ❺

（64−65ページ）

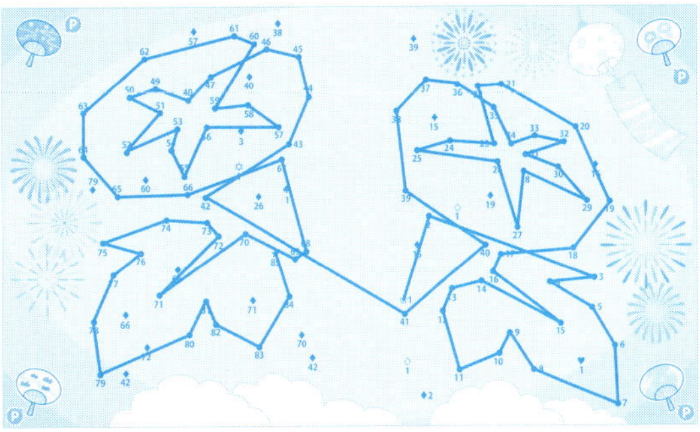

点《てん》つなぎ ❻

（66−67ページ）

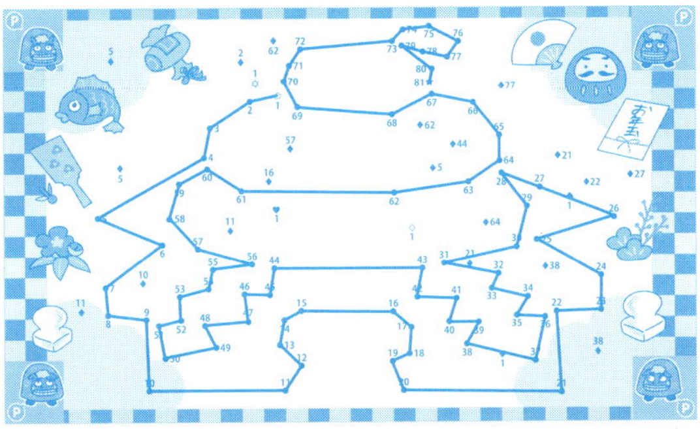

点《てん》つなぎ 7

（68−69ページ）

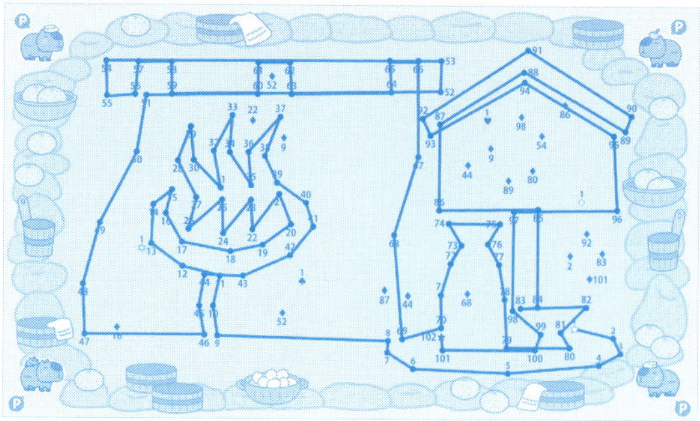

点《てん》つなぎ 8

（70−71ページ）

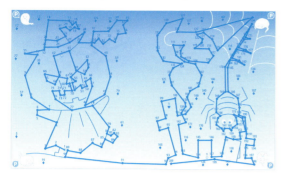

見《み》っけ！の答《こた》え

見《み》っけ！ 1 （72−73ページ）

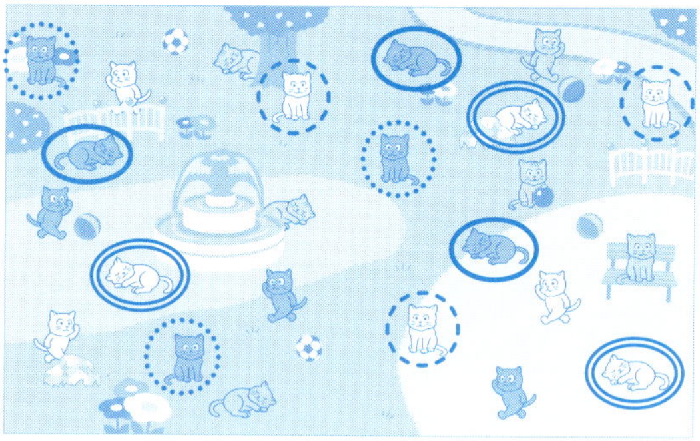

1 寝《ね》ているはいいろの猫《ねこ》 ○
座《すわ》っているはいいろの猫《ねこ》 ◌

2 寝《ね》ている白猫《しろねこ》 ◎
座《すわ》っている白猫《しろねこ》 ◌

見《み》っけ！ 2 （74−75ページ）

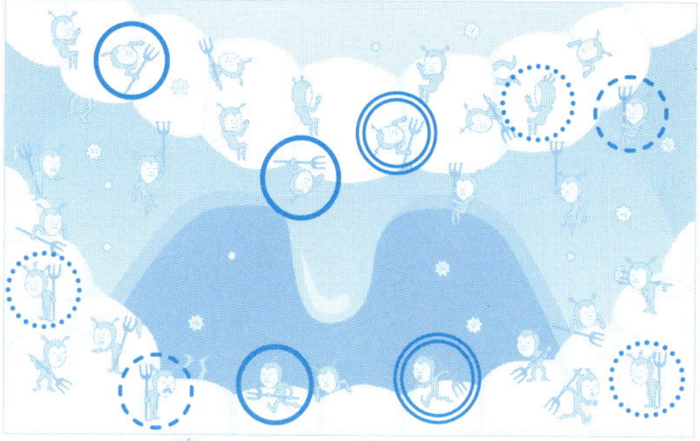

1 つのが1本《ぽん》のばいきん君《くん》 ○
つのが3本《ぼん》のばいきん君《くん》 ◌

2 ピンクのぶきを持《も》ったばいきん君《くん》 ◎
はい色《いろ》のぶきを持《も》ったばいきん君《くん》 ◌

見《み》っけ！ 3 （76−77ページ）

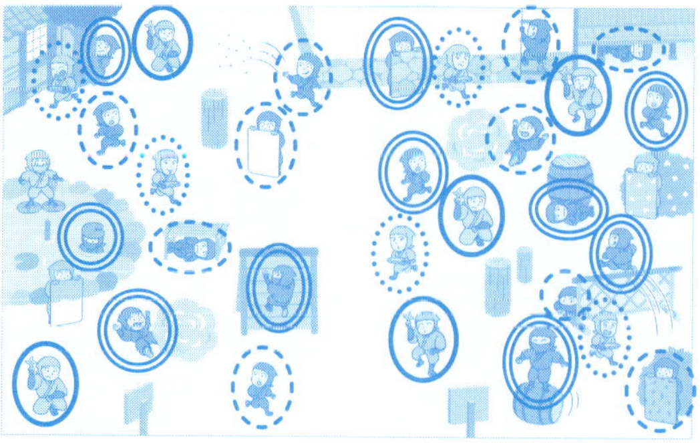

1 手裏剣《しゅりけん》を持《も》っているにんじゃ ○
巻物《まきもの》を持《も》っているにんじゃ ◌

2 赤色《あかいろ》の服《ふく》をきたにんじゃ ◎
紫色《むらさきいろ》の服《ふく》をきたにんじゃ ◌

見《み》っけ！ 4 （78−79ページ）

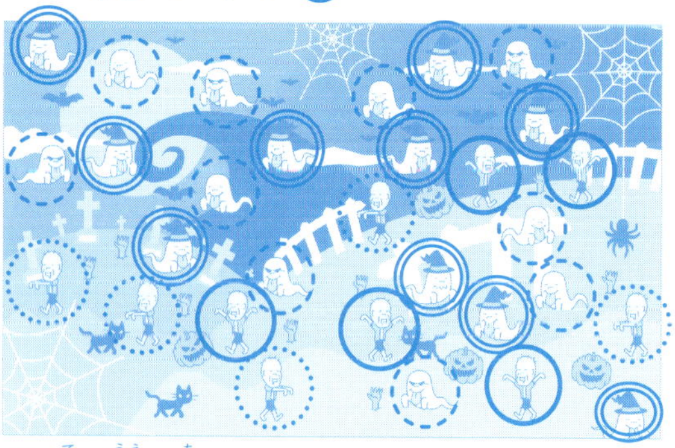

1 手《て》を上《うえ》に上《あ》げているゾンビ ○
前《まえ》に出《だ》しているゾンビ ◌

2 ぼうしをかぶったおばけ ◎
かぶっていないおばけ ◌

見《み》っけ！❺ （80−81ページ）

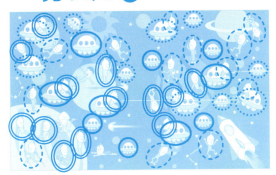

❶ ①のうちゅう船《せん》 ○
②のうちゅう船《せん》 ◌
❷ 青色《あおいろ》のうちゅう人《じん》 ◎
緑色《みどりいろ》のうちゅう人《じん》 ◌

まちがいさがしの答《こた》え

まちがいさがし❷
（84−85ページ）

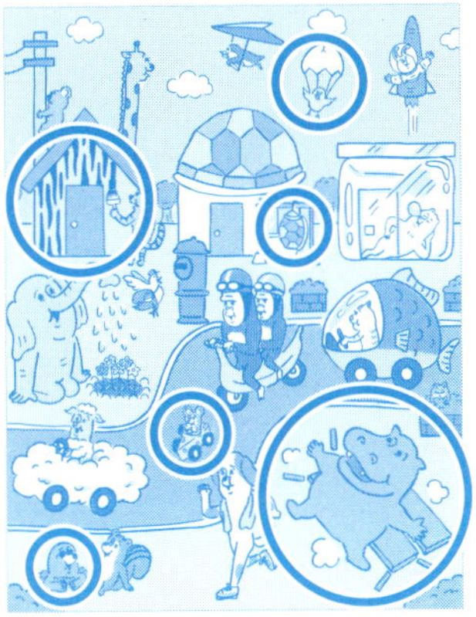

まちがいさがし❶
（82−83ページ）

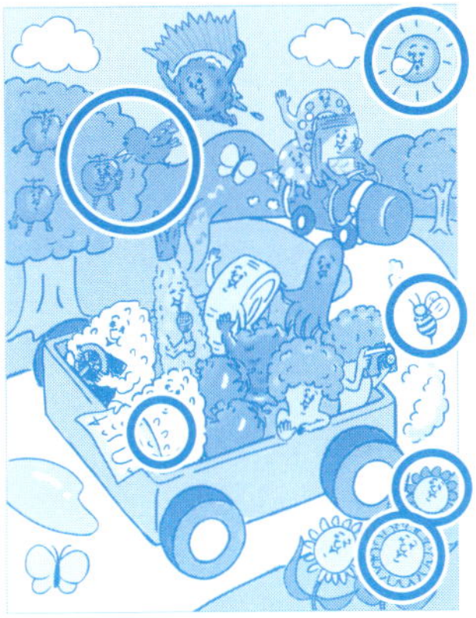

まちがいさがし❹
（88−89ページ）

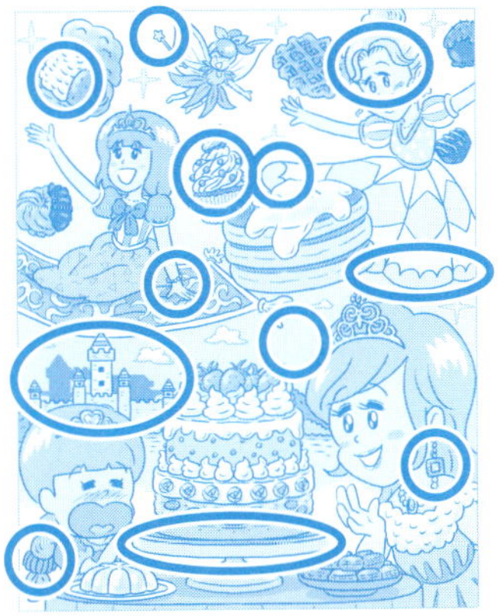

まちがいさがし❸
（86−87ページ）

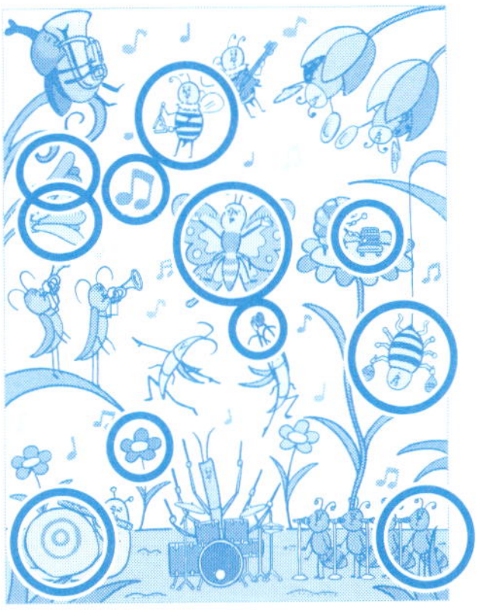

まちがいさがし❺

（90−91ページ）

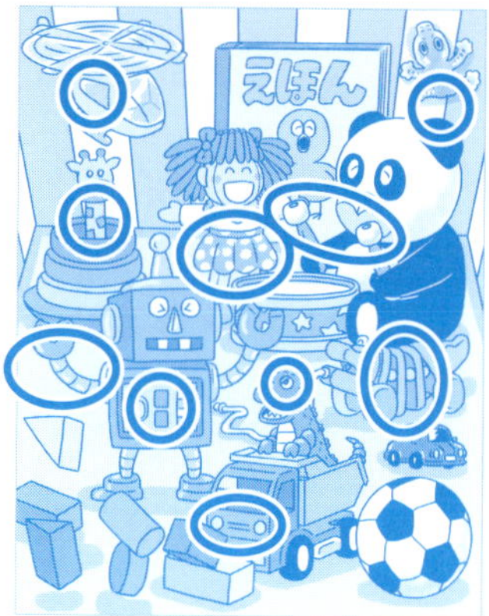

まちがいさがし❻

（92−93ページ）

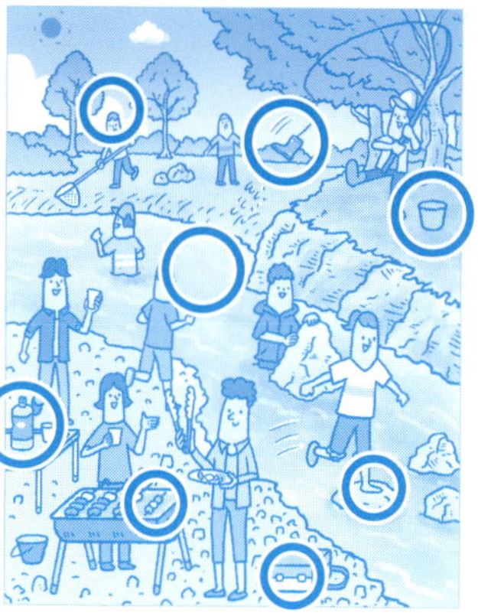

まちがいさがし❼

（94−95ページ）

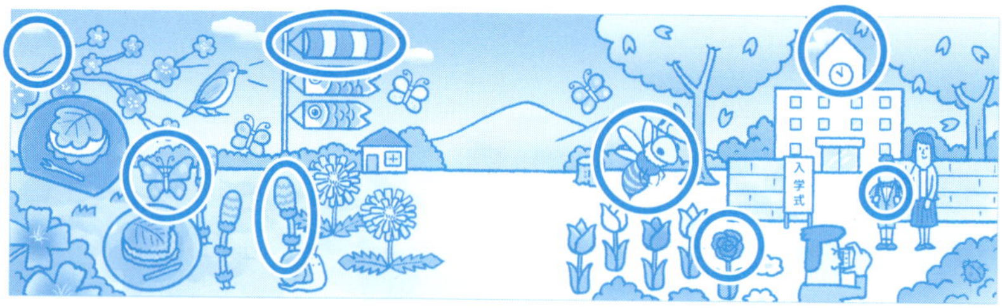

まちがいさがし❽

（96−97ページ）

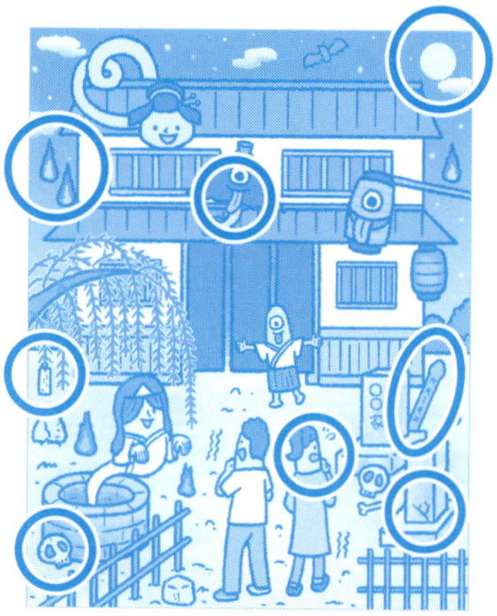

まちがいさがし❾

（98−99ページ）

① 位置がちがうもの ◯　② 絵がちがうもの ◌

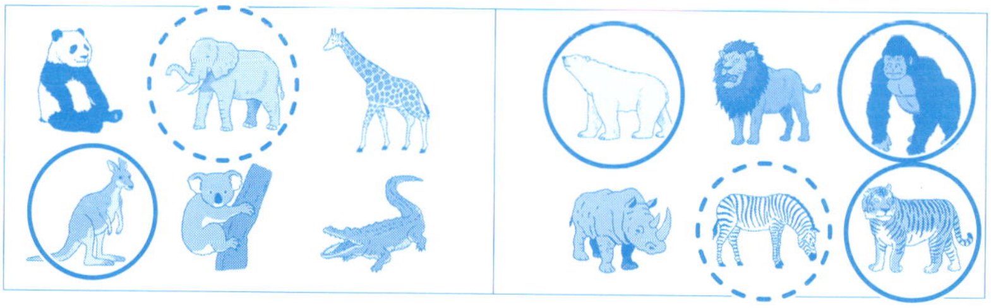

まちがいさがし❿

（100−101ページ）

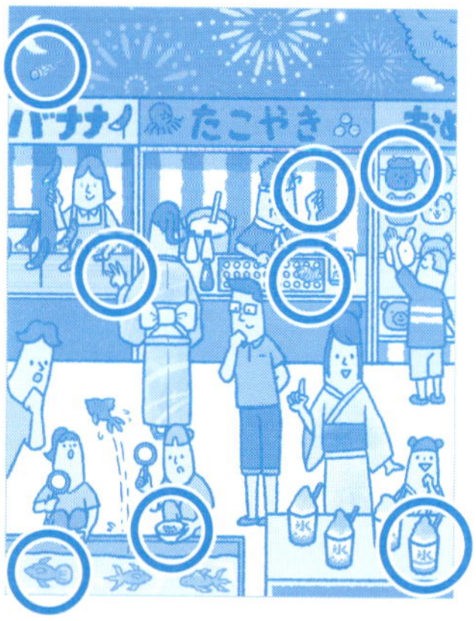

まちがいさがし ⓫

（102−103ページ）

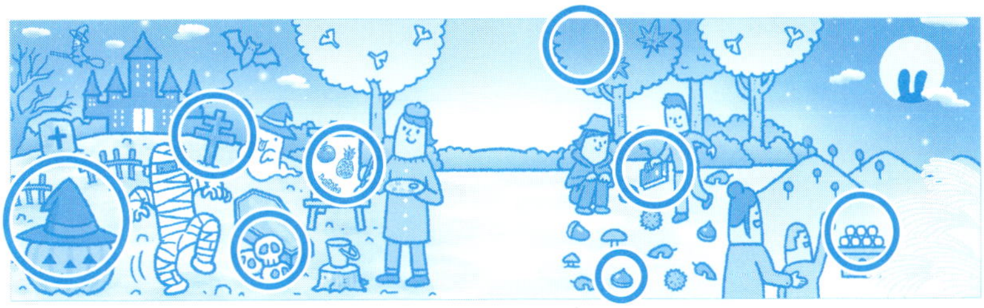

まちがいさがし ⓬

（104−105ページ）

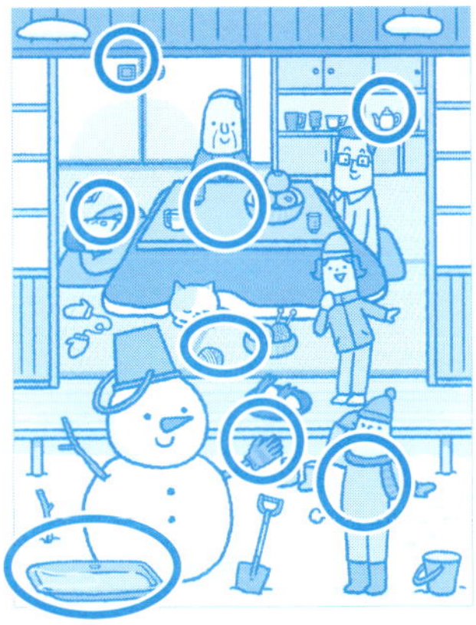

まちがいさがし ⓭

（106−107ページ）

① 位置がちがうもの ○　② 絵がちがうもの ◌

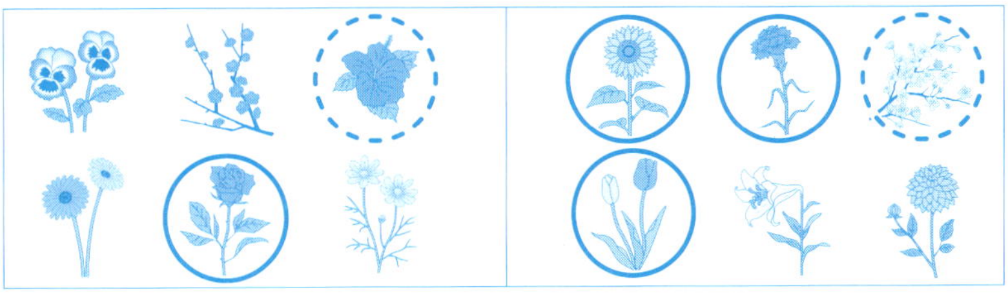

まちがいさがし ⓮

（108−109ページ）

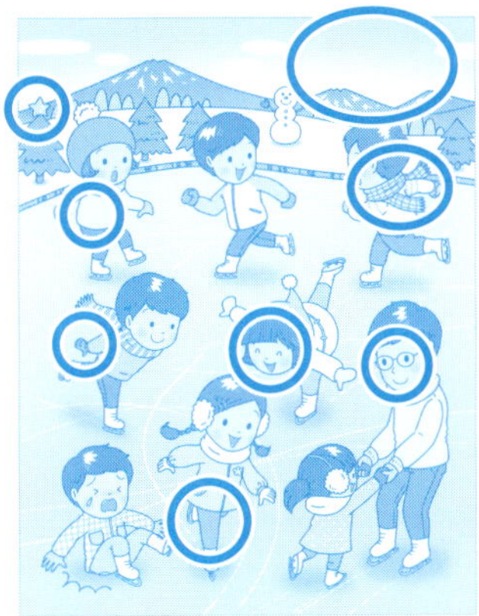

まちがいさがし ⓯

（110−111ページ）

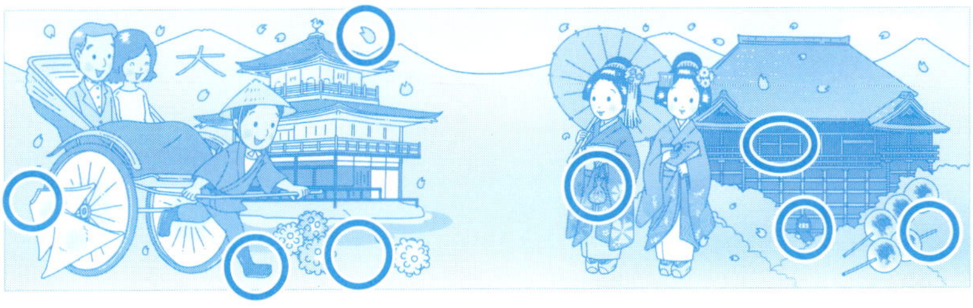

まちがいさがし ⓰

（112−113ページ）

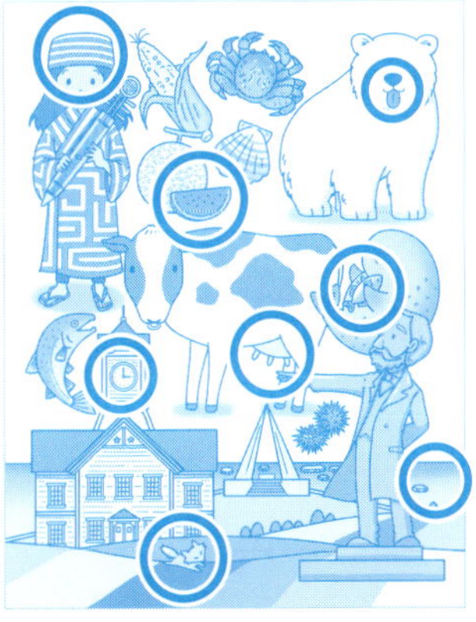

まちがいさがし ⑰

（114−115ページ）

まちがいさがし ⑱

（116−117ページ）

① 位置がちがうもの ○　② 絵がちがうもの ◌

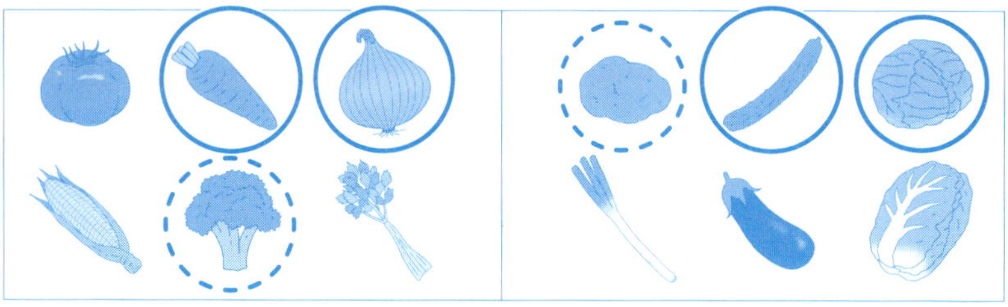

まちがいさがし ⑲

（118−119ページ）

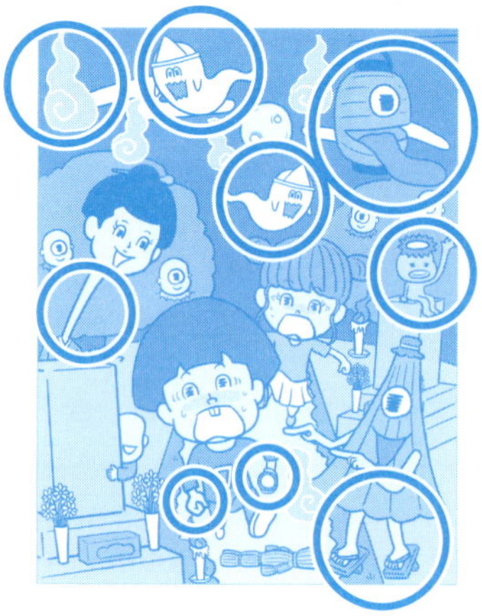

まちがいさがし ⑳

（120−121ページ）

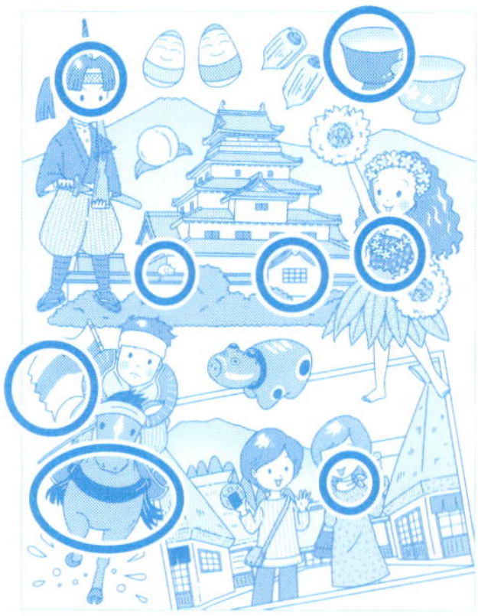

まちがいさがし ㉑

（122−123ページ）

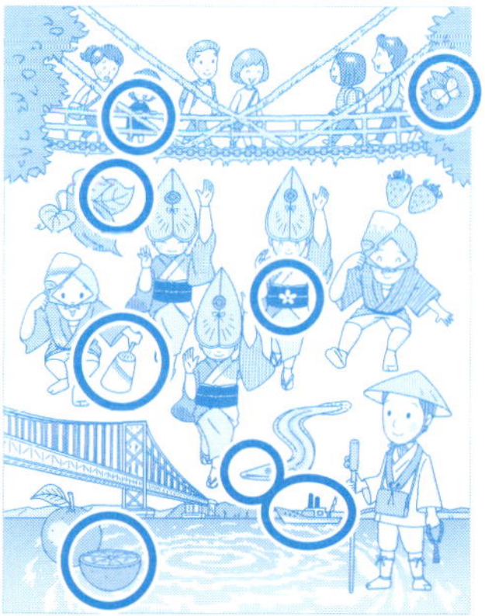

まちがいさがし ㉒

（124−125ページ）

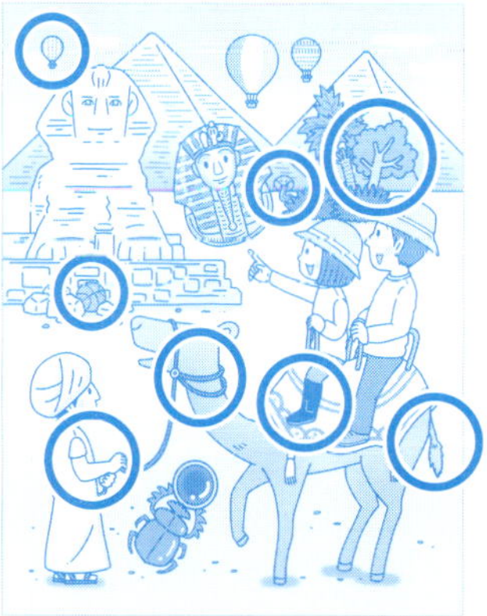

漢字《かんじ》クイズの答《こた》え

漢字《かんじ》クイズ❶

（126−127ページ）

桜桜桜桜柿桜桜桜桜桜桜桜
桜桜桜桜桜桜桜桜桜桜桜桜
桜桜桜桜桜桜桜桜桜桜桜桜
桜桜桜桜桜桜桜桜桜桜檜桜
桜桜桜桜桜桜桜桜桜桜桜桜
桜桜桜桜桜桜桜桜桜桜桜桜
桜桜桜桜桜桜椿桜桜桜桜桜
桜桜桜松桜桜桜桜桜桜桜桜
桜桜桜桜桜桜桜桜桜桜桜桜
桜桜桜桜桜桜桜桜桜桜桜柊
桜桜桜桜桜桜桜桜桜桜桜桜
桜桜桜桜桜桜桜桜桜桜桜桜
桜桜桜桜桜桜桜桃桜桜桜桜
桜桜桜桜桜桜桜桜桜桜桜桜

桜桜桜桜桜桜桜桜桜桜桜桜
杉桜桜桜桜桜桜桜桜桜桜桜
桜桜桜桜桜桜楓桜桜桜桜桜
桜桜桜桜桜桜桜桜桜桜桜桜
桜桜桜桜桜桜桜桜桜桜桜桜
桜桜桜桜桜桜桜桜桜桜桜桜
桜桜桜桜桜桜桜桜桜桜桜梅
桜桜桜桜桜桜桜桜桜桜桜桜
桜桜桜柳桜桜桜桜桜桜桜桜
桜桜桜桜桜桜桜桜桜桜桜桜
桜桜桜桜桜桜桜桜桜桜桜桜
桜桜桜桜桜桜桜桜桜桜桜桜
桜桜桜桜桜桜桜桜桜桜桜桜
桜桜桜桜桜桜桜桜桜桜桜桜

漢字《かんじ》クイズ❷

（128−129ページ）

鮨鮨鮨鮨鮨鮨鮨鮨鮨鮨鮨鮨
鮨鮨鮨鮨鮨鮨鮨鮨鮨鮨鮨鮨
鮨鮨鮨鮨鮨鮨鮨鮨鮨鮨鮨鮪
鮨鮨鮨鮨鮨鮨鮨鮨鮨鮨鮨鮨
鮨鮨鮨鮨鮨鮨鮨鮨鮨鮨鮨鮨
鮨鮨鮨鮨鮨鮨鮨鮨鮨鮨鮨鮨
鮨鮨鮨鮨鮃鮨鮨鮨鮨鮨鮨鮨
鮨鮨鮨鮨鮨鮨鮨鮨鮨鮨鮨鮨
鮨鮨鮨鮨鮨鮨鮨鮨鮨鮨鮨鮨
鮨鮨鮨鮨鮨鮨鮑鮨鮨鮨鮨鮨
鮨鮨鮨鮨鮨鮨鮨鮨鮨鮨鮨鮨
鮨鮨鮨鮨鮨鮨鮨鮨鮨鮨鮨鮨
鮨鮭鮨鮨鮨鮨鮨鮨鮨鮨鮨鮨
鮨鮨鮨鮨鮨鮨鮨鮨鮨鮨鮨鮨

鮨鮨鮨鮨鮨鮨鮨鮨鰤鮨鮨鮨
鮨鮨鮨鮨鮨鮨鮨鮨鮨鮨鮨鮨
鮨鮨鮨鮨鮨鮨鮨鮨鮨鮨鮨鮨
鮨鯛鮨鮨鮨鮨鮨鮨鮨鮨鮨鮨
鮨鮨鮨鮨鮨鮨鮨鮨鮨鮨鮨鮨
鮨鮨鮨鮨鮨鮨鮨鮨鮨鮨鮨鮨
鮨鮨鮨鮨鮨鮨鯖鮨鮨鮨鮨鮨
鮨鮨鮨鮨鮨鮨鮨鮨鮨鮨鮨鮨
鮨鮨鮨鮨鮨鮨鮨鮨鮨鮨鮨鮨
鰯鮨鮨鮨鮨鮨鮨鮨鮨鰹鮨鮨
鮨鮨鮨鮨鮨鮨鮨鮨鮨鮨鮨鮨
鮨鮨鮨鮨鯵鮨鮨鮨鮨鮨鮨鮨
鮨鮨鮨鮨鮨鮨鮨鮨鮨鮨鮨鮨
鮨鮨鮨鮨鮨鮨鮨鮨鮨鮨鮨鮨

漢字《かんじ》クイズ❸

（130−131ページ）

雲雲雲雲霧雲雲雲雲雲雲雲
雲雲雲雲雲雲雲雲雲雲雲雲
雹雲雲雲雲雲雲雲雲雲雲雲
雲雲雲雲雲雲雲雨雲雲雲雲
雲雲雲雲雲雲雲雲雲雲雲雲
雲雲雲雲雲雲雲雲雲雲雲雲
雲雲雲雲雲雲雲雲雲雲雲雲
雲雲雲雲雲雲雲雲雪雲雲雲
雲雲雲雲雲雲雲雲雲雲雲雲
雲雲雲雲雲雲雲雲雲雲雲雲
雲雲雲雲雲雲雲雲雲雲雲雲
雲雲雲雲雲雷雲雲雲雲雲雲
雲雲雲雲雲雲雲雲雲雲雲雲
雲雲雲雲雲雲雲雲雲雲雲雲

雲霞雲雲雲雲雲雲雲雲雲雲
雲雲雲雲雲雲雲雲雲雲雲雲
雲雲雲雲雲雲雲雲雲雲雲雲
雲雲雲雲雲雲雲雲雲雲雲雲
雲雲雲雲雲雲雲雲雲雲雲雲
雲雲雲雲雲露雲雲雲雲雲雲
雲雲雲雲雲雲雲雲雲雲雲雲
雲雲雲雲雲雲雲雲雲雲霙雲
雲雲雲雲雲雲雲雲雲雲雲雲
雲雲雲雲雲雲雲雲雲雲雲雲
雲雲雲霜雲雲雲雲雲雲雲雲
雲雲雲雲雲雲雲雲雲雲雲雲
雲雲雲雲雲雲雲雲雲雲雲雫
雲雲雲雲雲雲雲雲雲雲雲雲

漢字《かんじ》クイズ❹

（132−133ページ）

萩萩萩萩萩萩萩萩萩萩萩萩
萩萩萩萩萩萩萩萩萩萩萩萩
萩萩萩萩萩萩萩萩萩萩萩萩
萩萩萩萩苺萩萩萩萩萩萩萩
萩萩萩萩萩萩萩萩萩萩萩萩
萩萩萩萩萩萩萩萩萩萩萩萩
萩萩萩萩萩萩萩萩萩萩萩萩
萩萩萩萩萩萩萩萩萩韮萩萩
萩茶萩萩萩萩萩萩萩萩萩萩
萩萩萩萩萩萩萩萩萩萩萩萩
萩萩萩萩萩萩萩萩萩萩萩萩
萩萩萩萩萩萩菊萩萩萩萩萩
萩萩萩萩萩萩萩萩萩萩萩萩
萩萩萩萩萩萩萩萩萩萩萩萩

萩萩萩萩萩萩萩茸萩萩萩萩
萩萩萩萩萩萩萩萩萩萩萩萩
萩萩萩萩萩萩萩萩萩萩萩萩
萩葛萩萩萩萩萩萩萩萩萩萩
萩萩萩萩萩萩萩萩萩萩萩萩
萩萩萩萩萩萩萩萩萩萩芹萩
萩萩萩萩萩菓萩萩萩萩萩萩
萩萩萩萩萩萩萩萩萩萩萩萩
萩萩萩萩萩萩萩萩萩萩萩萩
萩萩萩萩萩萩萩芋萩萩萩萩
萩萩萩萩萩萩萩萩萩萩萩萩
萩萩萩萩萩萩萩萩萩萩萩萩
萩萩菜萩萩萩萩萩萩萩萩萩
萩萩萩萩萩萩萩萩萩萩萩萩

著者紹介

若桜木 虔＜わかさき けん＞

1947年静岡県生まれ。東京大学大学院生物学系博士課程（遺伝学専攻）修了。速読法の指導中に、多くの生徒の視力が向上していることに気づき、「視力回復トレーニング」の理論をまとめ、その効果を伝えている。また、専門であった遺伝学の知識を生かし、医学・遺伝学・健康法に関する著書を多く執筆。代表的な著書に『たった10秒！「視力復活」眼筋トレーニング　決定版』（小社刊）などがある。

●本文デザイン・DTP…岡崎理恵
●本文イラスト…ササキサキコ・ニシノアポロ・まつむらあきひろ・postics・M＠R/めばえる・つるおかめぐみ・YAGI・すどうまさゆき・瀬川尚志・ひらいうたの・てぶくろ星人・オオノマサフミ・いぬ子・波打ベロ子
●漢字クイズ制作…北村良子

1日《にち》1回《かい》！
子《こ》どもの目《め》がどんどんよくなる
すごいゲーム【決定版《けっていばん》】

2024年10月5日　第１刷

著　者　若《わか》桜《さ》木《き》虔《けん》

発行者　小澤源太郎

責任編集　株式会社　プライム涌光
電話　編集部　03(3203)2850

発行所　株式会社　青春出版社
東京都新宿区若松町12番１号 〒162-0056
振替番号　00190-7-98602
電話　営業部　03(3207)1916

印刷　三松堂　製本　ナショナル製本

万一、落丁、乱丁がありました節は、お取りかえします。
ISBN978-4-413-11411-0 C0047